# 疫苗可预防疾病监测标准

## Surveillance Standards for Vaccine–Preventable Diseases

### 第 2 版

主　译　周祖木

副主译　陈　浩　邹　艳

译　者（按姓氏笔画排序）

王　蕾　湖北省宜昌市疾病预防控制中心

王心怡　浙江省疾病预防控制中心

任江萍　浙江省疾病预防控制中心

刘　军　湖北省宜昌市疾病预防控制中心

刘建华　湖北省宜昌市疾病预防控制中心

李万仓　浙江省温州市疾病预防控制中心

何梦洁　浙江省疾病预防控制中心

何寒青　浙江省疾病预防控制中心

邹　艳　浙江省疾病预防控制中心

陈　浩　温州医科大学附属第二医院

明小燕　湖北省宜昌市疾病预防控制中心

周祖木　浙江省温州市疾病预防控制中心

梁　艺　湖北省宜昌市疾病预防控制中心

蔡彩萍　温州医科大学附属第一医院

燕　虹　武汉大学健康学院

人民卫生出版社

·北京·

# 版权所有，侵权必究！

## 图书在版编目（CIP）数据

疫苗可预防疾病监测标准 / 世界卫生组织主编；周祖木主译 . —北京：人民卫生出版社，2021.2
ISBN 978-7-117-31251-6

Ⅰ.①疫…　Ⅱ.①世…　②周…　Ⅲ.①世界卫生组织 - 防疫 - 监测标准　Ⅳ.①R18-65

中国版本图书馆 CIP 数据核字（2021）第 036949 号

| 人卫智网 | www.ipmph.com | 医学教育、学术、考试、健康，购书智慧智能综合服务平台 |
| 人卫官网 | www.pmph.com | 人卫官方资讯发布平台 |

**疫苗可预防疾病监测标准**

Yimiao Keyufang Jibing Jiance Biaozhun

主　　译：周祖木
出版发行：人民卫生出版社（中继线 010-59780011）
地　　址：北京市朝阳区潘家园南里 19 号
邮　　编：100021
E - mail：pmph @ pmph.com
购书热线：010-59787592　010-59787584　010-65264830
印　　刷：三河市潮河印业有限公司
经　　销：新华书店
开　　本：787 × 1092　1/16　印张：21
字　　数：480 千字
版　　次：2021 年 2 月第 1 版
印　　次：2021 年 3 月第 1 次印刷
标准书号：ISBN 978-7-117-31251-6
定　　价：138.00 元
打击盗版举报电话：010-59787491　E-mail：WQ @ pmph.com
质量问题联系电话：010-59787234　E-mail：zhiliang @ pmph.com

# 译者序

疫苗可预防疾病是各国非常重视的重点防控的疾病。为了更好地防控这些疾病,对其进行监测具有重要意义。由于各国国情不同,各种疫苗可预防疾病的流行特征也不尽相同,有必要制定一整套统一的疫苗可预防疾病监测标准。对此,世界卫生组织于 2003 年制定了监测标准,但当时仅包括了 13 种疫苗可预防疾病。随着这些疾病的流行病学特征和病原学特性等发生的变化,以及实验室诊断技术的改进,对部分疫苗可预防疾病的病例定义也做了相应调整,同时增加和更新了部分疫苗可预防疾病的监测标准。有鉴于此,世界卫生组织于 2018 年制定了《疫苗可预防疾病监测标准》(第 2 版),旨在为各国在建立和改进现有疫苗可预防疾病监测时有一套可参考的标准,从而对各国了解和比较这些疾病的疾病负担和流行病学特征有所助益,为制定疫苗政策和策略提供有价值的信息。更重要的是,利用标准化的全球监测数据对制定全球免疫政策是非常有用的。

本书包括总论、各论以及附录。各论中的每种疾病包括:疾病与疫苗特性,监测的理由和目标,建议的监测类型,病例定义和最终分类,病例调查,标本采集,实验室检测,数据收集、报告和使用,监测绩效指标,临床病例处理,接触者追踪和管理,暴发情况下的监测,调查和应对,特殊考虑,参考文献。

本书可供传染病监测和防控人员、流行病学人员、卫生应急人员、检验人员、临床医生等使用,也可供卫生行政管理人员和疫苗决策者,以及学术机构和非政府组织相关人员使用。

在本书翻译过程中,承蒙世界卫生组织和人民卫生出版社的大力支持,承蒙本书的各位译者在百忙之中抽暇译完各个章节,在此表示衷心的感谢!

由于我们学识水平有限,难免在译作中存在缺点和错误,敬请读者批评指正。

周祖木

2020 年 4 月 12 日

# 原著前言

本书是 WHO 推荐的开展疫苗可预防疾病监测的标准。疫苗可预防疾病监测提供的关键信息有助于各国了解疾病负担和流行病学,为制定疫苗政策和策略提供依据。

WHO 在这个时候更新《疫苗可预防疾病监测标准》有几个理由。WHO 于 2003 年发布的最近一套监测标准仅包括 13 种疫苗可预防病,2008 年更新了流行性乙型脑炎的标准[1]。此后疫苗可预防疾病控制规划已取得进展,全球已引入一些新的疫苗,实验室诊断技术已发生变化,一些疫苗可预防疾病病例定义已做了调整,从而使 2003 版《疫苗可预防疾病监测标准》显得过时和陈旧。虽然疫苗可预防疾病中个别病的监测标准最近也进行了更新,但全球还没有一本有关大多数疫苗可预防疾病现有监测标准的专著。

这套监测标准的主要读者是各国卫生部,尤其是扩大免疫规划和传染病控制规划的管理者、监测人员以及疫苗决策者。其他相关人员包括地方和省级卫生部门、世界卫生组织地区和驻在国官员、联合国儿童基金会、全球疫苗免疫联盟、学术机构和非政府组织。

本书提供疫苗可预防疾病监测概论,以及如何开展疫苗可预防疾病监测概论。该手册并非对疫苗可预防疾病的各个方面都面面俱到,也不包括循序渐进的监测方案、详尽的实验室方法、一览表或数据库的模板、对免疫接种后不良反应事件监测的建议以及免疫接种覆盖率调查指南。此外,本书未提供详细的常规免疫程序,但这些程序可从世界卫生组织网站上找到[2]。

本书旨在为各国在建立和改进现有疫苗可预防疾病监测时提供应该考虑的一套标准。各国可根据当地的流行病学、政策、疾病控制目标和策略来修订这些标准。虽然本书的主要读者是各国的规划管理者,但重要的是认识到标准化的全球监测数据对制定全球免疫政策是有用的。

编写本书的具体方法见附录 A。

（周祖木　译）

## 参考文献

1. *World Health Organization. WHO-recommended standards for surveillance of selected vaccine-preventable diseases. Geneva: World Health Organization; 2008 (*http://apps.who.int/iris/bitstream/10665/68334/1/WHO_V-B_03.01_eng.pdf*).*

2. *World Health Organization. WHO recommendations for routine immunization–summary tables. In: Immunization, vaccines and biologicals [website]. Geneva: World Health Organization; 2017 (*http://www.who.int/immunization/policy/immunization_tables/en/*).*

# 致　谢

日内瓦世界卫生组织总部的 Minal K. Patel 和 Adam L. Cohen 以及顾问 Daniel Feiken 协调本书的编写工作。我们非常感谢美国疾病预防控制中心的技术和财政支持，也感谢全球疫苗免疫联盟（Global Alliance for Vaccines and Immunisation，GAVI）即疫苗联盟（Vaccine Alliance）的财政支持。特别感谢美国疾病预防控制中心的 Benjamin A. Dahl、Christopher Murrill 和 Heather M. Scobie，加拿大不列颠哥伦比亚大学（University of British Columbia）的 Jollee Fung。

我们非常感谢参加编写特定疫苗可预防疾病章节和／或审阅书稿和提供建设性评论而对编写本书有贡献的来自 47 个机构的近 180 位专家，其名单如下（按字母排序）：

Anna Acosta, US CDC

Nedghie Adrien, US CDC

Hinda Ahmed, Consultant

Jamal Ahmed, WHO HQ

Cui Aili, Chinese Center for Disease Control and Prevention

Negar Aliabadi, US CDC

Andreas Alois Reis, WHO HQ

Peter Henrik Andersen, Statens Serum Institut, Denmark

Jason Andrews, Stanford University, United States of America

Diavolana Andrianarimanana, Faculte de Medecine Mahajanga, Madagascar

Narendra Arora, The Inclen Trust International, India

Sabrina Bacci, European Centre for Disease Prevention and Control

Kaushik Banarjee, WHO HQ

Nyambat Batmunkh, WHO Regional Office for the Western Pacific

Julien Beaute, European Centre for Disease Prevention and Control

Adwoa Bentsi-Enchill, WHO HQ

Terry Besselaar, WHO HQ

Pankaj Bhatnagar, WHO India

Paul Bloem, WHO HQ

Ray Borrow, Public Health England United Kingdom of Great Britain and Northern Ireland

Michael Bowen, US CDC

Nathalie Broutet, WHO HQ

Megan Carey, The Bill and Melinda Gates Foundation, United States of America

Pam Cassiday, US CDC

Maricel Castro, WHO Philippines

Ma Chao, Chinese Center for Disease Control and Prevention

Ana Chevez, WHO Regional Office for the Americas

Doris Chou, WHO HQ

Alexandria Chung, University of Edinburgh, United Kingdom of Great Britain and Northern Ireland

Laurence Cibrelus Yamamoto, WHO HQ

Natasha Crowcroft, Public Health Ontario and University of Toronto, Canada

Carine Cruz, WHO HQ

Tine Dalby, Statens Serum Institut, Denmark

Danni Daniels, WHO Regional Office for Europe

Yin Dapeng, Chinese Center for Disease Control and Prevention

Thomas Darton, University of Sheffield, United Kingdom of Great Britain and Northern Ireland

Kashmira Date, US CDC

Siddhartha Datta, WHO Regional Office for Europe

Monica De Cola, WHO HQ

David Durrheim, University of Newcastle, Australia

Androulla Efstratiou, Public Health England, United Kingdom of Great Britain and Northern Ireland

Sergey Eremin, WHO HQ

Kamal Fahmy, WHO Regional Office for the Eastern Mediterranean

Jennifer Farrar, US CDC

Katya Fernandez, WHO HQ

Daniella Figueroa-Downing, Gavi the Vaccine Alliance, Switzerland

LeAnne Fox, US CDC

Marta Gacic-Dobo, WHO HQ

Julie Warner Gargano, US CDC

Julie Garon, US CDC

Denise Garrett, Sabin Vaccine Institute, United States of America

Francois Gasse, Consultant

Tracey Goodman, WHO HQ

Varja Grabovac, WHO Regional Office for the Western Pacific

Rebecca Grais, Epicentre

Christopher Gregory, US CDC

Nicole Guiso, Institut Pasteur, France

Santosh Gurung, WHO Regional Office for the Western Pacific

Rana Hajjeh, WHO Regional Office for the Eastern Mediterranean

Pradeep Haldar, Ministry of Health and Family Welfare, India

Scott Halperin, Dalhousie University, Canada

Lee Hampton, US CDC

Susan Hariri, US CDC

Quamrul Hasan, WHO Pakistan

James Heffelfinger, WHO Regional Office for the Western Pacific

Carl Heinz Wirsing von Konig, Consultant

Rolano Herrero, International Agency for Research on Cancer

Carole Hickman, US CDC

Susan Hills, US CDC

Stephane Hugonnet, WHO HQ

Yvan Hutin, WHO HQ

Masaaki Iwaki, National Institute of Infectious Diseases, Japan

Ilesh Jani, Instituto Nacional de Saúde, Mozambique

Jalila Jawad, Ministry of Health, Bahrain

Mark Jit, London School of Hygiene and Tropical Medicine, United Kingdom of Great Britain and Northern Ireland

Jacob John, Christian Medical College, Vellore, India

Barbara Johnson, Consultant

Hajime Kamiya, National Institute of Infectious Diseases, Japan

Ieva Kantsone, Centre for Disease Prevention and Control, Latvia

Karen Keddy, National Institute for Communicable Diseases, South Africa

Aalisha Sahu Khan, Fiji Ministry of Health and Medical Services

Sudhir Khanal, WHO HQ

Muhamed Kheir Taha, Institut Pasteur, France

Maria Knoll, Johns Hopkins University, United States of America

Sophie Lavincente, Consultant

Dominique Legros, WHO HQ

Fernanda Lessa, US CDC

Anagha Loharikar, US CDC

Adriana Lopez, US CDC

Octavie Lunguya, Institut National de Recherche Biomedicale, Democratic Republic of the Congo

Kristine Macartney, National Centre for Immunisation Research and Surveillance, Australia

Mirta Magarinos, WHO Agentina

Mona Marin, US CDC

Lauri Markowitz, US CDC

Florian Marks, International Vaccine Institute, Republic of Korea

Mariel Marlow, US CDC

Domenico Martinelli, University of Foggia, Italy

Balcha Masresha, WHO Regional Office for Africa

Peter McIntyre, National Centre for Immunisation Research and Surveillance, Australia

Lucy McNamara, US CDC

James Meiring, University of Oxford, United Kingdom of Great Britain and Northern Ireland

Elissa Meites, US CDC

Matthew Mikoleit, US CDC

Angela Montesanti, US CDC

Michelle Morales, US CDC

Allisyn Moran, WHO HQ

Oliver Morgan, WHO HQ

William Moss, Johns Hopkins University, United States of America

Mick Mulders, WHO HQ

Mark Muscat, WHO Regional Office for Europe

Jason Mwenda Mathiu, WHO Regional Office for Africa

Tomoka Nakamura, WHO HQ

Ryan Novak, US CDC

Katherine O'Brien, Johns Hopkins University, United States of America

Lucia Oliveira, WHO Regional Office for the Americas

David Olson, WHO HQ

Walter Orenstein, Emory University, United States of America

Mahamoudou Ouattara, US CDC

Umesh Parashar, US CDC

Desiree Pastor, WHO Regional Office for the Americas

Roberta Pastore, WHO Regional Office for the Western Pacific

Sirima Pattamadilok, WHO Regional Office for South-East Asia

Lucia Pawloski, US CDC

William Perea, WHO HQ

Carmem Pessoa Da Silva, WHO HQ

Meagan E. Peterson, University of Edinburgh, United Kingdom of Great Britain and Northern Ireland

Dina Pfeifer, WHO Regional Office for Europe

Andrew Pollard, University of Oxford, United Kingdom of Great Britain and

Northern Ireland

Farah Naz Qamar, Aga Khan University, Pakistan

Ajantha Ranajeewa, WHO HQ

Azhar Abid Raza, UNICEF

Susan Reef, US CDC

Helen Rees, University of Witwatersrand, South Africa

Gloria Rey, WHO Regional Office for the Americas

Sigrun Roesel, WHO Regional Office for South-East Asia

Olivier Ronveaux, WHO HQ

Jennifer Rota, Consultant

Paul Rota, US CDC

Samir Saha, Dhaka Shishu Hospital, Bangladesh

Magdi Samaan, WHO HQ

Abha Saxena, WHO HQ

Scott Schmid, US CDC

Stephanie Schwartz, US CDC

Anthony Scott, University of Oxford, United Kingdom of Great Britain and Northern Ireland

Fatima Serhan, WHO HQ

Jane Seward, Consultant

Anette Siedler, Robert Koch Institute, Germany

Tami Skoff, US CDC

Mary Slack, Mary Slack Microbiology Consulting

Hilde Sleurs, Consultant

Lori Sloate, United Nations Foundation

Cynthia Snider, US CDC

Heidi Soeters, US CDC

Gianfranco Spiteri, European Centre for Disease Prevention and Control

Nandini Sreenivasan, US CDC

Robert Steinglass, John Snow, Inc., United States of America

James Stuart, London School of Hygiene and Tropical Medicine, United Kingdom of Great Britain and Northern Ireland

Jacqueline Tate, US CDC

Piyanit Tharmaphornpilas, Ministry of Public Health, Thailand

Tejpratap Tiwari, US CDC

Maria Tondella, US CDC

Nikki Turner, University of Auckland, New

Zealand

**Chris Van Beneden,** US CDC

**Katelijn Vandemaele,** WHO HQ

**Valsan Philip Verghese,** Christian Medical College, Vellore, India

**Anne von Gottberg,** National Institute for Communicable Diseases, South Africa

**Steven Wassilak,** US CDC

**Goitom Weldgebriel,** WHO Regional Office for Africa

**Joanne White,** Public Health England, United Kingdom of Great Britain and Northern Ireland

**Cynthia Whitney,** US CDC

**Robert Whittaker,** European Centre for Disease Prevention and Control

**Yonas Woldemichael,** WHO Ethiopia

**Chris Wolff,** The Bill and Melinda Gates Foundation, United States of America

**Nicole Wolter,** National Institute for Communicable Diseases, South Africa

**Tracie Wright,** US CDC

**Ahmadu Yakubu,** WHO HQ

**Wenqing Zhang,** WHO HQ

**Yin Zundong,** Chinese Center for Disease Control and Prevention

本书的结果和结论并不代表每位专家个人的意见或其所在机构的官方立场。

# 首字母缩略词和缩写词

| AES | Acute encephalitis syndrome | 急性脑炎综合征 |
|---|---|---|
| AFP | Acute flaccid paralysis | 急性弛缓性麻痹 |
| ALT | Alanine aminotransferase（test of liver function） | 丙氨酸氨基转移酶（肝功能试验） |
| AMR | Antimicrobial resistance | 抗生素耐药性 |
| AMRO | World Health Organization Regional Office for the Americas | 世界卫生组织美洲地区办事处 |
| ANC | Antenatal care | 产前保健 |
| ARFO | World Health Organization Regional Office for Africa | 世界卫生组织非洲地区办事处 |
| ATS | Antitoxin tetanus serum | 破伤风抗毒素血清 |
| aVDPV | Ambiguous vaccine-derived poliovirus | 不确定的疫苗衍生脊髓灰质炎病毒 |
| BAP | Blood agar plates | 血液琼脂平板 |
| BMI | Body mass index（obesity measure） | 身体质量指数（肥胖指标） |
| bOPV | Bivalent oral polio vaccine | 二价口服脊髓灰质炎疫苗 |
| CAP | Chocolate agar plates | 巧克力琼脂平板 |
| CBS | Community-based surveillance | 基于社区的监测 |
| CFR | Case fatality ratio | 病死率 |
| CLIA | Clinical Laboratory Improvement Amendments | 美国临床实验室改进法案修正案 |
| CRI | Congenital rubella infection | 先天性风疹感染 |
| CRS | Congenital rubella syndrome | 先天性风疹综合征 |
| CSF | Cerebrospinal fluid | 脑脊液 |
| CSTE | U. S. Council of State and Territorial Epidemiologists | 美国州和领地流行病学专家委员会 |
| cVDPV | Circulating vaccine-derived poliovirus | 循环的疫苗衍生脊髓灰质炎病毒 |
| CVS | Congenital varicella syndrome | 先天性水痘综合征 |
| CVV | Candidate vaccine viruses | 候选疫苗病毒 |
| DAE | Double-antigen ELISA | 双抗原酶联免疫吸附试验 |
| DAT | Diphtheria antitoxin | 白喉抗毒素 |
| DBS | Dried blood spot | 干血斑 |

| | | |
|---|---|---|
| DENV | Dengue virus | 登革病毒 |
| DFA | Direct fluorescent antibody staining | 直接荧光抗体染色法 |
| DHS | Demographic Health Survey | 人口与健康调查 |
| DTaP | Diphtheria–tetanus–acellular pertussis vaccine | 白喉 – 破伤风 – 无细胞百日咳疫苗 |
| DTP3 | Third dose of diphtheria–tetanus–pertussis vaccine | 白喉 – 破伤风 – 百日咳疫苗第 3 剂 |
| EBS | Event–based surveillance | 基于事件的监测 |
| EIA | Enzyme immunoassay | 酶免疫法 |
| ELISA | Enzyme–linked immunosorbent assay | 酶联免疫吸附试验 |
| EMRO | World Health Organization Regional Office for the Eastern Mediterranean | 世界卫生组织东地中海地区办事处 |
| EPI | Expanded Programme on Immunizations | 扩大免疫规划 |
| EQA | External quality assurance | 外部质量保证 |
| EWARN | Early Warning and Response Network | 早期预警和应对网络 |
| GISRS | Global Influenza Surveillance and Response System | 全球流感监测和应对系统 |
| GLASS | Global Antimicrobial Resistance Surveillance System | 全球抗生素耐药性监测系统 |
| GMRLN | Global Measles and Rubella Laboratory Network | 全球麻疹和风疹实验室网络 |
| GPEI | Global Polio Eradication Initiative | 全球根除脊髓灰质炎倡议 |
| GPLN | Global Polio Laboratory Network | 全球脊髓灰质炎实验室网络 |
| GSL | Global specialized laboratory | 全球专业实验室 |
| HA | Haemagglutination assay | 血凝试验 |
| HAV | Hepatitis A virus | 甲型肝炎病毒 |
| HBIG | Hepatitis B immunoglobulin | 乙型肝炎免疫球蛋白 |
| HBV | Hepatitis B virus | 乙型肝炎病毒 |
| Hib | *Haemophilus influenzae* type b | 流感嗜血杆菌 b 型 |
| HIS | Health information system | 卫生信息系统 |
| HIV | Human immunodeficiency virus | 人类免疫缺陷病毒 |
| HMIS | Health Management Information System | 卫生管理信息系统 |
| HPV | Human papillomavirus | 人乳头瘤病毒 |
| HZ | Herpes zoster virus | 带状疱疹病毒 |
| IBD | Invasive bacterial disease | 侵袭性细菌性疾病 |
| IB–VPD | Invasive bacterial vaccine–preventable disease | 侵袭性细菌性疫苗可预防疾病 |

| ICU | Intensive care unit | 重症监护病房 |
|---|---|---|
| IDSR | Integrated Disease Surveillance and Response | 综合性疾病监测和应对 |
| IFA | Immunofluorescence assay | 免疫荧光法 |
| IgA | Immunoglobulin A | 免疫球蛋白 A |
| IgG | Immunoglobulin G | 免疫球蛋白 G |
| IgM | Immunoglobulin M | 免疫球蛋白 M |
| IHR | International Health Regulations | 国际卫生条例 |
| IIV | Inactivated influenza vaccine | 灭活流感疫苗 |
| ILI | Influenza-like illness | 流感样疾病 |
| IMCI | Integrated Management of Childhood Illness | 儿童疾病综合管理 |
| IMD | Invasive meningococcal disease | 侵袭性脑膜炎球菌性疾病 |
| iNTS | Invasive non-typhoidal salmonellosis | 侵袭性非伤寒沙门菌疾病 |
| IPD | Invasive pneumococcal disease | 侵袭性肺炎球菌疾病 |
| IPV | Inactivated polio vaccine | 灭活脊髓灰质炎疫苗 |
| ISO | International Organization for Standardization | 国际标准化组织 |
| iVDPV | Immunodeficiency-associated vaccine-derived poliovirus | 免疫缺陷相关的疫苗衍生脊髓灰质炎病毒 |
| IVIG | Intravenous immune globulin | 静注免疫球蛋白 |
| JE | Japanese encephalitis | 流行性乙型脑炎 |
| JRF | Joint Reporting Form | 联合报告表 |
| LAIV | Live attenuated influenza vaccine | 流感减毒活疫苗 |
| LAMP | Loop-mediated isothermal amplification | 环介导等温扩增技术 |
| LAT | Latex agglutination testing | 乳胶凝集试验 |
| M & E | Monitoring and Evaluation | 监督和评价 |
| MCV | Measles antigen-containing vaccine | 含麻疹抗原组分疫苗 |
| MCV4 | Meningococcal conjugate vaccine（quadravalent） | 4 价脑膜炎球菌结合疫苗 |
| MDSR | Maternal death surveillance and response | 产妇死亡监测和应对 |
| ME | Meningoencephalitis | 脑膜脑炎 |
| MenB | Serogroup B meningococcal vaccine | 脑膜炎球菌血清群 B 疫苗 |
| MICS | Multiple Indicator Cluster Survey | 多指标群组调查 |
| MMR | Measles, mumps and rubella vaccine | 麻疹 - 流行性腮腺炎 - 风疹疫苗 |

| | | |
|---|---|---|
| MMRV | Measles, mumps, rubella and varicella vaccine | 麻疹 – 流行性腮腺炎 – 风疹 – 水痘疫苗 |
| MNT | Maternal and neonatal tetanus | 产妇和新生儿破伤风 |
| MNTE | Maternal and neonatal tetanus elimination | 消除产妇和新生儿破伤风 |
| MOH | Ministry of Health | 卫生部 |
| mOPV | Monovalent oral polio vaccine | 单价口服脊髓灰质炎疫苗 |
| MR | Measles and rubella vaccine | 麻疹和风疹疫苗 |
| MSM | Men who have sex with men | 男男性行为 |
| NCC | National Certification Committee（for polio eradication） | 国家根除脊髓灰质炎认证委员会 |
| NGO | Non-governmental organization | 非政府组织 |
| NIC | National Influenza Centres | 国家流感中心 |
| NL | National laboratory | 国家实验室 |
| Nm | *Neisseria meningiditis* | 脑膜炎奈瑟菌 |
| NP | Nasopharyngeal | 鼻咽部 |
| NT | Neonatal tetanus | 新生儿破伤风 |
| Non-NT | Non-neonatal tetanus | 非新生儿破伤风 |
| NPAFP | Non-polio acute flaccid paralysis | 非脊髓灰质炎急性弛缓性麻痹 |
| NPEV | Non-polio enterovirus | 非脊髓灰质炎肠道病毒 |
| NVC | National verification committee（for measles and rubella elimination） | 国家消除麻疹和风疹认证委员会 |
| OF | Oral fluid | 口腔液 |
| OPV | Oral polio vaccine | 口服脊髓灰质炎疫苗 |
| ORS | Oral rehydration solutions | 口服补液 |
| ORT | Oral rehydration therapy | 口服补液疗法 |
| PAB | Protected at birth | 出生时获得保护 |
| PBS | Phosphate buffer saline | 磷酸盐缓冲液 |
| PCR | Polymerase chain reaction | 聚合酶链反应 |
| PCV | Pneumococcal conjugate vaccine | 肺炎球菌结合疫苗 |
| PEP | Post-exposure prophylaxis | 暴露后预防 |
| PHEIC | Public health emergency of international concern | 国际关注的突发公共卫生事件 |

| | | |
|---|---|---|
| PID | Primary immunodeficiency | 原发性免疫缺陷 |
| PRNT | Plaque reduction neutralization test | 蚀斑减少中和试验 |
| PT | Pertussis toxin | 百日咳毒素 |
| QC | Quality control | 质量控制 |
| RCV | Rubella-containing vaccine | 含风疹抗原组分疫苗 |
| RDT | Rapid diagnostic test | 快速诊断试验 |
| RRL | Regional reference laboratory | 地区参考实验室 |
| RSV | Respiratory syncytial virus | 呼吸道合胞病毒 |
| RT-PCR | Reverse transcriptase polymerase chain reaction | 反转录聚合酶链反应 |
| RV1 | Monovalent rotavirus vaccine | 单价轮状病毒疫苗 |
| RV5 | Pentavalent rotavirus vaccine | 五价轮状病毒疫苗 |
| SAGE | Strategic Advisory Group of Experts | 策略咨询专家组 |
| SARI | Severe acute respiratory illness | 严重急性呼吸道疾病 |
| SBA | Skilled birth attendant | 熟练助产士 |
| SEARO | World Health Organization Regional Office for South-East Asia | 世界卫生组织东南亚地区办事处 |
| SIA | Supplemental immunization activity | 强化免疫活动 |
| Sp | *Streptococcus pneumoniae* | 肺炎链球菌 |
| SSPE | Subacute sclerosing panencephalitis | 亚急性硬化性全脑炎 |
| TCBS | Thiosulfate-citrate-bile salts agar | 硫代硫酸盐 – 柠檬酸盐 – 胆盐琼脂 |
| TCV | Typhoid conjugate vaccine | 伤寒结合疫苗 |
| Td | Tetanus-diphtheria vaccine | 破伤风 – 白喉疫苗 |
| Tdap | Tetanus-diphtheria-pertussis vaccine | 破伤风 – 白喉 – 百日咳疫苗 |
| TE-3 | Tetanus international reference serum | 破伤风国际参考血清 |
| TIG | Tetanus immune globulin | 破伤风免疫球蛋白 |
| ToBI | Toxin-binding inhibition | 毒素结合抑制法 |
| TT | Tetanus toxoid | 破伤风类毒素 |
| TT2+ | Second or subsequent dose of tetanus toxoid-containing vaccine | 含破伤风类毒素疫苗第 2 剂或随后剂次 |
| TTCV | Tetanus toxoid-containing vaccine | 含破伤风类毒素疫苗 |
| VAPP | Vaccine-associated paralytic poliovirus | 疫苗相关麻痹性脊髓灰质炎病毒 |

| VDPV | Vaccine-derived poliovirus | 疫苗衍生脊髓灰质炎病毒 |
|---|---|---|
| ViPS | Typhoid Vi polysaccharide vaccine | 伤寒 Vi 多糖疫苗 |
| VLP | Virus-like particle | 疫苗样颗粒 |
| VPD | Vaccine-preventable disease | 疫苗可预防疾病 |
| VTM | Viral transport media | 病毒运送培养基 |
| VZV | Varicella-zoster virus | 水痘带状疱疹病毒 |
| WASH | Water, sanitation and hygiene practices | 水、环境卫生和卫生习惯 |
| WGS | Whole genome sequencing | 全基因组测序 |
| WHO | World Health Organization | 世界卫生组织 |
| WHO-UNICEF | World Health Organization-United Children's Fund | 世界卫生组织 – 联合国儿童基金会 |
| WPRO | World Health Organization Regional Office for the Western Pacific | 世界卫生组织西太平洋地区办事处 |
| WPV | Wild poliovirus | 野生型脊髓灰质炎病毒 |
| WRA | Women of reproductive age | 育龄妇女 |
| YF | Yellow fever | 黄热病 |

（周祖木　译）

# 目 录

# 疫苗可预防疾病监测原理总论

# 1 疫苗可预防疾病监测原理概论

## 1.1 何谓疫苗可预防疾病监测?

公共卫生监测是连续、系统地收集、分析和解释与健康相关的资料,以满足公共卫生实践的规划、实施和评价的需要[1]。疫苗可预防疾病监测在性质上与其他疾病监测的设计相似[2]。与其他类型的监测一样,疫苗可预防疾病监测可为决策提供依据,并对免疫规划进行监测,包括疫苗引入、覆盖和用于暴发应对的可能性,因此是非常重要的。疫苗可预防疾病监测也能发现使用疫苗和采取其他预防措施后疫苗可预防疾病流行病学的变化。随着疫苗可预防疾病负担的下降,监测系统的

目标和设计也发生了变化。本书提供了疫苗可预防疾病监测的设计和实施标准,以达到免疫规划的目标。

公共卫生规划可包括疫苗可预防疾病的监测,并将其作为传染病监测系统的一部分。由于疫苗可预防疾病监测的目标,如侦查暴发,通常会与其他正在进行的传染病监测重叠,因此应尽可能鼓励疫苗可预防疾病监测与其他监测系统相结合。如果疫苗可预防疾病与国家传染病监测相结合,则监测队伍应雇用免疫扩大规划和其他免疫相关人员。

## 1.2 疫苗可预防疾病监测的目标

国家规划应该对所监测的每种疾病有一些关键目标的框架,并将目标作为监测优先项目和设计的一个重要部分。应根据监测系统的目标进行设

计,而不是相反。疫苗可预防疾病监测可以有几个主要目标,常见的例子见表1。

表1 疫苗可预防疾病监测目标

| 监测目标 | 关键特征 | 示例 |
|---|---|---|
| 监测疾病消除或根除工作(框1) | 侦查所有病例;危险因素;分子流行病学 | 脊髓灰质炎根除;麻疹和新生儿破伤风消除 |
| 侦查暴发和新病原体 | 疫苗可预防疾病聚集性;异常或罕见病原体菌株(毒株)的鉴定 | 脑膜炎奈瑟菌脑膜炎暴发;大流行流感病毒或高致病性流感病毒 |
| 为引入新疫苗或优化疫苗程序提供依据 | 疫苗可预防疾病流行病学;流行趋势;疾病负担 | 肺炎球菌、轮状病毒疾病负担作为疫苗引入决策的依据;改变破伤风或百日咳疫苗的程序 |
| 评价免疫程序绩效和确定强化免疫的需求 | 确定免疫规划的空白和病例的流行病学类型(如年龄、地理位置) | 麻疹病例的疫苗接种史可帮助确定免疫覆盖率低的地区和年龄组,为确定今后麻疹疫苗接种运动的目标提供依据 |
| 疫苗效果;对疾病负担的影响;或两者 | 在引入疫苗前后疫苗可预防疾病例数的趋势 | 疫苗效果的检测阴性的病例对照研究 |
| 疾病菌株(毒株)或类型的变化 | 病例的分子生物学或血清学特征 | 季节性流感疫苗组分;肺炎球菌结合疫苗引入后肺炎球菌血清型的更替 |

## 1.3 优先监测的疫苗可预防疾病

免疫策略咨询专家组（SAGE）建议对所有疫苗可预防疾病进行监测。然而，虽然国家还未对疫苗可预防疾病进行监测，但已证明可降低发病率和死亡率的疫苗也应被引入或继续使用[3]。

当决定是否对某种疫苗可预防疾病进行监测时，应首先考虑监测资料能否为关键的疫苗政策和免疫决策提供依据。其次在决定开展哪种疫苗可预防疾病监测时，应考虑以下资源问题：

利用现有的综合性监测平台而仅增加少量资源能否达到监测目标？或者是否仅需对某种疾病进行监测？

是否有足够的技术能力（包括流行病学人员和实验室设备）？是否有足够的资金和其他资源？

如果没有足够的资源来开展高质量的监测，则不能达到免疫规划的目标，但仍要考虑是否对疫苗可预防疾病进行监测作出决定。低质量的监测可能比不开展监测导致的后果更严重，因为这会导致利用错误的或不完整的资料来作出决策。

在有些国家受资源和能力限制，可能会对某些疫苗可预防疾病优先进行监测。框2列出了WHO建议的优先监测疫苗可预防疾病的标准[5]。根据这些标准，许多疫苗可预防疾病应该排在前列，部分原因是他们有预防和控制疾病的已证明有效的方法——免疫接种。

表1列出的疫苗可预防疾病监测系统的目标也可用于指导对哪些疾病优先进行监测。例如，所有国家应该对选定为全球根除或消除的疫苗可预防疾病（如脊髓灰质炎、麻疹和新生儿破伤风）开展监测。国家也应对作为地区消除和控制目标的疫苗可预防疾病（如风疹、流行性乙型脑炎、白喉和黄热病）进行监测。所有世界卫生组织成员国

已签署国际卫生条例（2005年），该条例包括了对一些疫苗可预防疾病（如天花、脊髓灰质炎和新型流感）的监测（框3）。对于易流行且疫苗可能有效的疫苗可预防疾病（如黄热病、脑膜炎、霍乱），也可能要优先考虑监测，尤其是从全球疫苗储备中可以获得疫苗的那些疾病。

### 框1　控制、消除和根除的定义[4]

控制：由于深思熟虑的工作，疾病罹患率、患病率、发病率或死亡率下降到可接受水平，但仍需继续努力来维持下降水平。

消除：由于深思熟虑的工作，某个地区某种疾病的发病率下降到零，但仍需继续采取干预措施。

根除：某种病原体引起的全球感染率下降到零，传播完全阻断，病原体灭绝且在环境中不再存在，不再需要干预措施。

### 框2　传染病优先监测的标准[5]

传染病（如疫苗可预防疾病）优先监测的标准如下：

➤ 疾病负担和地方性（发生疾病的自然水平）

➤ 疾病严重程度和病死率

➤ 流行的可能性

➤ 出现毒力的可能性或疾病类型变化

➤ 预防、控制和消除的可能性

➤ 社会和经济影响

➤ 国际报告规章，如国际卫生条例

➤ 公众的风险感知

➤ 后勤可行性（例如，已有症状监测）

**框3　监测与国际卫生条例的疾病报告**

对于构成国际关注的突发公共卫生事件的任何疾病，所有世界卫生组织成员国根据国际卫生条例（2005）有义务向世界卫生组织报告。该条例并不要求有单独的监测系统或指定使用某种类型的监测系统。然而，所有成员国已承诺要达到作为全球卫生安全的公共卫生监测（包括发现、证实和报告）和应对之核心能力[6]。在需要强制立即报告的疾病中，有3种（天花、野生型脊髓灰质炎、新亚型导致的人流感）可以用疫苗来预防。黄热病、霍乱、登革热和病毒性出血热（如埃博拉病毒病）是疫苗现已获得许可或正在研发的，并根据《国际卫生条例》以及严重公共卫生影响和国际传播的风险被列为可能需要报告的疾病。因此，《国际卫生条例》报告渠道必须与疫苗可预防疾病监测报告系统相结合。

正如全球疫苗行动计划 2011—2020 的策略目标 3 中所述，重要的是要考虑国家已建立的疫苗可预防疾病监测能否确定免疫接种规划覆盖的空白和不平衡。如果对不符合这些优先标准的其他疫苗可预防疾病也在开展监测，则对不符合框 2 中所列标准的某些疫苗可预防疾病，也可以被纳入监测。

对于通常开展疫苗可预防疾病监测的情况，卫生部门应该很清楚。如果对任何新发或新的传染病或再发的疫苗可预防疾病的监测决定还难以确定，则优先推荐采用德尔菲法，即召集一批公共卫生官员、技术专家和意见领袖，利用预先确定的各种标准的评分系统对潜在的所监测疾病进行打分。

## 1.4　建议的疫苗可预防疾病监测标准

建议的疫苗可预防疾病监测的最低标准包括为达到免疫规划特殊目标所需的设计、方法和数据元素。要试图符合无论哪种疫苗可预防疾病作为优先监测所提出的最低标准。表 2 概括了本书特定疾病章节中详述的各种疾病的最低标准。这些章节也包括加强监测标准来收集符合其他目标所需的信息的建议。

表 2　为疫苗可预防疾病免疫规划政策提供依据所推荐的最低监测标准[*]

| 疫苗可预防疾病监测推荐的最低监测标准 | 全国性、基于病例的，对每个病例做实验室确诊 | 全国性，汇总的，对暴发做实验室确诊 | 哨点的、基于病例的，对每个病例做实验室确诊 | 其他（如由于具体情况不同，各种疾病有不同的最低监测标准） |
|---|---|---|---|---|
| 每个国家的监测承诺 | 脊髓灰质炎、麻疹 | | | 新生儿破伤风（不做实验室检测） |
| 监测承诺因国家不同而异 | 白喉、风疹、脑膜炎球菌性脑膜炎 | 甲型肝炎、乙型肝炎、流行性腮腺炎 | 先天性风疹综合征、流感嗜血杆菌、肺炎球菌、流行性感冒、流行性乙型脑炎、百日咳、轮状病毒、伤寒 | 霍乱（基于事件）、人乳头瘤病毒（不建议监测）、非新生儿破伤风（不做实验室确诊）、水痘（不做实验室确诊） |

[*] 这是普通的分类，详细情况可参见疾病章节。

收集疫苗可预防疾病信息有限以及不能满足整个免疫接种规划需求的其他传染病监测系统,不必完全受这些标准的限制。要确保数据系统和数据库结构能与标准所需的数据相适应。一旦系统建立,就可扩大,包括加强的方法(如从次国家层面开始,再扩大到全国)。

## 1.5 疫苗可预防疾病监测的设计特征

一旦设定监测目标,需要创建达到目标的监测系统设计。为系统设计提供依据,应考虑下列问题:

➤ 有必要搜索所有病例吗?搜索病例亚群或部分病例可以接受吗?有消除或根除目标的疫苗可预防疾病需要能搜索所有病例的系统。

➤ 需要哪些详细的病例信息为公共卫生行动提供依据?

➤ 有足够的资源来获得每个病例的详尽信息吗?或者在高产出情景下通过强化监测或与其他监测系统相结合效率会更高吗?

在监测设计过程中,应考虑下列特征。这些特征可能取决于一个国家的现有公共卫生系统和设施。虽然有下列这些特征,但许多监测系统相当于许多元素的混合体。例如,系统有被动和主动的元素,或者是基于机构和社区的[7]。

### 基于汇总与基于病例

在汇总监测中,只收集到病例数登记,这些病例由诊所就诊登记处报告。不收集个体病例的数据,但应根据病例亚群,如年龄、性别、地址,对病例进行归类汇总。相反,基于病例的监测需要收集和报告每个疫苗可预防疾病病例的详细信息,如年龄、性别、住址、疫苗接种状况和危险因素。基于病例监测的个体数据有时可汇总到概要报告。

### 全国性与次国家性

疫苗可预防疾病监测可以是全国性,也可以局限于一个国家的某个地区。如果疫苗可预防疾病负担限于该国家的某个地区,或者在某个地区有更强的能力来开展高质量的监测,则可以考虑次国家监测。然而,通过次国家监测发现的病例可能并不代表全国发生的病例。当解释次国家监测数据时,要考虑所监测人群能否代表较大的人群。对于有控制目标的疫苗可预防疾病,次国家监测对确定高危因素或评价疫苗的影响是可以接受的。对于有消除目标或根除目标的疫苗可预防疾病,致力于发现所有病例的全国性监测是必需的。

### 基于人群与基于哨点

基于人群的监测试图在非常明确的区域人群(如一个国家的全部人口)中发现所有病例。当确定该区域人群时,可以使用总人口数作为分母来计算疫苗可预防疾病的发病率。这使得有可能了解疫苗对疾病负担变化的影响,并比较不同国家或地区的疫苗可预防疾病发病率。基于哨点的监测是指在一个或多个特定地点(如医院、诊所、药房)发现病例的系统。哨点监测可提供有关疫苗影响、流行病学和危险因素、导致疾病的病原体(如流行的菌株)的有用信息。哨点的区域人群通常难以确定,随不同时间而异,因此难以知道计算疾病发病率所需的总人口(分母)。

**基于机构与基于社区**

基于机构的监测通常能发现更多的到医疗机构（如门诊诊所、医生诊室、医院和急诊室）就诊的严重病例。基于机构的监测获得临床确诊和实验室确诊通常比基于社区的监测更加容易开展。基于社区的监测，如与基于机构的监测相结合，往往会发现不太严重的疫苗可预防疾病或卫生保健机构一般难以发现的疾病，因这些疾病被认为是儿童生活中正常的一部分（如麻疹）或有相关的羞于公开的情况（如发生新生儿破伤风而导致的死亡）。对于根除脊髓灰质炎，基于社区的监测策略对发现所有病例（不管严重程度如何）和阻断传播链至关重要。关于基于社区的监测，还需要其他资源来激励社区信息员继续做好工作，但发现真正的病例数可能不多。

**主动监测与被动监测**

被动病例侦查是指卫生机构人员发现和报告病例，而主动监测是指定公共卫生监测人员直接来查找病例。例如，监测工作人员对医院登记簿进行定期审查以查找可能漏诊的病例，并定期联系临床医生。与被动监测相比，主动监测花费的资源较多，费用高，往往用于消除或根除阶段的疫苗可预防疾病，或者用于确定离散人口（discrete population）或哨点的疫苗可预防疾病流行病学特征或疫苗影响。

**基于临床与基于实验室**

这两种监测之间的区别与实验室检测无关，而是基于临床诊断或实验室检测结果而启动病例检索。许多监测系统开始时使用病例定义来发现疑似病例（例如，如同腹泻或发热－皮疹的综合征），然后使用实验室检测来确诊病例。采用基于实验室监测时，证实疫苗可预防疾病病例的实验室结果是纳入监测的起始点[8,9]。实验室或医院作为国家疾病报告要求的一部分或哨点监测网络，向公共卫生当局报告这些实验室确诊病例。对大部分有某些特定症状或体征的病例需进行实验室检测，将其作为现有临床实践的一部分时，最好实施基于实验室的监测方法。数据处理系统对联系实验室与流行病学（基于诊所）的数据是至关重要的。

## 1.6 与现有的监测系统相结合

将疫苗可预防疾病监测与现有的传染病监测系统相结合，或者将一个疫苗可预防疾病监测系统与另一个疫苗可预防疾病监测系统相连接，都有明显的优点。结合的疾病监测可从规模经济中获益，与启动一个新的某种疾病监测系统相比，所花费的资源更少。

疫苗可预防疾病监测可通过三种方式与现有的监测相结合：

➤ 使用现有的系统 如果现有的监测系统已经发现所有病例以及期望人群中的数据元素，则监测系统可能已经足以符合本书所述的一些疫苗可预防疾病的标准。

➤ 将更多的疫苗可预防疾病加入到现有的疫苗可预防疾病平台 可以调整现有的疫苗可预防疾病监测平台，以适应其他疫苗可预防疾病的监测标准。例如，修改麻疹病例定义和检验规程，以便将监测与风疹相结合。

➤ 结合监测活动 如果需要单独的疫苗可预防疾病监测，则监测小组可结合两种监测系统重叠部分的监测活动，见框4。

疫苗可预防疾病监测活动与现有监测工作相结合的方式有以下几种：

➤ **政策**：包括条例、优先权和标准

➤ **财政**：包括费用、资金和可持续性计划

➤ **设施**：包括机构、设备、物资和维护

➤ **人力资源能力**：包括人员配备、人才挽留计划、交叉式培训（cross cutting training）

➤ **现场后勤**：包括病例调查、监督、主动监测访视和实验室标本的运送

➤ **实验室**：包括全球网络的扩大和多元化，共享的采购过程和治疗管理体系（例如，外部质量评估）

➤ **监督和评价**：包括信息系统和绩效指标

如需更详细讨论疫苗可预防疾病监测与一些更常见的已知监测系统，如综合疾病监测和应对（IDSR）以及早期预警和应对网（EWARN）的结合情况，可参见附录B。即使不能使用现行系统来符合本书所述的疫苗可预防疾病监测标准，也可使用现有监测系统产生的信息，形成三角测量的数据，产生更全面的疫苗可预防疾病流行病学全貌和特定疾病监测的运行。

## 1.7 疫苗可预防疾病的症状监测平台

一种特殊类型的综合性监测方法是症状监测。这个术语有几种含义，可以在许多国家用于侦查不同的健康威胁，如生物恐怖相关事件、慢性疾病和传染病暴发[10-12]。在开展疫苗可预防疾病监测情况下，症状监测是指使用临床综合征，即将成群的症状和体征作为发现疫苗可预防疾病疑似病例的病例定义。用于多种疫苗可预防疾病的症状监测平台可能比针对单个疾病的监测更有效率。

例如，脊髓灰质炎的急性弛缓性麻痹（AFP）监测就是一种症状监测，发现的病例不一定就是脊髓灰质炎，而可能发现吉兰－巴雷综合征或导致神经系统疾病的其他疾病。发热－皮疹综合征的监测用于麻疹和风疹，但也可包括登革热、B19细小病毒感染或其他病毒性疾病[13]。应根据明确的检验规程，进行多种病原体的实验室检测，以确定最终诊断，将病例归到相应的疫苗可预防疾病。症状监测可用于最初的病例发现，但实验室确诊可增加系统的准确性。

疫苗可预防疾病的症状监测平台的主要类型，见表3。每种综合征有可能包括多种疫苗可预防疾病，以及现在疫苗还不能预防但将来可以预防的其他病原体相关疾病。

在创建疫苗可预防疾病症状监测平台之前，应考虑以下几种情况。首先，由于每种疾病的临床表现谱不同，症状监测的病例定义的敏感性也会有所不同。例如，风疹有时无发热，或者甚至是无症状的，因此并非所有病例都符合发热－皮疹病例定义。其次，如果加入太多不同的年龄指标和实验室标准以适应不同的疫苗可预防疾病，则使用同一个平台对多种疾病进行监测可能淡化了重点。第三，如果单个疾病符合一种以上疫苗可预防疾病的症状监测病例定义，则可能增加了疾病报告、分类和实验室监测的复杂性。根据这些考虑，评估症状监测是否有益和可行。

**表 3  疫苗可预防疾病的症状监测平台**

| 临床综合征 | 疫苗可预防疾病 | 综合征的其他非疫苗可预防疾病病因示例 |
|---|---|---|
| 包括水样便和血便的腹泻 | 轮状病毒<br>霍乱 | 诺如病毒<br>志贺菌 |
| 急性黄疸 | 甲型、乙型、戊型肝炎<br>黄热病 | 丙型肝炎<br>钩端螺旋体病<br>肝吸虫 |
| 发热 – 皮疹 | 麻疹<br>风疹<br>水痘<br>登革热<br>伤寒<br>流行性脑膜炎 | 猩红热（A 群链球菌）<br>传染性红斑（细小病毒 B19）<br>婴儿玫瑰疹（人疱疹病毒 6 型）<br>肠道病毒（埃可病毒、柯萨奇病毒）<br>传染性单核细胞增多症<br>川崎病<br>基孔肯雅热病毒<br>寨卡病毒 |
| 急性弛缓性麻痹（AFP） | 脊髓灰质炎<br>流行性乙型脑炎<br>带状疱疹<br>狂犬病<br>蜱传脑炎 | 肠道病毒（柯萨奇病毒、埃可病毒、肠道病毒 71 型）<br>西尼罗病毒<br>吉兰 – 巴雷综合征 |
| 脑膜脑炎 / 急性脑炎综合征 | 流行性脑膜炎<br>肺炎球菌<br>b 型流感嗜血杆菌（Hib）<br>流行性乙型脑炎 | 西尼罗病毒<br>圣路易斯脑炎病毒 |
| 严重急性呼吸道疾病（SARI）/<br>流感样疾病（ILI） | 流行性感冒<br>百日咳 | 呼吸道合胞病毒（RSV）*<br>其他呼吸道感染 |
| 持续咳嗽 | 百日咳 | 其他呼吸道感染（如肺炎支原体）<br>结核病 |
| 脑膜炎 / 肺炎 / 败血症 | 脑膜炎<br>肺炎<br>流感嗜血杆菌 b（Hib）<br>伤寒<br>流行性乙型脑炎 | |

* 目前尚无疫苗，但已在研发的后期。

# 2 疫苗可预防疾病监测的开展

## 2.1 疫苗可预防疾病监测步骤

成功的疫苗可预防疾病监测需要与国家的目标、周密的规划相适应,并持续关注每个监测步骤的日常运行。首先必须建立监测基础设施,包括报告网络和实验室能力。对于持续进行的监测,常规的步骤如下:

➤ 病例侦查

➤ 病例调查

➤ 标本采集和实验室检测

➤ 病例分类

➤ 数据分析和解释

➤ 报告

➤ 反馈

图1显示基于病例的监测和汇总监测的疫苗可预防疾病监测步骤。汇总监测可以或不一定包括异常聚集性事件的证实和调查以及标本采集和实验室检测。这些步骤见图1用箭头标示的框中。有关步骤的说明见图1。

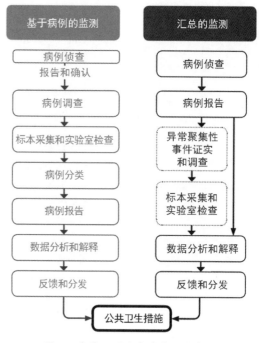

图 1　疫苗可预防疾病监测的步骤

## 2.2 病例侦查

监测系统设计的特性可决定采用哪种策略用于侦查病例。不管哪种策略,要确保临床人员和实验室人员愿意参加和能够参加。对他们进行培训如何使用标准化病例定义也是必要的。要研发和供应相关工具,对临床医生进行宣传,并支持他们报告病例。

以下是不同类型监测系统设计的病例侦查策略。

**被动监测**

通过被动监测来侦查病例,应建立公共的和私营的报告机构网络,使卫生保健专业人员(卫生工作人员)知晓病例定义和报告程序。例如,卫生工作人员需要知道报告频率、报告格式、报告时限、向上级报告的联系部门。大多数国家已经建立了被动监测系统,但可能需要加强规划以包括对报告机构的持续监督和初次报告的证实。如果机构有指定的监测联络点或卫生信息官员负责核对数据，并对需要立即报告的疾病进行监督，则被动报告工作会更加理想。即使该机构没有发现病例，也要求监测联络点根据已确定的频率（如每周或每月）发送报告，这称为"零报告"。零报告能确保数据的完整性，即使没有发现疾病，也可以作为监督监测系统质量的一个工具。

### 主动监测

针对根除和消除目标的疾病，需要进行主动监测。疫苗可预防疾病监测规划应在国家和次国家层面确定负责主动监测的工作人员和管理者。监测工作人员也可以是已从事相关工作的免疫规划人员。监测官员应与定点卫生机构的监测联络点建立工作关系，并寻求获得卫生机构官员的许可。他们也应使临床医生知晓报告的疾病应符合相关的病例定义。基于在某个时间段内所监测的某种疾病就诊概率，监测官员应建立对每个定点机构开展主动监测访视的程序。例如，如果疑似病例就诊的概率高，则监测官员可每周访视；如果概率低，则每月或每季访视一次。

在访视期间，监测官员应联系监测联络点以获得疑似病例清单，访视疑似病例可能已就诊的所有门诊科室和住院病房，检查病人和实验室的登记簿，查找任何遗漏的病人。监测官员也应访视住院病房，与科主任、临床医生、护士长和实验室工作人员讨论有相关症状和体征的某种病人。监测官员应警示机构的监测联络点有无遗漏病例，再次让人知晓有关的报告标准。监测官员可根据填写表格和记录登记簿上的官员姓名和访视日期，来追索和记录主动监测访视。应该对疑似病例进行调查，如果是在疾病的合适时间框架内，应获取实验室标本进行检测。

### 基于社区的监测

基于社区的监测应建立信息员网络，包括传统治疗师、社区卫生保健人员、助产士、药师和村长等。社区信息员应该知晓哪些症状和体征需要向当地卫生机构和监测联络点报告。他们可能需要其他的资源来完成报告责任，如给予奖励或手机话费。这些信息员报告的病例定义往往比较简单，因此公共卫生监测官员需要知道报告的病例是否真正符合该国所用的疑似病例定义。

### 哨点监测

哨点监测可以掌握疾病的流行病学特征，包括发病人群的年龄组、地理分布和季节性。就绝大部分而言，应根据发现病例的概率来选择哨点，包括转诊医院或其他大型医院。哨点也可包括其他非卫生机构，如学校或军事机构。哨点应该有临床和实验室能力来证实病例。

## 2.3 病例定义和分类

标准病例定义是一套商定的用于描述某人是否有某种疾病或是否暴露于某种病原体的标准。病例定义用于标记病例，如疑似病例、可能病例、确诊病例。同样，标准病例定义确保每个病例能被发现并报告。一旦病例符合报告的标准病例定义，则应作为疑似病例。有时比较宽泛的综合征病例定义可提高发现某种病例的概率，但也可能发现其他相似的疾病。在病例调查期间，临床标准、实验室检测和流行病学信息可用于证实病例。

疑似病例定义很可能包括疫苗可预防疾病的关键症状和体征(如麻疹的发热－皮疹,脊髓灰质炎的急性弛缓性麻痹),也可包括年龄标准,如急性弛缓性麻痹的15岁以下儿童,新生儿破伤风的28日龄以下儿童。在暴发期间,可以增加其他标准来确定与暴发的联系。这些标准可以包括在某个地区的住址,或在暴发期间内的发病日期。

基于实验室结果或流行病学联系,疑似病例通常应归入"实验室确诊"或"排除"(即不是病例)。对于某些疫苗可预防疾病,如果还不太确信患者是真正的病例,则可使用其他的病例分类。例如,那些符合临床标准但无明确的实验室检测结果的病人,可归入"临床相符病例"。每种疾病的流行病学联系可因传播方式而异,但通常包括在传染期内与确诊病例有过密切接触。

## 2.4 病例调查

监测的下一步是详尽的病例调查和采集标本。可根据当地的卫生系统情况,指定的公共卫生监测人员可以开展这些工作,临床医师或卫生机构的监测联络点也可开展这些工作。对于所监测的细菌性疾病,临床医师应采集标本,因为公共卫生人员不太可能在开始使用抗生素治疗前采集标本。

根据国家指南,一些疫苗可预防疾病(如脊髓灰质炎、麻疹－风疹或新生儿破伤风)可能在接到和证实病例报告后,需要在特定的时间框架内进行详尽的病例调查。

作为报告的一部分,监测官员或临床医师要填写相关的病例调查表,并采集相关的实验室标本。病例调查表应填写完整,包括病例姓名、出生日期或年龄、性别、住址、免疫接种状况或最后接种日期、实验室标本采集日期、症状和体征、感染地或旅行史。病例调查的目的通常包括:

➤ 根据已制订的病例定义证实(或排除)病例

➤ 确定感染来源

➤ 评价感染的程度(局限于单个病例或社区中的聚集性病例)

➤ 收集详尽的信息,做出合适的流行病学分析和潜在的应对

## 2.5 病例处理

对个体病例的处理并不是公共卫生监测(如疫苗可预防疾病监测)的明确目标[1]。疫苗可预防疾病监测不应该替代常规的临床诊断和治疗程序。大多数疫苗可预防疾病的治疗已有临床方案,并作为国家指导文件发布。如果监测系统发现了有潜在疫苗可预防疾病的个体,则必要时疫苗可预防疾病监测工作人员应将其送医院治疗。

对于某些疫苗可预防疾病,预防和治疗可能会有重叠,公共卫生起着桥梁作用。例如,公共卫生对暴发期间的麻疹病例使用维生素 A。作为高传染性疫苗可预防疾病的监测和应对的一部分,诊所和医院应采取感染控制措施来预防卫生机构感染传播,防止暴发的进一步扩散。例如,诊所和医院可以在传染期内隔离麻疹和流行性腮腺炎病人[14]。最后,在有些疫苗可预防疾病,对于通过病例调查确定的病人密切接触者,可以给予预防性措

施来预防疾病。预防性措施可包括针对流行性脑膜炎和白喉等疾病使用的抗生素,针对甲型肝炎的

免疫球蛋白,针对麻疹在暴露后72小时内给予的疫苗[15]。

## 2.6 实验室检测

如果病例确诊需要做实验室检测,则在国家、地区和医院实验室层面必须建立这种能力。必须配备实验室工作人员,并根据标准化方案对其进行培训,必须有实验室设备和物资,并能够运行。标本的运送和储存系统必须合适。在设计易流行的疫苗可预防疾病监测时,要确保监测系统的实验室有应对突发事件的能力。

有些疫苗可预防疾病的监测包括参与全球实验室网络(框5)。由于历史原因,全球病毒学监测的实验室能力比细菌学监测更强。大多数国家有脊髓灰质炎和麻疹-风疹检测能力,而开展细菌培养和其他技术的能力,可能需要建立或需进一步加强。

可通过全球实验室网络获得正式的实验室认

证,但国际认证对实验室参与疫苗可预防疾病监测并非强制性。监督实验室质量的严苛程序应得到实施。实验室质量保证程序强调检测过程,如外部质量保证、能力验证(proficiency panel testing)、定期复检和定期现场评审,而质量控制程序则强调实验室结果,如内部方法控制。两者作为监测的实验室部分,应该得到鼓励。

在疫苗可预防疾病监测中所用的主要检测方法,见表4。对于许多疫苗可预防疾病来说,可根据计算相对疾病流行率的方法,使用一种以上的实验室方法来确诊。实验室可以进行串行检测(serial testing),即首先检测标本中的一种病原体(如发热-皮疹监测的麻疹),如初步检测是阴性,

### 框5　WHO 全球实验室监测网

WHO 协调全球实验室网络以支持几种疫苗可预防疾病(如脊髓灰质炎、麻疹-风疹、黄热病、流行性乙型脑炎、轮状病毒和侵袭性细菌性疾病)的监测[17,18]。人们信任全球实验室网络提供的用于疾病根除和消除规划的数据,可以有效比较不同国家的疫苗可预防疾病流行病学和发病率,并信任用于国际和各国疫苗决策的监测数据。根据20世纪80年代后期建立的全球脊髓灰质炎实验室网络的结构,大部分全球实验室监测网有一个分级的方法。对国家实验室的疫苗可预防疾病检测要进行培训,国家实验室在区域参考实验室的支持下开展确诊试验和质量保证/质量控制。少数全球专业实验室开展有选择的高级检测项目,如分子生物学分型。

成为全球疫苗可预防疾病实验室网络的一部分有几个优点。第一是实验室检测和诊断标准的标准化。第二是实验室网络有一套统一的标准来评价实验室检测的准确性和能力,强调常规进行的质量保证和质量控制。第三,实验室网络可以有效地将多个国家的监测结果与向世界卫生组织和相关机构的精简报告相结合。虽然有些国家有细菌实验室作为哨点监测网络的一部分,如侵袭性细菌性疾病;而有些疾病,如白喉和百日咳,则无细菌实验室网络。发展细菌实验室能力,使得广泛而准确地证实这些疾病成为现实需得到进一步支持。

**表4　用于疫苗可预防疾病监测的主要实验室检测方法**

| 实验室方法 | 生物学机制 | 标本类型 | 优点 | 缺点 | 疫苗可预防疾病 |
|---|---|---|---|---|---|
| 显微镜检查/培养 | 病原体在培养基上生长；直接观察感染组织中的病原体 | 无菌部位：血液、脑脊液。非无菌部位：口咽部、粪便、尿液 | 通常的金标准；不太需要高级实验室技术；特异度高(无菌部位) | 敏感度低；非无菌部位特异度低；污染或标本质量低；多步骤程序可能需要数天；受抗生素使用的影响 | 白喉；流感嗜血杆菌；脑膜炎奈瑟菌；流行性腮腺炎；百日咳；肺炎球菌；脊髓灰质炎；黄热病 |
| 通过细胞培养分离病毒 | 在连续细胞系进行病毒繁殖 | 粪便；尿液；咽拭子、鼻咽拭子或抽提物；血液 | 可采用病毒分离做进一步分析(测序，病毒中和试验) | 花费劳力多；需要建立专门的实验室；费时；费用高 | 脊髓灰质炎病毒；麻疹病毒；风疹病毒；黄热病病毒；流行性乙型脑炎病毒；流行性腮腺炎病毒；甲型肝炎病毒；流行性感冒病毒；水痘带状疱疹病毒 |
| 抗体检测：酶联免疫吸附试验(ELISA)/酶免疫法(EIA)；免疫荧光法 | 检测病原体的IgM抗体；或IgG抗体滴度升高 | 血液(血清)；口腔液；脑脊液 | 对大多数病原体的特异度高；标本采集和检测方便；在病人就医时几乎都能检出IgM抗体 | 对某些病原体的敏感度和特异度不高；解释可能有困难(如在婴儿有母体抗体)；导致抗体产生的暴露时间并不完全清楚；因非特异性刺激、免疫交叉反应或类风湿因子导致的假阳性结果；因竞争非特异性IgG导致的假阴性结果；不同病人之间的自然变化；暂时性或持续性IgM | 甲型肝炎、乙型肝炎[*]；麻疹；流行性腮腺炎；百日咳；风疹；黄热病；流行性乙型脑炎；水痘带状疱疹病毒 |
| 抗原检测：凝集试验；免疫层析法；ELISA/EIA，免疫组化方法，蛋白印迹法 | 在体液或组织中检出微生物抗原 | 血液、脑脊液、粪便、组织 | 可进行快速检测 | 敏感度低；解释可能困难(如用肉眼观察凝集) | 流感嗜血杆菌；乙型肝炎；流行性感冒；脑膜炎奈瑟菌；肺炎球菌；轮状病毒；风疹；水痘-带状疱疹病毒 |
| 核酸检测：聚合酶链反应(PCR)(包括基因型、血清型、抗抗病毒敏感性检测) | 检测和/或鉴定人体感染病原体的核酸(DNA/RNA) | 血液、脑脊液、口咽部、粪便；组织；病灶；唾液；羊水 | 少量核酸也可检出；敏感度高；不需活的病原体；受抗生素影响小；可检测多重病原体 | 特异度可能低(假阳性)；不能区别感染与定植；需要更高级别的实验室和技术 | 白喉；流感嗜血杆菌；乙型肝炎；流行性感冒；麻疹；脑膜炎奈瑟菌；百日咳；肺炎球菌；脊髓灰质炎；风疹；黄热病 |

续表

| 实验室方法 | 生物学机制 | 标本类型 | 优点 | 缺点 | 疫苗可预防疾病 |
|---|---|---|---|---|---|
| 功能性检测方法:病毒中和试验;凝集抑制试验;补体结合试验;凝集试验;抗病毒敏感性试验 | 检测特异性抗体与病毒抗原结合导致的特异性活动,通过阻断病毒诱导的血液凝集来检测抗病毒抗体;抗病毒抗体结合补体能防止标记物红细胞溶解 | | 中和与保护机体免受病毒感染密切相关;作为其他血清型方法检测的标准 | 烦琐;费用高 | 脊髓灰质炎病毒;麻疹;流行性乙型脑炎;流行性腮腺炎;风疹;水痘-带状疱疹病毒;甲型肝炎;乙型肝炎;流行性感冒;黄热病;轮状病毒 |

*仅乙型肝炎抗体检测不能区分感染与免疫。

再检测标本中的另一种病原体(如风疹)等。当财政资源有限时,可根据疫苗可预防疾病的相对流行率、有无疫苗可预防疾病的疫苗以及疫苗可预防疾病的公共卫生意义,来确定检测的优先顺位。有些方法,如聚合酶链反应(PCR),可以做多重检测,即一份标本可同时检测几种病原体。例如,对鼻咽拭子可以检测多种呼吸道病原体,如流行性感冒和呼吸道合胞病毒。

实验室有时需要进一步鉴定表4中诊断试验以外的疫苗可预防疾病的病原体。血清型和基因型检测可为感染的病原体类型和菌株提供更多的信息,这为制定规划策略(监测脊髓灰质炎和麻疹病毒株的消除)提供依据是非常重要的。这些方法也可为选择疫苗组分提供依据,如决定选择哪种季节性流感疫苗或肺炎球菌结合疫苗成分。

最后,要考虑标本被丢弃还是保留在实验室,这取决于资源、可获得的冷冻器空间、今后有无可能使用标本做菌株、血清型检测或其他目的。对于脊髓灰质炎,储存的标本有可能威胁到疾病根除工作,但应记住为了控制脊髓灰质炎而消除生物储存

库中的标本,则需要大量资源。而且,必须考虑到长期保存生物标本的伦理问题,如保护个人隐私和生物材料的国际共享[16]。

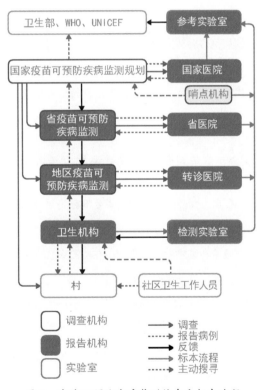

图2 疫苗可预防疾病监测信息和标本流程

## 2.7 病例报告

通报（notification）是信息员（临床医师或卫生保健人员）将有疑似病例的信息告知公共卫生系统的一个程序。上报（reporting）是下级监测结构向上级机构定期报告疑似和确诊病例的一个程序。

应根据国家指南设定的频率报告传染病（包括疫苗可预防疾病），可通过电话、短信、电子邮件或纸质形式由卫生机构或社区信息员立即向公共卫生当局报告。发生易暴发的并需要及时采取公共卫生行动的疫苗可预防疾病和其他疫苗可预防疾病，如脊髓灰质炎、麻疹或白喉（迅速获得白喉抗毒素），通常需要立即或将要立即报告。立即报告的病例需要证实，并通常在病例调查程序之前，或将其作为病例调查程序的一部分。证实包括与卫生机构的联系，以确定初步报告符合疑似病例定义。

所有疫苗可预防疾病通常需每周或每月上报，以评估发病趋势、季节性和地理分布情况。每周或每月上报通常可作为指定机构常规纸质或电子报告的一部分，如果没有发生疾病时，一般也要零报告。公共卫生当局应当证实，报告的疫苗可预防疾病病例应符合标准的病例定义，并评估对观察的报告病例数增加有无必要进行暴发调查。

大多数国家向 WHO 发送联合调查表，供全球大多数疫苗可预防疾病年报之用，进而 WHO 可评估疾病控制目标和扩大免疫规划影响的进展。对有全球根除和消除目标的疾病，如脊髓灰质炎和麻疹，基于病例的数据也要定期向 WHO 报告。根据国际卫生条例的要求，有些疫苗可预防疾病可能需要全球立即向 WHO 报告。

## 2.8 疫苗可预防疾病监测的交流和反馈

疫苗可预防疾病监测的重要部分是对数据进行分析和交流，以便及时采取公共卫生行动和作出疫苗政策和策略的重大决定。在监测系统的不同层面之间进行交流是必要的，强调"谁""做什么""在哪里""在何时""如何做"的详细计划应纳入国家监测方案中。经常交流和定期反馈应当在信息员、监测官员、监管者、实验室人员之间的监测链上畅通无阻。对于有些疫苗可预防疾病（如脊髓灰质炎和麻疹）的病例，必须通过电话或发送短信立即上报给监测链，以便及时启动公共卫生人员的调查和应对。实验室结果和监测报告的反馈应该共享，并通过直接交流、监测公报和使用唯一身份

标识码的数据库链接，反馈给信息员和报告单位。在监测或数据评审会议上，监测人员和利益相关者应定期共享监测和评价的结果。

考虑与外部监测利益相关者的交流也是非常重要的。对于有流行可能的疾病应及时进行跨区域和国家边境的交流，对全球重要的疾病要向国际机构通报（例如，脊髓灰质炎和麻疹向 WHO 报告）。定期将监测结果和规划成就与外部的利益相关者分享，也是疫苗可预防疾病监测的重要部分。将监测资料作为科学出版物，广泛分发给公共卫生界，以便更好地了解疾病流行病学和疫苗特性，从而做出疫苗政策的调整。

## 2.9 疫苗可预防疾病监测的后勤

疫苗可预防疾病监测的有效运行,在建立和维护监测方面需要考虑和关注几个关键的后勤部分。对这些后勤部分,分述如下。

### 人员编制

疫苗可预防疾病监测需要足够的人员编制,才能产生和解释高质量数据。虽然有些任务可以由相同的人员所替代,但大多数监测系统需要下列人员,包括监管员、监测专员、病例侦查机构的监测联络者、实验室人员、数据管理员或数据分析员。每个工作人员的角色和责任,包括监管架构,应提前确定以利于监测小组有效地发挥作用。在开始监测时,对人员进行培训是必要的,可通过定期的进修培训来确保系统的敏感性和数据的准确性。此外,临床医师应该熟悉病例定义和报告程序,从而可以协调监测人员来发现潜在的疫苗可预防疾病病例。对进入医疗和护理领域的学生最好应接受培训,培训内容包括监测重要性以及他们在监测中的作用,所监测疾病的病例定义和报告架构。应该很清楚谁负责病例调查,采集标本和进行主动监测访视。

### 监测物品

数据采集工具,包括纸质工具和电子工具,如移动电话,必须在任何时候要足量配备。在侦查病例的现场,应配备采样物品,包括采血器械,采集粪便和血液的试管,咽拭子和运送培养基,以及采集脑脊液的工具箱。冰袋和冷藏箱对运送有些类型的标本是必要的。实验室需要配备对监测标本进行常规检测的试剂、物品和设备,以及在暴发期间可能也需要的其他物品。要注意订购实验室试剂和物品以免缺货。

### 运输

为检测工作人员和实验室标本的运输制定计划,确保为实施计划提供足够的资金。例如,为病例调查和运输标本到国家或地区参考实验室分发燃料费。监测活动和监管可能需要专用车、卡车或摩托车,或者可能需要确定能获得与其他卫生部门共用的汽车或卡车。病毒学和细菌学标本运输应遵循当地的生物安全条例,最好应建立标准的运输机制和制定相关方案。

### 信息和沟通技术

使用专用移动电话和提供漫游费有利于工作人员与监管者的沟通。数据报告和分析需要电脑和互联网接入。有关这些部分的任何缺陷可导致监测系统的弱化,降低监测系统的能力,使之难以达到监测目标。

### 监管和监测

在每个层面,应对病例报告进行审核,在报告给上一级前应核实异常事件报告。不仅对质量保证,而且对支持和承认现场队伍的重要角色以及形成队伍凝聚力和作出承诺来说,应建议监管人员到现场访视[2]。对未报告或不符合监测绩效指标目标的机构应优先进行支持性监管。支持性监管可以与多种疫苗可预防疾病和广泛的传染病监测相结合。

### 资金

高质量的监测需要有足够的持续的财政资源

才能提供足够的人员编制、物品和活动的实施。资金不足的监测可能在质量和完整性方面遭受损失。对大部分纵向性疫苗可预防疾病监测来说，应编制详细的多年度预算，有实施监测的专项资金，有用于监管访视的项目列表、数据协调会议和编写每月监测公报。最后，对易暴发的疫苗可预防疾病，应预留一部分资金用于暴发调查和应对的迅速动员。

---

**框6　疫苗可预防疾病监测系统的关键组成部分**

有效的疫苗可预防疾病监测系统必须具有下列合适的组成部分：

➤ 卫生保健机构和社区层面的监测专员和联络点

➤ 地区和国家层面的监测人员、管理者和行政的支持

➤ 简要概述报告程序、病例定义和其他信息的培训材料和工作设备

➤ 报告工具，如病例调查表、主动监测日记、移动通讯设备和提供漫游服务

➤ 数据输入和处理的电脑硬件和软件（地区和国家层面）

➤ 标本采集、现场处理和冷藏设备，如冰排和冰箱

➤ 运送标本到实验室检测的专递服务

➤ 实验室检测物品、试剂以及将检测结果与流行病学数据相链接的工具

➤ 监督人员到报告现场的运输资源（车辆和燃料）

➤ 数据管理员和分析师（地区和国家层面）

➤ 数据可视化和"仪表盘"工具

➤ 数据分发计划和材料（流行病学报告和公报、研讨会等）

➤ 评估和改进监测质量的监测和评价工具

# 3 疫苗可预防疾病监测数据、质量和使用

疫苗可预防疾病监测成功的关键是高质量数据,包括实验室与流行病学数据的链接。在这一节,我们简要描述与疫苗可预防疾病监测相关的主要数据方面的问题。应该从围绕建立或提升疫苗可预防疾病监测讨论开始来考虑这些问题。

## 3.1 监测数据的类型

总的来说,疫苗可预防疾病监测数据分为两个主要类型:

➤ 个体层面(基于病例)的数据和暴发应对一览表数据,包括限定的变量亚组的个体信息。

➤ 汇总数据(如机构每周报告的按年龄和性别的总病例数),概要报告数据(如暴发期间按地区报告的汇总病例数)。

## 3.2 推荐的数据元素

本书中的每个特定疾病章节建议,疫苗可预防疾病监测的报告工具应该获取一些数据元素。本节讨论所有疫苗可预防疾病数据元素的建议。

对于基于病例的数据,每个病例有一个唯一的除姓名之外的标识,如身份证号码,这是很重要的。姓名往往不是唯一的,因此不宜用于临床数据和实验室检测结果的关联。基于特殊的流行病学信息,有些疫苗可预防疾病具有所建议的其他数据元素(如新生儿破伤风与出生相关的信息)。要确保包括便于在当地调查的数据元素,如进行调查的监测专员姓名,病例的联系方式和报告机构的名称。这在特定疾病章节不再做详细说明,但仍应包括在调查表上。对于旨在计算发病率的监测系统,要计划收集总的人群资料,如总人口和年龄分层人群(出生存活数、婴儿存活数、<15 个人群规模)。

数据收集仅限于那些绝对需要的数据元素。排除没有明确分析目的和不影响公共卫生应对的数据元素。每个额外的数据元素增加了数据收集负担,可能会对报告产生负面影响、降低数据质量以及损害监测系统的主要目标。

## 3.3 数据收集和处理

数据收集、录入和处理有多种方法[19]。通常采用纸质形式或使用移动设备如移动电话或平板电脑来收集资料。如果采用纸质形式收集,还需增加一个步骤,将资料输入到电脑数据库。收集资料

的移动设备可连接到中心数据库或离线工作,然后与病例资料保持同步。

如果准备建立新的监测规划,重要的是要确定数据如何收集,数据在监测系统中如何流转,包括人与电脑数据库和应用程序之间的流转。

不管数据是输入到移动设备,还是从纸质转到电脑上,电子数据输入表应与病例报告表相匹配,并仅许可输入有效值。例如,输入病人年龄的字段应该仅许可输入某个范围内的数值。应该尽可能避免自由填写信息的文本字段。在信息系统也应构建另外的数据验证程序来比较以不同变量收集的信息。例如,出生日期应该早于发病日期。调查表上的所有数据元素都需要填写。如果还不知道某件事件,最好填写"不详",而不应空缺。必要时或当数据输入完成并用于定期评价和改进数据质量时,最好对数据质量进行核对。

数据收集的最常见错误之一发生在创建一个新的或唯一的病例身份标识码期间。身份标识码是检索、更新或链接病例与其他数据来源的重要元素。例如,如果两名卫生工作者分别用两台离线工作的移动设备收集数据,则这两台设备产生的病例身份标识码会不同。如将设备与中心数据库同步,则可避免重复记录。一个解决办法是合并为一个唯一的设备标识码,作为每个病例身份标识码的部分。同样,如果某个国家的一个区用递增数作为病例身份标识码来记录病例,并在中央数据库整理,则会导致重复记录。此外,也不要给同一个体指定一个以上的病例身份标识码。应制定计划,在医疗机构内外要让病例标识码随同病人、病人病历和标本。世界卫生组织(WHO)和联合国指南文件提供了唯一识别码及其使用的示例[20]。

更广泛地来说,应与中央和地方层面监测活动的所有相关人员共同审核数据质量,以确定过程中的缺陷、数据异常值(如报告的病例异常增加)和解决这些问题的方法。只有当数据管理者与所有监测人员共同努力,才能改进数据质量。

当选择数据库软件时,应考虑到稳定性(当互联网连接不稳定时,在线工具是不可靠的)和可靠性或准确性,如由用户复制和粘贴数据易导致更多的意外错误。软件的选择会受到地方技术能力和喜好的驱使。然而,一般不推荐使用电子制表软件来记录病例,因为在不同电脑显示数据的方式往往是不同的,从而在报告和整理数据时出现问题。

## 3.4 数据分析和解释

疫苗可预防疾病监测数据的分析比较复杂,从病例的频率到复杂的回归分析。简单的病例数往往可提供有用的信息。对处于根除和消除阶段的疫苗可预防疾病,单个病例可提示暴发,预示免疫规划存在缺陷。对于地方性的疫苗可预防疾病,病例数上升或下降的趋势可为疫苗规划的影响提供广泛的信号。对疫苗可预防疾病的病例数可按人群、地点和时间进行分层,可深刻了解某些亚群发病数大量增多,从而为制定疫苗政策和决策提供依据,如加强免疫接种或在某个人群或某个地区开展运动[19]。

纵向数据的分析和解释可对疫苗引入的影响(如疾病负担的降低)提供反馈意见[21]。对于纵向数据,仅病例数似乎看起来是疾病流行病学变化的结果,但事实上是监测系统(确认实验室检测的增加)、卫生系统(住院补偿政策的变化,或主要从公立保险系统到私立保险系统的变化)或监测人群变化(监测时间的增加和人群的大规模流动)的人为现象。因此,用人群作为分母计算的年度发病率与病例数相比,是疫苗可预防疾病负担时间趋势的更好指标,因为发病率数据可反映区域人群规模的变化。年度年龄别发病率可定义为某年内暴露人群(某年龄组)中的新发病例数。分母是暴露人群接受监测的累积时间总和(往往指人–时)。在发生疾病暴发和季节性疾病时(因这种情况不是在整个日历年期间都有发生),往往计算罹患率(某离散时间段内人群中的病例数),而非年度发病率。如比较不同时间阳性病例的百分比时,检测的标本数可用作分母。

### 3.5 数据可视化

可视化监测数据可以改善数据的解释和应用。表格往往非常有效地概括大量数值数据,可以详细地比较基于多个变量的数据。图可以提供定量信息的可视显示,从而更加容易突出人群、时间、地区相关的主要流行病学结果的解释(图3)。监测数据形成发病率的流行曲线、直条图、线图和病例的标点地图,且往往可被可视化。柱状图和地图可描绘疫苗可预防疾病的重要流行病学特征,如不同年龄、疫苗接种状况、基因型或血清型的发病情况。

图3a、b、c、d和e是数据可视化的示例。

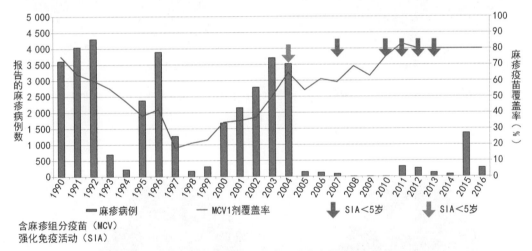

图3a 报告的麻疹病例数、疫苗接种覆盖率和强化免疫活动

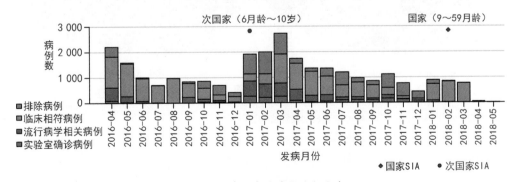

图3b 确诊状态的病例流行曲线

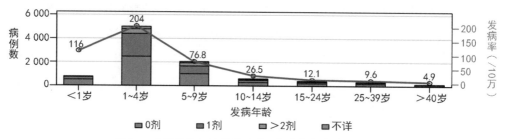

图 3c　不同年龄组的年龄分布、发病率和疫苗接种状况

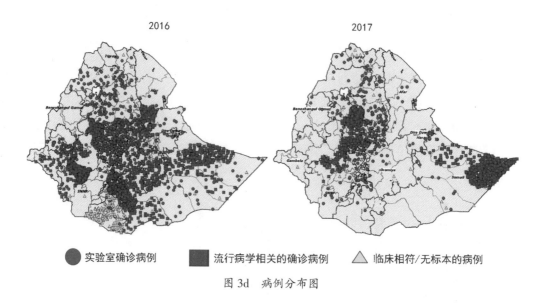

图 3d　病例分布图

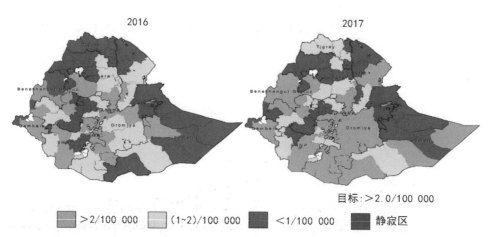

绘制的次国家层面的监测指标可迅速识别慢性疾病地区

该图显示2016年和2017年次国家地区的非麻疹排除率

图 3e　绘制的次国家层面的监测指标

疫苗可预防疾病监测标准

## 3.6　解释监测数据的局限性

当分析监测数据时，要考虑缺失数据、设计所允许的数据推广性（generalizability）以及其他错误来源。例如，通过次国家监测或哨点监测所发现的病例并不代表整个国家。如果采用基于机构的监测，病例就会限于就诊者。因人群的社会人口学亚群不同，就诊行为可能千差万别。在其他情况下，病例定义和实验室检测由于排除了某个亚群的病例或某些临床表现而导致系统错误。

值得注意的是，疫苗可预防疾病监测依赖于临床症状和体征的侦查，但不能发现无症状感染者。对于大量无症状感染的疾病，如脊髓灰质炎、风疹和病毒性肝炎，在解释监测数据以了解真实的疾病负担和传播动力学时，应考虑到这种局限性。为了发现"隐性"疾病的流行，应使用其他方法，如环境监测或血清学调查（参见附录 C）。

某个人群在不同时间会发生发病率的随机波动，因此应注意不要对疾病负担的微小变化解释过头。例如，百日咳的流行周期性为每 2~5 年（一般 3~4 年）发生一次。即使在引入有效的疫苗接种规划和获得高免疫覆盖率后也可发生[22]。

当审查不同时间疫苗可预防疾病监测数据的趋势时，应考虑监测系统各个部分可能发生的任何变化。例如，病例定义、报告网络、临床实践、卫生保健利用、实验室检测或卫生保健系统的变化[23]。与疫苗引入一致的纵向监测系统的变化尤其有问题，因为他们可导致对疫苗效果或影响的误解[24]。

关键变量（如性别和疫苗接种状况）的缺失数据对监测数据的流行病学解释可产生进一步的挑战。如果缺失数据的比例过高，结果在推广性方面会受到限制。在某些特殊亚群（如社会经济状况差），接种疫苗的可能性也会减少，缺失数据变量可能更为常见。必须考虑和报告这种潜在的偏倚来源。

## 3.7　补充疫苗可预防疾病监测的数据

几种其他来源的数据可提供疫苗可预防疾病的补充信息，这些信息作为对疫苗可预防疾病监测数据的增补，对确定公共卫生负担可能是有用的。这些其他监测数据来源包括管理性数据、生命统计、卫生信息系统、血清学调查、环境和昆虫学监测，病原体携带调查。这些内容在附录 C 有详细介绍。数据三角测量法（data triangulation）也可用于整合来自现有来源的数据，来处理相关问题，克服与任何一种数据来源相关的不足。

## 3.8　疫苗可预防疾病监测的监督和评价

监督和评价是所有疫苗可预防疾病监测的关键部分，在监测过程中应有多个步骤（框 7）。监督和评价的总目标是在改善监测系统的使用、效率和有效性的同时，确保监测系统的完整性[19]。这也可解决绩效不佳的问题和更好地使用资源。一般来说，监督是指常规地、连续地追踪监测的实施和绩效,而评价是指定期评估监测的关联、效果和影响[25]。

使用监测绩效指标为监督和评价过程提供架构。指标是可以重复测量的变量,可以以标准化的方式来评估监测系统的绩效[25]。指标应该是简单、敏感和易于计算的变量,可以统一用于各个监测机构,能发现监测系统中的问题,有助于确定问题所在之处。已推荐的有些疫苗可预防疾病绩效指标,已在相关的特定疾病章节中描述。有根除、消除和控制目标的疫苗可预防疾病绩效指标,要在次国家、国家和全球层面进行定期监督。国家监测规划也可确定其监测系统中不同步骤的绩效指标。共同的指标包括病例侦查、病例调查、实验室检测和报告的完整性和及时性。

对疫苗可预防疾病监测的评价应定期开展,最好是每年一次。评价应将现有资料的书面审查与实验室现场访视和确定病例地点的现场访视相结合。监测评价可以与免疫规划评价(例如,免疫扩大规划评审或引入后评价)分开或结合进行[26]。后者的优点是监测评价更直接地将疫苗可预防疾病后果与免疫扩大规划本身发生关联,如覆盖率资料。潜在的缺点是结合的评价对不同种类数据和地点可能需要不同的专家,从而导致评价效率低下或不完整。

根据一套关键属性来评价监测系统是一种有用的方法(见表5)[27]。例如,用于监测审查的工具示例,可见 https://www.who.int/immunization/documents/WHO_IVB_17.17/en/。监督监测系统功能的其他绩效指标可包括地方卫生机构给地区和更高层面的机构及时发送报告的比例,对疑似病例进行完整调查的比例,报告所监测的疫苗可预防疾病实验室数据的地区所占的比例。

**表 5    所评价的监测系统的关键属性[27]**

| 属性 | 目标 | 绩效指标示例 |
|---|---|---|
| 简单性 | 在结构上尽可能简单,易于操作 | 数据的数量和类型对确立卫生相关事件的发生是必需的 |
| 灵活性 | 能适应信息需求的变化或快速易于实施的状况 | 系统如何适应于新需求的回顾性评价 |
| 数据质量 | 数据的完整性和有效性 | 关键数据变量不明或缺失响应的百分比 |
| 可接受性 | 个人和组织参与监测的意愿 | 报告表的完整性 |
| 敏感性 | 发现疾病或暴发的病例的比例高 | 人群中监测发现病例的百分比 |
| 阳性预测值 | 事实上所监测的健康相关事件的报告病例数比例高 | 监测发现的病例假阳性率的评价 |
| 代表性 | 准确描述不同时间健康相关事件及其按地点和人群在群体的分布 | 比较报告事件与所有这类真实事件的特征(如年龄、性别和地理位置) |
| 及时性 | 公共卫生监测系统中两个步骤之间的快速过渡 | 这些步骤中任何两个相关的时间间隔 |
| 稳定性 | 可靠的和就地可获得的监测系统 | 系统电脑意外故障和停机的次数 |

## 3.9 与收集疫苗可预防疾病监测数据相关的伦理问题

在大多数社会里,传染病监测,包括疫苗可预防疾病的监测,已被认为是一件具有公益的事情。就其本身而论,进行监测的主要益处总体上是对社会有利。虽然个体可以并应该从监测中获益,但监测的总价值可能比被个体认可的价值更大。作为一项社会的强制性活动,通常被理解为个体所冒的风险很低,因此个体参加监测的知情同意通常是不必要的。只要收集和匿名维护数据并有遵从监测(而非研究)目的和原则的意愿,监测数据通常可以发表而无需获得知情同意。

疫苗可预防疾病监测可以被看作是一项公共卫生活动,监测规划必须严格遵守伦理原则以保护个人权利。在身体、法律、社会、经济或心理学层面,都不应该伤害个体。有些疾病,包括疫苗可预防疾病(如病毒性肝炎和人乳头瘤病毒),可导致家庭和社区对个体的羞辱。如果进行疫苗可预防疾病监测,应尽可能最大程度地保护隐私。只有删除个人身份识别的数据才能报告,在数据摘要的交叉表中,不允许暴露个体身份信息。

对少数的疫苗可预防疾病(如脊髓灰质炎和麻疹)的公共卫生研究需要共享和使用个人可识别信息,以调查接触者,预防疾病进一步传播或确定病毒循环的宿主。最近,病人保护条例已在有些国家实施,从而可防止未经病人明确同意而泄露疾病信息。但监测往往被认为是例外。如果不是这样的话,卫生部(MOH)需要与立法机构共同努力,以确保病例调查和监测信息共享的继续进行,但仅限于公共卫生系统内和国际社会。

# 4 疫苗可预防疾病监测在暴发中的作用

对于许多疫苗可预防疾病,监测的目标之一是侦查和应对疾病暴发和流行。对于大多数疾病,暴发可定义为病例数的增加超过正常期望数;对于某些疾病,如脊髓灰质炎和麻疹,往往基于单个病例的发现而启动暴发调查[2, 19]。监测在暴发侦查和应对中起重要作用。正在进行的疫苗可预防疾病监测可发现疫苗可预防疾病的增加,经进一步调查后可将其归为暴发。监测数据应该可以描述早期暴发在人群、地区和时间方面的特性,以指导有效的应对。

在未开展疫苗可预防疾病监测的情况下,在确定暴发后可以开展监测。例如,在还没有开展疫苗可预防疾病监测的地区,如果通过其他方法(如社区中的传言)可以发现疫苗可预防疾病暴发,则可在暴发地区迅速开展监测,进一步确定暴发的特征和指导应对工作。监测也可测量公共卫生应对措施对暴发的影响。

## 4.1 暴发调查的步骤

如果确定了疫苗可预防疾病暴发,应由监测专员和/或其他公共卫生人员进行调查。疾病(包括疫苗可预防疾病)的暴发调查往往可分为下列几个步骤[2, 28]:

（1）确定诊断和证实暴发的存在。

（2）建立暴发病例定义(或修订已有的在疫苗可预防疾病监测中所使用的定义)。

（3）进行病例检索和数据收集。

（4）描述暴发。

（5）对暴发来源和原因提出并验证假设(例如,未接种疫苗或疫苗无效)。

（6）实施控制和预防措施(对疫苗可预防疾病进行免疫接种并采取其他公共卫生干预措施)。

（7）分析所获得的经验教训,通报调查结果。

（8）加强疫苗可预防疾病监测和免疫规划,并有可能改变疫苗政策。

疫苗可预防疾病暴发调查的步骤,详见附录 D。

## 4.2 在暴发期间疫苗可预防疾病监测的变化

在暴发情况下,现有的疫苗可预防疾病监测可能会在以下几个方面发生改变:

➤ 目标可能从测定疾病负担或疫苗影响转到对立即采取疾病控制措施的实施和评价提供数据。

➤ 检索病例的模式可从被动转为主动。这可能预示不再等待医疗机构来报告病例,而是监测专员联系医疗机构,并从其他来源发现病例,或者需要定期且往往每天进行病例数统计。监测专员也可去社区查找未报告的病例。

➤ 监测病例定义在暴发期间可能发生变化。对暴发在地区和时间上进行限定,并将这些指标纳入病例定义中。

➤ 对于有些疫苗可预防疾病,一旦暴发得到实验室确诊,病例的确认可能会转为流行病学关联病例,有利于提高效率[29]。

➤ 实验室在监测中的作用可能从确诊所有病例转到确诊新地区或流行病学相关人群中的病例和确定病原体的特征,从而有助于应对暴发(例如,细菌的抗生素耐药性检测,脊髓灰质炎的基因型分析,流感的毒株检测)。如果标本检测工作存在积压,则检测近期采集的标本会更及时地为应对措施提供信息。监测与实验室人员之间的密切沟通是必要的。

➤ 在暴发期间病例一览表是必需的,可有效追踪个体病例,更好地确定流行病学特征(绘制流行曲线)。

➤ 病例调查和收集的数据元素可能会在暴发期间发生改变。为区分疫苗接种失败与未接种疫苗,对获得病例免疫接种状况的特别强调至关重要。要强调暴发的某种危险因素(例如,导致霍乱或伤寒的某种水源)。此外,对于从人到人传播的疫苗可预防疾病,接触者信息在暴发期间显得非常重要,尤其是对接触者采取预防性措施情况下(如对脑膜炎球菌性脑膜炎和白喉的抗生素预防性措施)。

➤ 在暴发期间报告的频率可能会提高到每天一次。如果未实施零报告制度,有时在暴发时会采取零报告的方法,确保医疗机构每天主动搜索新病例。

➤ 通常需要疫情报告,定期提供有关调查和应对疫情的结构性信息。可能需要来自媒体的更多信息,并需考虑将信息发送给非技术受众。

## 4.3 暴发期间监测的人员编制

在暴发期间,不仅监测系统的内部构成发生变化,而且人员编制、监督和相关利益者也会发生变化。当对易暴发的疫苗可预防疾病开展监测时,应考虑到在暴发期间应对医疗需求剧增的能力。现有疫苗可预防疾病监测人员在暴发调查和应对期间所起的作用,取决于具体情况。在有些国家,由单独小组负责暴发调查(例如,卫生部的传染病处)。而在另一些国家,监测人员也参加暴发调查。暴发调查往往需要其他人员,如疾病控制部门或其他卫生部门的人员,快速应对小组或公共卫生实习生。当发生暴发时,监测人员可能需要开展不同的扩大活动。对暴发期间需要检测的数量和类型可能会出现剧增,疫苗可预防疾病监测实验室也必须要做好准备来应对。重要的是,要注意大规模暴发可能对正在进行的其他疾病监测产生负面影响,因此当解释来自其他监测系统的数据时应考虑到这一点。

## 4.4 疫苗可预防疾病暴发时的协调

疫苗可预防疾病暴发需要对疾病控制部门、实验室和免疫扩大规划部门进行协调。当强化免疫作为暴发应对的一部分时,这种协调具有特殊的重要性。为了在中央层面处理与暴发相关的不同活动,启用应急管理中心或跨机构协调委员会已越来越常见[30]。可以引进在后勤、大规模事件应对协调和沟通、技能等方面有丰富经验的突发事件应对和指挥人员,而这些经验在免疫扩大规划和疾病控

制人员中未必会具有。

委员会可以由与应对相关的或受暴发影响的不同部门之利益相关者所组成。除了非政府组织(NGO)和援助组织、政府官员、沟通专家、受累社区代表、民间协会团体以外,这些委员会还可能包括卫生部门的代表。此外,地方层面的暴发应对委员会在帮助现场暴发应对方面起重要作用。

# 5 特定疾病监测标准章节概论

每个特定疫苗可预防疾病章节概述了建立和实施该病监测的具体细节。这些章节尽可能使用本概述中讨论的术语和概念。每个特定疾病章节分为下列几个部分：

疾病与疫苗特性

监测的理由和目标

建议的监测类型

病例定义和最终分类

病例调查

标本采集

实验室检测

数据收集、报告和使用

监测绩效指标

临床病例处理

接触者追踪和管理

暴发情况下的监测、调查和应对

特殊考虑

参考文献

用于制定这些疫苗可预防疾病监测标准的方法和过程，见附录 A。对于每种疫苗可预防疾病，已征求了许多专题专家的意见以包括最新的监测方法。

# 参考文献

1.  World Health Organization. WHO health topics: public health surveillance. Geneva: World Health Organization; 2014 (http://www.who.int/topics/public_health_surveillance/en/).

2.  Gregg MB. Field epidemiology. Oxford, New York: Oxford University Press; 2008.

3.  World Health Organization. Public Health Emergency Operations Centre Network (EOC-NET). Geneva: World Health Organization; 2017 (http://www.who.int/ihr/eoc_net/en/).

4.  Dowdle WR. The principles of disease elimination and eradication. Bull World Health Organ. 76 Suppl 2:22-5; 1998 (https://www.ncbi.nlm.nih.gov/pmc/articles/PMC2305684/).

5.  World Health Organization. Setting priorities in communicable disease surveillance. Geneva: World Health Organization; 2006. (http://www.who.int/csr/resources/publications/surveillance/WHO_CDS_EPR_LYO_2006_3.pdf?ua=1).

6.  World Health Organization. International Health Regulations. Geneva: World Health Organization; 2005 (http://www.who.int/topics/international_health_regulations/en/).

7.  Murray J, Agocs M, Serhan F, Singh S, Deloria-Knoll M, O'Brien K, et al. Global invasive bacterial vaccine-preventable diseases surveillance – 2008-2014. Morb Mortal Wkly Rep. 2014;63(49):1159-1162. (https://www.cdc.gov/mmwr/preview/mmwrhtml/mm6349a4.htm).

8.  Tate JE, Haynes A, Payne DC, Cortese MM, Lopman BA, Patel MM, Parashar UD et al. Trends in national rotavirus activity before and after introduction of rotavirus vaccine into the national immunization program in the United States, 2000 to 2012. Ped Infect Dis J. 2013; 32(7):741–4. doi: 10.1097/INF.0b013e31828d639c.

9.  von Gottberg A, de Gouveia L, Tempia S, Quan V, Meiring S, von Mollendorf C. Effects of vaccination on invasive pneumococcal disease in South Africa. N Engl J Med 2014; 371(20):1889-1899. doi: 10.1056/NEJMoa1401914 NEJM. 2014.

10. Henning KJ. Overview of syndromic surveillance: what is syndromic surveillance? Morb Mortal Wkly Rep. 2004;53(Suppl):5–11.

11. May L, Chretien JP, Pavlin JA. Beyond traditional surveillance: applying syndromic surveillance to developing settings – opportunities and challenges. BMC Public Health. 2009;9:242. doi: 10.1186/1471-2458-9-242.

12. Pavlin J. Syndromic surveillance for infectious diseases. In: M'ikanatha NM, Lynfield R, Van Beneden CA, de Valk H, editors. Infectious disease surveillance, second edition. Hoboken: John Wiley & Sons; 2013. doi: 10.1002/9781118543504.ch38

13. World Health Organization. Framework for verifying elimination of measles and rubella. Wkly Epidemiol Rec. 2013;88(9):89-99 (http://www.who.int/wer/2013/wer8809.pdf).

14. McLean HQ, Fiebelkorn AP, Temte JL, Wallace GS. Prevention of measles, rubella, congenital rubella syndrome, and mumps, 2013: summary recommendations of the Advisory Committee on Immunization Practices (ACIP). Morb Mortal Wkly Rep. 2013;62(RR-04):1-34 (https://www.cdc.gov/mmwr/preview/mmwrhtml/rr6204a1.htm).

15. Cohn AC, MacNeil JR, Clark TA, Ortega-Sanchez IR, Briere EZ, Meissner HC et al. Prevention and control of meningococcal disease: recommendations of the Advisory Committee on Immunization Practices (ACIP). Morb Mortal Wkly Rep. 2013;62(RR-02):1–28. (https://www.cdc.gov/mmWr/preview/mmwrhtml/rr6202a1.htm).

16. World Health Organization. Guidance for managing ethical issues in infectious disease outbreaks. Geneva: World Health Organization; 2016 (http://apps.who.int/iris/bitstream/10665/250580/1/9789241549837-eng.pdf).

17. Mulders MN, Serhan F, Goodson JL, Icenogle J, Johnson BW, Rota P. Expansion of surveillance for vaccine-preventable diseases: building on the Global Polio Laboratory Network and the Global Measles and Rubella Laboratory Network Platforms. J Infect Dis. 2017;216(Supp 1):S324–S330 (https://academic.oup.com/jid/article-lookup/doi/10.1093/infdis/jix077).

18. Agocs MM, Serhan F, Yen C, Mwenda JM, de Oliveira LH, Teleb N et al. WHO global rotavirus surveillance network: a strategic review of the first 5 years, 2008-2012. Morb Mortal Wkly Rep. 2017;63(29):634-637 (https://www.cdc.gov/MMWr/preview/mmwrhtml/mm6329a5.htm).

19. Teutsch SM, Churchill RE. Principles and practice of public health surveillance. Oxford, New York: Oxford University Press; 2000.

20. UNAIDS. Considerations and guidance for countries adopting national health identifiers. Geneva: UNAIDS/PEPFAR; 2014 (http://www.unaids.org/sites/default/files/media_asset/JC2640_nationalhealthidentifiers_en.pdf).

21. Tate JE, Haynes A, Payne DC, Cortese MM, Lopman BA, Patel MM, Parashar UD. Trends in national rotavirus activity

疫苗可预防疾病监测标准

before and after introduction of rotavirus vaccine into the national immunization program in the United States, 2000 to 2012. Pediatr Infect Dis J. 2013:32(7):741–4. doi: 10.1097/INF.0b013e31828d639c.

22. World Health Organization. Report from the SAGE Working Group on Pertussis vaccines, 26–27 August 2014 meeting. Geneva: World Health Organization; 2014 (http://www.who.int/immunization/sage/meetings/2015/april/1_Pertussis_report_final.pdf?ua=1).

23. Zanella RC, Bokermann S, Andrade AL, Flannery B, Brandileone MC. Changes in serotype distribution of Haemophilus influenzae meningitis isolates identified through laboratory-based surveillance following routine childhood vaccination against H. influenzae type b in Brazil. Vaccine; 2011 Nov 8;29(48):8937-42. doi: 10.1016/j.vaccine.2011.09.0532011.

24. Hanquet G, Lernout T, Vergison A, Verhaegen J, Kissling E, Tuerlinckx, D et al. Impact of conjugate 7-valent vaccination in Belgium: addressing methodological challenges. Vaccine. 2011 Apr 5;29(16):2856-64. doi: 10.1016/j.vaccine.2011.02.016.

25. World Health Organization. Communicable disease surveillance and response systems: guide to monitoring and evaluating. Geneva: World Health Organization; 2006 (http://www.who.int/csr/resources/publications/surveillance/WHO_CDS_EPR_LYO_2006_2.pdf).

26. World Health Organization. Guide for comprehensive immunization programme reviews including vaccine post-introduction evaluations. Geneva: World Health Organization; 2017 (http://www.who.int/immunization/documents/WHO_IVB_17.17/en/).

27. German RR, Lee LM, Horan JM, Milstein RL, Pertowski CA, Waller MN. Updated guidelines for evaluating public health surveillance systems: recommendations from the Guidelines Working Group. Morb Mortal Wkly Rep. 2001;50(RR-13):1–35 (https://www.cdc.gov/mmwr/preview/mmwrhtml/rr5013a1.htm).

28. Centers for Disease Control and Prevention. Principles of epidemiology in public health practice, third edition: an introduction to applied epidemiology and biostatistics. Atlanta, USA: Centers for Disease Control and Prevention; 2011 (https://www.cdc.gov/ophss/csels/dsepd/ss1978/index.html).

29. Lipsitch M, Hayden FG, Cowling BJ, Leung GM. How to maintain surveillance for novel influenza A H1N1 when there are too many cases to count. Lancet. 2009;374(9696):1209-11.

30. World Health Organization. Vaccine position papers. Geneva: World Health Organization; 2017 (http://www.who.int/immunization/documents/positionpapers/en/).

# 附录 A　制定疫苗可预防疾病监测标准所用的方法

为确定这些已更新的监测标准的架构，WHO于 2017 年 3 月 14 日至 15 日在日内瓦召开了疫苗可预防疾病监测专家面商会。讨论的问题之一是包括需修订监测标准的疫苗可预防疾病列表，因自 2003 年以来疫苗可预防疾病数量有了增加。经讨论后，参会者同意纳入这些监测标准的疫苗可预防疾病应该符合下列标准：

➤ 疫苗可以获得，并由策略咨询专家组（Strategic Advisory Group of Experts，SAGE）推荐，国家规划使用

➤ 目前或计划下一个 5 年内应用于国家免疫规划达 10% 以上（20 个以上国家）

➤ 监测可为疫苗使用、免疫扩大规划或疫苗政策提供依据

今后会研制出更多的疾病疫苗，并为各国所有。有望更多的疫苗可预防疾病会符合上述的纳入标准，监测标准更新后，将其纳入这些疾病的监测标准中。这些更新需得到新疫苗监测主题专家的审查，并按下列所述的相同审查过程进行。

根据 2003 年版监测标准评审，以及面商会期间疫苗可预防疾病监测专家提出的意见，来确定每种疫苗可预防疾病监测标准的各组成部分。会议认为并非所有组成部分皆适用于所有疫苗可预防疾病。

监测标准的主要部分见下述：

➤ 临床 / 流行病学描述和疫苗特性

➤ 监测的理由和目标

➤ 病例定义和病例分类

➤ 监测方法包括：

　》 监测类型

　》 病例调查

　》 接触者管理

　》 报告

　》 标本采集

➤ 实验室检测

➤ 数据收集

➤ 数据分析和用于决策

➤ 临床病例处理

➤ 监测评价

➤ 暴发应对

➤ 对该疫苗可预防疾病的特殊考虑

➤ 参考文献

对于纳入的每种疫苗可预防疾病，我们对其现有的监测标准、指南、建议和已发表的文献进行了审查。根据这个审查，我们提取了现有数据，将其加入到每个章节的监测标准部分。在提取数据后，根据可获得的信息，使用以下三种方法中的一种来制定监测标准。

1. 从现有文献中提取的信息足以提出监测标准的几乎所有部分。这种分类的疫苗可预防疾病所需的标准如下：

a. 现有的 WHO 指导文件

b. 2013 年以来制定的 WHO 指导文件或认定未被 WHO 总部疫苗可预防疾病联络处修改的 WHO 指导文件

c. 大部分监测标准已在现有的文件中得到确定

2. 从现有文件中提取数据足以提供大部分的组成部分，但还缺乏几个关键部分的信息。在这种情况下，应咨询主题专家并对决议形成共识。

3. 从现有文件中提取数据不足，未能提供大

部分的组成部分,或者关键部分可获得的信息有矛盾。在这种情况下,工作小组应举行会议,以制定和批准监测标准。如果已有疫苗可预防疾病 SAGE 工作组存在,并有至少 3 名成员在监测方面有丰富知识,能处理未解决的监测部分,那么就请这些人参加。如果还没有疫苗可预防疾病工作组,应组成国家专家组,以达到解决这些监测标准问题的目的。

对于所有疫苗可预防疾病,应由 WHO 总部的特定疫苗可预防疾病专家来审查监测标准。

修订的监测标准可从印刷品或互联网获得。对标准应进行更新,以纳入新的疫苗可预防疾病章节,从而可获得新的特定疾病的信息。这些变化可从在线版本得到反映。

# 附录 B　将疫苗可预防疾病监测整合到现有监测系统

一个国家可以有几种其他监测,这些监测可以适合疫苗可预防疾病监测,或者为该监测提供补充的数据。

**整合的疾病监测和应对(IDSR)** IDSR 概念于 21 世纪初期首次引入非洲,此后逐渐成熟,大部分非洲国家现已实施了 IDSR 的一些部分[1]。许多疾病的监测包括了相似的必需的部分(如病例侦查、数据收集和分析、报告和公共卫生行动),且往往涉及一个国家的相同类型的利益相关者(如卫生部和 WHO)。有鉴于此,IDSR 的核心概念是构建能整合多种疾病监测和应对的平台,从而提升开展监测的规模效益。IDSR 要考虑的疾病包括有流行可能的疾病和有公共卫生意义的疾病。有些疫苗可预防疾病已经纳入并作为 IDSR 的优先疾病。

由于 IDSR 通常通过传染病控制规划来协调,所以重要的是,免疫扩大规划管理者涉及 IDSR 疫苗可预防疾病的设计和报告架构,因此要整合监测的目标,因其目标与免疫规划有关。而且,由于 IDSR 的主要目标是侦查和控制疾病,与免疫规划相关的一些数据元素可能未纳入,如免疫接种状态和危险因素。最后,IDSR 指南考虑到实验室检测和基于病例的调查。然而,实施起来可变性较大,许多国家选择开展综合性监测,仅在暴发情况下做实验室确诊。当与 IDSR 平台进行整合并使用 IDSR 平台的数据时,应考虑到这一点。

**早期预警和应对网(EWARN)** 在人道主义紧急状态期间,可能会干扰正常的公共卫生行为,包括监测。作为对这种状况作出公共卫生应对的一部分,所谓 EWARN 的专项监测应迅速建立[2]。EWARN 通常重点关注最严重的易流行疾病,如霍乱和麻疹,其重点是对大部分机构进行暴发侦查。在有些国家,EWARN 被认为与上述的 IDSR 平台相似。EWARN 的网络部分是指潜在暴发的信息可能来自多个来源,包括临床医生、实验室人员和社区卫生人员。虽然在人道主义危机时可提供有关一些疫苗可预防疾病的有用信息,但 EWARN 本身不是疫苗可预防疾病监测系统,因此在危机期间往往是暂时的。然而,EWARN 系统与日常的疫苗可预防疾病监测相结合,可提供疫苗可预防疾病的有用数据,尤其是在人道主义危机时易发生疾病暴发的数据,从而为国家制定疫苗政策提供依据和指导实施免疫接种应对措施。

**基于事件的监测(EBS)** EBS 是一种更加非结构型的主要用于侦查暴发的监测,与更传统的"基于指标"的监测不同,后者重点是侦查和报告特定疾病的病例。EBS 是从新闻报道、传言、互联网博客、社交媒体和其他非正式来源收集信息。有潜在意义的公共卫生事件信息可通过热线电话、互联网网站或亲自向公共卫生当局报告,然后公共卫生当局对报告的事件进行调查。EBS 的略带结构性的类型可称为基于社区的监测(CBS)。CBS 建议利用在社区居住和生活的志愿者,如社区卫生工作者或红十字会工作者,来监控和侦查社区的异常事件,而这种事件往往被正式的公共卫生监测系统所遗漏[3]。然后由主管人员筛查所侦查的事件,如果认为是真正公共卫生关注的事件,则向公共卫生当局报告,以便做进一步调查。基于症状标准和死亡率,而非更加特异的基于病例或长期监测的策略,CBS 用于早期侦查疫苗可预防疾病暴发显得更有意义[4,5]。

## 参考文献

1. World Health Organization and Centers for Disease Control and Prevention. *Technical guidelines for integrated disease surveillance and response in the African region, 2nd edition. Brazzaville, Republic of Congo and Atlanta, USA; 2010* (http://www.afro.who.int/sites/default/files/2017-06/IDSR-Technical-Guidelines_Final_2010_0.pdf).

2. World Health Organization. *Outbreak surveillance and response in humanitarian emergencies: WHO guidelines for EWARN implementation. Geneva: World Health Organization; 2012* (http://apps.who.int/iris/bitstream/10665/70812/1/WHO_HSE_GAR_DCE_2012_1_eng.pdf).

3. International Federation of Red Cross and Red Crescent Societies. *Community-based surveillance: guiding principles. Geneva: International Federation of Red Cross and Red Crescent Societies; 2017* (http://media.ifrc.org/ifrc/wp-content/uploads/sites/5/2018/03/CommunityBasedSurveillance_Global-LR.pdf).

4. Meyers DJ, Ozonoff A, Baruwal A, Pande S, Harsha A, Sharma R, et al. *Combining healthcare-based and participatory approaches to surveillance: trends in diarrheal and respiratory conditions collected by a mobile phone system by community health workers in rural Nepal. PLOS One. 2016; 11(4): e0152738* (https://doi.org/10.1371/journal.pone.0152738).

5. Gurav YK, Chadha MS, Tandale BV, Potdar VA, Pawar SD, Shil P, et al. *Influenza A(H1N1) outbreak detected in inter-seasonal months during the surveillance of influenza-like illness in Pune, India, 2012–2015. Epidemiol Infect. 2017;145(9):1898-1909. doi: 10.1017/S0950268817000553.*

# 附录C 将补充资料纳入疫苗可预防疾病监测中

其他几种来源的数据和监测可提供疫苗可预防疾病的补充信息，这些信息作为疫苗可预防疾病监测的辅助工具对确定公共卫生负担是有用的。

**血清学监测** 人群的血清学调查可提供疾病负担和人群免疫方面的资料。对于有些疫苗可预防疾病，对急性疾病的监测不可能准确估计疾病负担或疫苗影响，因为临床疾病在急性感染后多年才出现，如乙型肝炎。相反，血清中出现麻疹IgG抗体提示过去感染或已接种疫苗，因此可表示群体免疫而非只是疾病负担[1]。破伤风是第三种情况，免疫不是由自然感染所致，有抗体是通过免疫接种获得破伤风群体免疫的标志[2]。为了提高血清学调查的效率，单份血清标本可作为评价多种疫苗可预防疾病的群体免疫，也可测定非疫苗可预防疾病的流行率。可用多重检测法的平台来同时检测多种疫苗可预防疾病，如多重磁珠方法（multiplex bead assay），目前这项工作正在进行[2]。然而，血清学调查有局限性，如免疫力随着时间的推移而下降，抗体与疾病暴露或免疫接种之间的不确定性关系，以及缺乏有关发病时间和严重性的信息。因此，血清学调查往往用于为疫苗可预防疾病监测系统提供辅助信息[3]。

**第二类的数据来源，如管理性数据、生命统计数据、死亡证书／登记和卫生信息系统** WHO现已确定应重点加强常规收集的数据的使用，作为发展中国家加强卫生系统的关键部分[4]。卫生信息系统或其他基于诊疗的国际疾病分类（ICD）编码的管理性数据库的主要兴趣是临床诊疗。然而，这些数据通常也可以用于评估大规模人群的疾病趋势。例如，广泛使用电子病历和出院资料的国家已采用这种方法使用数据，来估计季节性流感或轮状病毒相关死亡的疾病负担[5-7]。然而，在许多国家，管理性数据不是用标准化方法来收集。此外，诊断标准和记录的完整性因地区和机构不同而迥异[8]。在有些地方，生命登记统计也可提供一些有关死亡原因（包括死于疫苗可预防疾病）的数据。

**环境监测** 环境监测旨在侦查来自环境的病原体，而非来自病人临床标本的病原体。例如，采集污水标本检测脊髓灰质炎病毒是根除脊髓灰质炎最后阶段策略的一部分[9]。由于人类的大部分脊髓灰质炎病毒感染为无症状，环境监测可以增加急性弛缓性麻痹监测的敏感性，可为地方性流行国家残留脊髓灰质炎病毒循环提供证据。而且，环境监测可为再感染脊髓灰质炎病毒的高危国家提供输入的早期证据，有助于为停用2价口服脊髓灰质炎疫苗和最终完全停止使用口服脊髓灰质炎疫苗后消除疫苗相关毒株提供依据。监测特定环境水源中的霍乱弧菌可有助于早期发现某些地区的霍乱传播，从而确定传染来源和传播媒介物[10]。

**昆虫学监测** 昆虫学监测可评估昆虫媒介中病原体的流行率，包括疫苗可预防疾病的流行率。黄热病的许多感染是无症状的，对临床症状（如发热和黄疸）的监测以及实验室确诊可能会延误黄热病暴发及其特性的确认。监测可以辅以社区主要媒介（伊蚊）的昆虫学调查，以确定社区中生物媒介的主要种群，如伊蚊[11]。这些调查可确定社区暴发的危险性，进而开展强化免疫运动（supplemental vaccination campaign）或杀灭幼蚊，或两者同时进行。也有人提出昆虫学监测对登革热有重要作用,因按照常规的做法,该监测一般在人感染之前就可早期发现病原体[12]。

**携带者研究**   对于某些细菌性疫苗可预防疾病,上呼吸道带菌者的研究可提供有关细菌在人群中持续存在的信息,并可确定高危人群。例如,在美国阿拉斯加婴儿中成功接种 b 型流感嗜血杆菌

(Hib)疫苗后,在年长儿童中发现有残留定植,结合疾病监测数据,提示所用的疫苗无效[13]。肺炎球菌携带研究提供了血清型分布的有用信息,从而为疫苗制品选择以及疫苗接种后血清型替代提供信息[14]。脑膜炎球菌携带调查现已用于预测暴发和确定高危人群[15]。

## 参考文献

1.  Lowther SA, Curriero FC, Kalish BT, Shields TM, Monze M, Moss WJ. Population immunity to measles virus and the effect of HIV-1 infection after a mass measles vaccination campaign in Lusaka, Zambia: a cross-sectional survey. Lancet. 2009;373:1025–32. doi: 10.1016/S0140-6736(09)60142-2.

2.  Scobie HM, Patel M, Martin D, Mkocha H, Njenga SM, Odiere MR, et al. Tetanus immunity gaps in children 5–14 years and men ≥ 15 years of age revealed by integrated disease serosurveillance in Kenya, Tanzania, and Mozambique. Am J Trop Med Hyg. 2017;96(2):415–20. doi: 10.4269/ajtmh.16-0452.

3.  MacNeil A, Lee C, Dietz V. Issues and considerations in the use of serologic biomarkers for classifying vaccination history in household surveys. Vaccine. 2014;32:4893-900. doi: 10.1016/j.vaccine.2014.07.005.

4.  World Health Organization. Everybody's business: strengthening health systems to improve health outcomes. Geneva: World Health Organization; 2007 (http://www.who.int/healthsystems/strategy/everybodys_business.pdf).

5.  Thompson WW, Comanor L, Shay DK. Epidemiology of seasonal influenza: use of surveillance data and statistical models to estimate the burden of disease. J Infect Dis. 2006;194 Suppl 2:S82-91. doi: 10.1086/507558.

6.  Grijalva CG, Moore MR, Griffin MR. Assessing the effect of pneumococcal conjugate vaccines: what is the value of routinely collected surveillance data? Lancet Infect Dis. 2011;11(10):724-6. doi: 10.1016/S1473-3099(11)70143-8.

7.  Richardson V, Parashar U, Patel M. Childhood diarrhea deaths after rotavirus vaccination in Mexico. N Engl J Med 2011;365:772–3. doi: 10.1056/NEJMc1100062.

8.  Sharma V, Rana SS, Bhasin DK. Extra-pancreatic necrosis alone: Contours of an emerging entity. J Gastroenterol Hepatol. 2016;31:1414–21. doi:10.1111/jgh.13384.

9.  Global Polio Eradication Initiative. Polio eradication and endgame strategic plan 2013–2018. Geneva: World Health Organization; 2013 (http://polioeradication.org/wp-content/uploads/2016/07/PEESP_CH5_EN_US.pdf).

10. World Health Organization. Global Task Force on Cholera Control (GTFCC) Surveillance Working Group, World Health Organization. Interim guidance document on cholera surveillance. Geneva: World Health Organization; 2017 (http://www.who.int/cholera/task_force/GTFCC-Guidance-cholera-surveillance.pdf?ua=1).

11. World Health Organization. Rapid field entomological assessment during yellow fever outbreaks in Africa. Geneva: World Health Organization; 2014 (http://apps.who.int/iris/bitstream/10665/112785/1/WHO_HSE_PED_CED_2014.3_eng.pdf?ua=1).

12. World Health Organization. Dengue haemorrhagic fever: diagnosis, treatment, prevention and control. Geneva: World Health Organization; 1997 (http://www.who.int/csr/resources/publications/dengue/Denguepublication/en/).

13. Galil K, Singleton R, Levine OS, Fitzgerald MA, Bulkow L, Getty M, et al. Reemergence of invasive Haemophilus influenzae type b disease in a well-vaccinated population in remote Alaska. J Infect Dis. 1999;179(1):101-6. doi: 10.1086/314569.

14. Satzke C, Turner P, Virolainen-Julkunen A, Adrian PV, Antonio M, Hare KM, et al. Standard method for detecting upper respiratory carriage of Streptococcus pneumoniae: updated recommendations from the World Health Organization Pneumococcal Carriage Working Group. Vaccine. 2013;32(1):165–79. doi: 10.1016/j.vaccine.2013.08.062.

15. Borrow R, Alarcón P, Carlos J, Caugant DA, Christensen H, Debbag R, et al. The Global Meningococcal Initiative: global epidemiology, the impact of vaccines on meningococcal disease and the importance of herd protection. Expert Rev Vaccines. 2017;16(4):313–28. doi: 10.1080/14760584.2017.1258308.

# 附录 D 疫苗可预防疾病暴发调查的步骤

## 1. 核实诊断和确定暴发的存在

调查的第一步是核实诊断,一般需经实验室确认,从而指导相应的应对措施。有时需要地区或国家参考实验室做确认试验,来核实地方实验室的检测结果。实验室确认对确定混合的暴发(如导致发热 – 皮疹病例报告大量增加的麻疹和风疹同时流行)甚为重要。在病例大量增加归类为暴发之前,调查必须排除疫苗可预防疾病报告增加的其他原因,如病例定义或报告惯例、实验室检测、卫生服务使用或人口流动等方面的变化。对于正在进行的疫苗可预防疾病监测,如可获得以前年份相同时期的基线率或病例数,则可确定超过预期的真正增加数。有些疾病有明确的暴发阈值,如脑膜炎的每10万人每周发病10例。

## 2. 确定暴发病例定义

在暴发调查的早期提出病例定义非常重要。暂时的病例定义对病例检索以及将病例分类以描述暴发是必要的。暴发调查时,病例定义的主要部分与疫苗可预防疾病监测所述的部分是相同的。对于疫苗可预防疾病的暴发,尤其是疫苗可预防疾病监测所发现的暴发,病例定义业已制定。然而,在暴发的情况下,可以根据监测所用的定义进行修改,如增加时间或地点部分。

## 3. 病例检索和资料收集

在确认暴发后,要通过卫生机构的被动报告、主动监测(访视卫生机构查找未报告的病例)或两者结合,来确定其他病例。有时公共卫生官员要求临床医生甚至公众报告可能病例。如果在限定的人群通过常规的疫苗可预防疾病监测发现了暴发,则在暴发期间开展进一步病例检索,并可扩大到新的人群,如不同的地区和年龄组。不管如何实施病例检索,在暴发期间通常应收集共同的一套数据元素。对于疫苗可预防疾病,就确定危险性和指导干预策略来说,疫苗接种状况肯定是必需的数据元素。

## 4. 描述暴发

在暴发期间应尽早并经常分析病例数据,甚至还在收集新病例数据时也是如此。尽早描述暴发可加快确定暴发来源,确定高危人群和发生传播的危险性,有助于早期制定应对计划。描述暴发流行病学最公认的方法是关于时间、地区和人群的三间分布。对于疫苗可预防疾病,发病地点可以显示免疫接种系统的局部缺陷(用标点地图表示),并可作为决定免疫运动的地理指标。通过了解谁得病,也可以探索暴发的原因和暴露因素。对于疫苗可预防疾病,发病年龄往往可以反映人群的免疫状况。例如,由于婴儿免疫接种后免疫力会逐渐下降,学龄儿童可能会发生百日咳暴发。

## 5. 提出假设和检验假设

在分析基础资料后,下一步要对导致暴发的原因提出假设。对于一些疫苗可预防疾病,如霍乱或伤寒,传染来源可能还不明确,可开展病例对照研究等调查以确定传染来源。然而,对许多疫苗可预防疾病,传染源问题已经解决,但主要问题是暴发是否由疫苗无效或未接种疫苗所致。调查的重点应该是解决这个问题。在有些情况下,疫苗可预防疾病病例在地理和人口统计学方面的分布出现异常,可导致有关免疫规划的假设,因此需开展进一步研究。最近密克罗尼西亚的麻疹暴发显示,已接种的年轻人中出现大量病例,提示10年前的疫苗供应链效率低下[1]。

### 6. 采取预防和控制措施

虽然这个步骤往往在暴发调查一系列步骤的后期,但实际上通常在这个调查过程的早期就已采取预防和控制措施。疫苗可预防疾病是独特的,因为疫苗本身往往作为控制暴发的关键性预防措施。与其他疾病的暴发应对措施相比,免疫接种需要一套独特的后勤和人员。除疫苗接种控制暴发外,许多疫苗可预防疾病还需采取其他措施,如洗手运动和提供安全水。

### 7. 分析所获得的经验教训和结果沟通

暴发调查的结果应在最终报告中进行总结。报告也应包括在暴发调查和应对期间获得的经验教训,以改进今后的调查和应对。可以采取口头简介和书面报告的形式,内容应包括对防止今后类似情况提出的建议。如果未写成报告,应该将调查结果分发给所有利益相关者,尤其是卫生部门。有时暴发调查可写成更加正式的论文发表,作为培训和科普知识之用。

### 8. 维持和加强疫苗可预防疾病监测、免疫规划以及有可能改变疫苗政策

不管在开展疫苗可预防疾病监测的地区是否发现暴发,或监测是否在暴发时已实施,监测在暴发后应该维持一段时间,以确保成功减缓暴发。如果疫苗作为应对措施的一部分,则应开展免疫接种。在暴发的过程中往往会发现监测的缺陷,因此暴发后期的监测应得到加强。此外,暴发调查的结果应该用于加强免疫规划,有时也可用于为免疫接种政策提供依据。

（周祖木 译）

### 参考文献

1. *Hales CM, Johnson E, Helgenberger L, Papania MJ, Larzelere M, Gopalani SV. Measles outbreak associated with low vaccine effectiveness among adults in Pohnpei State, Federated States of Micronesia, 2014. Open Forum Infect Dis. 2016; 3(2): ofw064. doi: 10.1093/ofid/ofw06.*

# 霍 乱

 ## 疾病与疫苗特性

霍乱是由产毒性血清型霍乱弧菌所引起的腹泻疾病,可迅速导致脱水和死亡。霍乱与贫困、卫生条件差和缺乏清洁的饮用水密切相关。因此,霍乱负担主要集中在非洲和南亚,这些地区的病例数占全球病例数的99%。霍乱可呈地方性,并可导致流行。霍乱弧菌可通过直接的粪口污染或摄入污染的水或食物而传播。潜伏期为<24小时到5天。仅约25%的感染者出现症状,其中10%~20%发生严重疾病。严重疾病表现为急性严重水样腹泻(米泔样大便),通常伴有呕吐,从而导致迅速脱水,进而造成低血压性休克、肾功能衰竭,并可在发病后数小时内发生死亡。

如果有补液的合适物品(口服和/或静脉补液)进行治疗,霍乱病死率可降到1%以下,但在极为脆弱的地区,病死率可达5%。霍乱可累及所有年龄组,有一半的霍乱死亡病例为5岁以下儿童。最近估计霍乱病例数为140万~400万,估计霍乱死亡病例数为21 000~143 000例[1]。然而,因漏报、流行病学监测受限、缺失实验室能力等因素的影响,导致全球霍乱负担被低估。

有两种灭活的全细胞口服霍乱疫苗可以获得:

含重组霍乱毒素B亚单位的单价(O1群)疫苗和不含B亚单位的2价(O1群和O139群)疫苗。疫苗可接种2剂或3剂。对婴儿不建议接种这两种疫苗。在地方性流行区,在霍乱暴发期间和有霍乱风险的人道主义危机情况下,推荐接种霍乱疫苗。WHO自2013年以来就一直储备霍乱疫苗,以便在出现上述情况时根据当事国请求来提供疫苗。使用霍乱疫苗应与其他霍乱预防控制策略相结合(框1)。

---

### 框1　通过非疫苗策略来预防霍乱

免疫接种不是霍乱的主要预防策略。预防和控制霍乱的主要措施是获得清洁的饮用水、搞好环境卫生、推广优质水、讲究个人卫生和改善环境卫生。其他预防措施应包括促进洗手和食品安全处理规范。而且,使用补液措施可有效治疗霍乱,应把资源用于改善有效的治疗。在全球通过改善饮用水、个人卫生和环境卫生以及其他控制措施来获得主要预防措施的同时,将霍乱免疫接种作为这些活动的辅助措施,并可在短期内实施[2]。

---

 ## 监测的理由和目标

霍乱监测的目标是:

➤ 侦查霍乱暴发并确定其特征

➤ 确定高危地区和易感人群,为采取预防和控制措施提供指导,包括更好地获得安全水和

环境卫生,在社区开展健康教育,对高危人群进行免疫接种,及时恰当地获得治疗

➤ 监视疾病的发生和流行病学

➤ 估计霍乱的疾病负担

**建议的监测类型**

### 最低限度的监测

当目标是侦查霍乱暴发时,则基于事件的监测是最低的监测标准[3]。基于事件的监测并非根据标准病例定义来侦查病例,而是根据有关可能提示霍乱暴发的任何事件的非结构性描述、传言和报告。信息来源包括官方来源(如卫生部、研究所、政府机构、国际组织等)、正式来源(卫生机构、医院、实验室、卫生保健人员、社区卫生工作者、非政府组织等)和非正式来源(新闻报道、收音机、电视、博客、社交媒体、来自社区的传言、报告等)。对报告的事件要在 24 小时内进行调查,并采取合适的措施来证实或排除霍乱暴发。

### 加强监测

基于指标的监测是常规收集符合疑似霍乱病例定义的散发病例的监测资料。对于霍乱,监测应该基于机构,卫生机构应备有疑似霍乱病例的一览表(见下列的疑似霍乱病例定义)。基于指标的监测可仅在高危地区的哨点机构开展,但也可全国性开展。对疑似病例需通过实验室检测才能确认为霍乱病例。这种基于指标的监测可以侦查暴发,并提供有关霍乱流行病学和疾病负担的信息。虽然建议将基于病例的资料发送给上级单位,但下级单位可对结果进行汇总,并通过综合性汇总疾病监测系统(如综合性疾病和监测系统,IDSR)报告病例数。

基于指标的和基于事件的霍乱监测最好能整合在一起,从而可以高效地侦查霍乱暴发和发病情况,并确定其特征。

 **病例定义和最终分类**

### 病例检索的疑似病例定义

在未宣布为霍乱暴发的地区,疑似病例为有急性水样腹泻、严重脱水或死于急性水样腹泻的 ≥2 岁的任何患者。急性水样腹泻是指 24 小时内有 3 次或以上腹泻或非血性水样便。在宣布为霍乱暴发的地区,疑似病例是指有急性水样腹泻症状或死于急性水样腹泻的任何患者。

### 确诊霍乱病例

确诊霍乱病例是通过细菌培养或聚合酶链反应(PCR)检出霍乱弧菌 O1 群或 O139 群的任何疑似病例。在没有发生霍乱或霍乱已被消除的国家,如果病例的霍乱弧菌 O1 群或 O139 群有产毒性,则可确诊霍乱。在确定霍乱暴发后,可以认定该地区的所有急性水样腹泻病例发生霍乱,可通过定期实验室检测来证实霍乱传播仍在持续,暴发仍在发生。

可根据霍乱预警来启动一些公共卫生应对措施。霍乱预警可通过下列几项中的任何一项侦查来确定:

➤ 2 例或以上的 ≥2 岁患者有急性水样腹泻和严重脱水,或死于急性水样腹泻,且有时间和地区上的关联(来自同一个地区的病人发病时间间隔不到 1 周)

➤ 1 例死于急性严重水样腹泻的 ≥5 岁患者

➤ 1例发生急性水样腹泻,经霍乱快速诊断试验检测阳性,且在还没有发现确诊霍乱病例的地区,包括从最近暴发扩散的高危地区。

 **病例调查**

对于通过基于事件或基于指标的监测而报告的任何霍乱预警,应启动现场调查,以确认或排除暴发。应该采集疑似病例的粪便标本做实验室确认,然后作为宣布暴发的依据。病例粪便最好用霍乱快速诊断试验检测。如果检测阳性,应将标本送到实验室进行确诊试验,做细菌培养或PCR。如果病人在医疗机构,则该病人应与其他病人隔离,并置于接触预防措施下(严格洗手)预防霍乱的传播。如果资源许可的话,国家可以决定对社区的其他疑似霍乱病例进行主动病例检索。在暴发早期可进行病例调查,以确定危险因素和传染来源,如水源或食物,从而采取干预措施。

**标本采集**

准确和可靠的检测结果依赖于是否正确采集、储存和运输标本[4]。国家参考实验室应有采集和运送粪便标本的标准化方法。方法应有文献记载,并可被采集、包装和运送的工作人员或卫生保健人员所获得。

**标本类型**

粪便标本(液体粪便或直肠拭子)可用于诊断霍乱。粪便标本应在发病早期采集,最好在发病后最初4天内采集,通常此时粪便中病原体数量最多,并在开始使用抗生素之前采集。不要为了采集标本而延误病人的补液治疗。可在补液开始后采集标本。

**储存和运输**

将标本放在清洁、有相应标签、防漏的容器,在室温下2小时内送到实验室。如果容器必须要清洁处理,应避免使用含氯的任何溶液。如果有2小时以上的延误,应将粪便拭子放到Cary-Blair运送培养基。如果保持无菌和密封良好,Cary-Blair运送培养基储存数月仍可稳定,而且不需冷藏(使用前和在接种时)。如果Cary-Blair运送培养基不能获得,且标本在2小时内无法送到实验室,则另一个可能的选项是将腹泻粪便标本保留在滤纸上,并在潮湿环境下运送。将吸水的纸片放入腹泻粪便,放在带螺旋盖的微型管,加用2或3滴生理盐水,防止标本变干。

在储存和培养粪便标本时,还应注意下列几个方面:

➤ 标本避免冷藏(2~8℃),因冷藏会大大减少霍乱弧菌的数量

➤ 不要让标本干燥

➤ 必要时增加少量生理盐水

➤ 用标记清楚、防漏的容器置室温运送。

用于培养的标本不能变干。然而,用PCR进行DNA检测时,干燥的滤纸也可用于粪便标本的运送。所有标本应附有实验室送检单,并至少包括下列信息:

➤ 病人姓名或姓名中的大写字母

- 年龄
- 住址
- 采样日期和时间

- 症状
- 发病日期
- 要求的检测类型（细菌培养、PCR 或两者）

 **实验室检测**

　　霍乱实验室诊断的目的包括证实预警信息和宣布暴发，监测抗生素敏感性，鉴定循环菌株的特性，确定毒力的变化，支持流行病学调查和宣布暴发终止。

　　粪便培养是检测霍乱弧菌的金标准，但需用选择性培养基。硫代硫酸盐柠檬酸盐胆盐蔗糖（TCBS）琼脂培养基对分离和鉴定霍乱弧菌最为理想。分离霍乱弧菌对鉴定抗生素敏感性和亚型分型甚为重要，亚型分型通常使用抗血清进行鉴定。

　　可以使用 PCR 检测培养物的产毒性霍乱弧菌。然而，虽然该方法对这种细菌是敏感和特异的，但不能提供抗生素敏感性的信息。

　　基于免疫层析法的霍乱快速诊断试验（如纤维素试纸），旨在用于初级卫生保健机构的下列目的：

- 监测
- 侦查早期暴发
- 作为初始预警的工具
- 监视暴发，包括潜在的新疫点和高度地方性流行区的季节性高峰

不能用霍乱快速诊断试验来取代粪便培养或 PCR 来证实霍乱，霍乱快速诊断试验也不应用于个体病例的诊断。然而，在霍乱病例发病多的基层卫生机构，细菌培养确诊则难以做到。在等待细菌培养或 PCR 证实的同时，可用霍乱快速诊断试验筛检标本来改善霍乱预警的可靠性[5]。由于快速诊断试验敏感度高，各国可从快速诊断试验筛查阳性的那些病人中选送粪便标本做确诊试验。在标本送到实验室后最长 2~4 天可以获得培养结果。

　　如果在下列情况下采集标本，采用快速诊断试验或细菌培养可能会出现假阴性：

- 使用含有氯残留的容器
- 在开始使用抗生素后
- 采样或标本处理不当，如长时间延误。

可以用粪便来检测其他肠道病原体，但其运送和检测的要求与霍乱检测的要求不同，应做相应的安排。

　　一个国家应至少有一个可以运行的实验室，能通过细菌培养或 PCR 分离和鉴定霍乱弧菌，检测抗生素的敏感性。指定的参考实验室应该能够提供运送培养基和试剂，培训技术人员，监督检验质量。虽然没有全球的霍乱实验室网络，但有 WHO 协作中心和地区参考实验室对霍乱的实验室诊断提供支持。应与这些有质量保证的国际实验室建立合作，提供培训，对循环的霍乱弧菌菌株的特性和基因分型进行分子生物学检测。

**推荐的数据元素**

每个卫生机构应建立和定期更新病例登记的一览表,该表应至少包括每个病例的下列人口学、临床和实验室检测信息:

➤ 唯一的病例身份识别码

➤ 年龄或月龄

➤ 性别

➤ 住址(到最小的行政区)(GPS 最理想)

➤ 症状和体征

➤ 发病日期

➤ 住院状态

➤ 脱水程度(无,有些,严重)或治疗计划(A,B,C)[6]

➤ 结局(存活或死亡)

➤ 实验室结果

也可以收集下列基于病例的其他资料:

➤ 危险因素

➤ 活动或职业

➤ 流离失所或居住在难民营

➤ 霍乱疫苗接种状况,包括接种日期和疫苗类型

➤ 妊娠状况

样本数据收集工具可从其他文件如霍乱监测暂时指导文件中获得[3]。如果报告是汇总数据,可向上级有关部门报告下列数据:年龄(<5 岁,≥5 岁)、地区、发病的年月和结局。

**报告的要求和建议**

在以前的非疫区或最近无病例报告的地区,一旦有霍乱预警,应立即(24 小时内)报告给上级卫生当局(省或国家),从而进行现场调查以确认和宣布暴发。

在宣布霍乱暴发的地区,应每日或每周报告在卫生机构登记和社区发生的病例数和死亡数,以监视发病率、死亡率、病死率以及任何预防措施或病例治疗干预措施。

在霍乱呈地方性流行的地区,必须每周报告在卫生机构登记和社区发生的病例数和死亡数(如果病例数少,则可每月报告),以估计基础监测指标(发病率、病死率和罹患率),描述时间、地点和人群的分布。如果霍乱监测作为综合疾病监测和应对(IDSR)的一部分,应遵从 IDSR 的报告程序。

根据国家资源,霍乱报告可以基于病例,也可基于汇总资料。根据《国际卫生条例》,WHO 不要求报告霍乱病例,除非霍乱暴发被认定为国际关注的突发公共卫生事件。一般不通过 WHO/UNICEF 联合报表(JRF)来常规收集霍乱病例。

**推荐的数据分析**

应完成下列数据分析:

➤ 在卫生机构登记和社区发生的汇总的确诊霍乱病例数和死亡数,并按年龄(<5 岁,≥5 岁)分组

➤ 总的和按年龄组和地点分层的发病率和罹患率

➤ 按年龄组和机构的病死率

➤ 疫苗受种者中发病的比例(如果疫苗已引入暴发地区的话)

关于如何计算发病率、罹患率和病死率的详细资料,可参见霍乱监测的暂时性指导文件[3]。

**将数据用于决策**

应根据分析来监督机构的绩效（致力于降低病死率），以及监视发病趋势,确定高危人群,启动和调整应对措施。

 **监测绩效指标**

定期监视监测指标可以确定需要改进的监测区和报告系统的特定领域。一些建议监视的监测指标见表1,并可根据所进行的监测类型加以调整。

表1 建议的监测绩效指标

| 监测属性 | 指标 | 目标 | 计算方法（分子/分母） | 评论 |
|---|---|---|---|---|
| 报告的完整性 | 即使在无霍乱地区,指定的机构报告霍乱资料的百分比 | ≥80% | 报告霍乱资料的机构数/指定的霍乱监测报告机构数 × 100（某时间段内） | |
| 报告的及时性 | 即使在无霍乱地区,监测机构向国家机构及时报告霍乱资料的百分比 | ≥80% | 在截止期限前报告霍乱数据的该国监测机构数/该国监测机构数 × 100 | 各级在规定的时间或之前应收到报告 |
| （预警）调查的及时性 | 在接到报告后48小时内启动调查占所有霍乱预警的百分比 | ≥80% | 在接到报告后48小时内启动调查的霍乱预警数/疑似霍乱预警数 × 100 | |
| 报告实验室结果的及时性 | 在收到标本后4天内报告结果占标本的百分比 | ≥80% | 收到标本后4天内报告结果的标本数/收到的标本数 × 100 | |

 **临床病例处理**

霍乱治疗是有效的,应尽早开始治疗。霍乱治疗的主要方法是补液。治疗取决于疾病的严重程度和脱水程度。严重病例需要静脉补液和使用抗生素。轻型病例可用口服补液治疗。对5岁以下儿童也可补充锌。应该给临床医生提供有关对抗生素敏感性的信息,来指导病例处理以及对需要抗生素患者的治疗。霍乱病例应与其他病例隔离开,采取接触预防措施以预防传播。详尽信息可从《霍乱暴发》中获得[7],见 http://www.who.int/cholera/publications/final%20outbreak%20booklet%20260105–OMS.pdf。

 **接触者追踪和管理**

作为控制霍乱的一部分,接触者追踪不是目前推荐的策略。

**暴发情况下的监测、调查和应对**

### 暴发的定义

霍乱暴发的定义是指发生至少 1 例确诊霍乱病例,并有局部传播的证据[3]。在全年持续传播的地区,也可发生暴发。这些暴发的定义为发病持续 2 周,疑似病例在规模和速度方面有剧增,且有些病例得到实验室证实。对这种病例增加应进行调查,并采取其他暴发应对和控制措施来正确地应对。

### 暴发期间监测的变化

如果现有的霍乱监测是基于病例的,则在暴发期间转为汇总报告。在暴发情况下,并非所有的急性水样腹泻病例需要实验室确诊。

### 暴发情况下的实验室检测

霍乱的快速确诊在可能暴发的情况下非常重要。如果快速诊断试验可以获得,应将快速诊断试验阳性的标本送到参考实验室,以增加确认暴发的可能性,并作出真正的预警。如果快速诊断试验阴性,可以排除霍乱。如果参考实验室通过培养或 PCR 发现有至少 1 份标本检测阳性,则可宣布暴发,并立即在发病地区采取控制措施。一旦实验室确诊霍乱弧菌并宣布暴发,则不必对所有疑似病例进行确诊。对所有急性水样腹泻的个体应进行登记,并作为疑似霍乱病例报告。对每个暴发受累的新地区,要对疑似病例进行细菌培养或 PCR 检测,通过实验室确诊来确定暴发。

要定期对疑似病例采样和检测以监视暴发,确定抗生素敏感性,并对菌株进行连续性监视。如果正在使用快速诊断试验,应优先将阳性标本送实验室检测。如果未发现阳性标本,也可送快速诊断试验的阴性标本进行检测。采集和检测的标本量取决

于实验室能力和暴发的程度。最好每个卫生机构每周送至少 5 份疑似病例标本到实验室,做确诊和抗生素敏感性试验。最好根据快速诊断试验结果预先挑选标本。如发生大规模暴发或全国性暴发,或实验室能力有限时,应考虑指定多个能代表不同人口统计学和地理人群的霍乱治疗中心,来采集和运送标本进行检测。当流行区的疑似病例数明显下降,且至少 2 周所有急性水样腹泻病例的所有标本经快速诊断试验、细菌培养或 PCR 检测均阴性时,可认为暴发终止。需约 20 份粪便标本检测阴性才能宣布暴发终止[7],这个时候实验室可恢复对疑似病例的检测,将其作为常规监测的一部分。

值得注意的是,在一个新的地区出现首批少数几个病例,应进行细菌培养作出确诊,以侦查暴发扩散。

### 公共卫生应对

一旦有霍乱暴发的指征,应尽快采取控制措施,即使在实验室确诊前也是如此。霍乱控制措施旨在降低病死率和减少疾病传播。这些措施包括建立霍乱治疗机构和口服补液点,确保早期侦查和转运严重病例,培训卫生专业人员,使用标准的病例处理方案,加强监测的流行病学和实验室能力,确保获得足量合格的水,改善卫生条件和卫生行为[7]。良好的卫生行为包括洗手、安全制备食品、安全的葬礼、改善环境卫生和排泄物处理。

考虑使用口服霍乱疫苗,将其作为应急措施的一部分。使用疫苗应结合其他控制策略,如改善饮用水、个人卫生、环境卫生和社区动员。霍乱疫苗接种有助于预防最近的暴发扩散到新的地区[7]。应该对目前和历史的流行病学状况进行全面调查后,作出实施免疫接种的决定。要明确定目标地

区和人群,鉴于当地基础设施和其他因素,来评估组织疫苗接种运动的可行性。在建立长期的改善饮用水、个人卫生和环境卫生前,使用单剂疫苗的大规模免疫接种可提供短期保护作用,是暴发期间应急措施的首选策略,可以有助于控制暴发[2]。如果霍乱的危险性持续存在,可能需要再次接种以确保提供长期的保护作用。

**调查的特殊问题**

在暴发早期,对首批病例的现场流行病学和环境学调查对查找危险因素和暴露因素以确定传染来源是非常有用的。如果条件许可,可使用 GPS 来收集空间数据,以帮助暴发调查,也可帮助描述地理类型。如有可能,应记录居住区、水源和任何其他相关特征。

 **霍乱监测的特殊考虑**

### 紧急状况下的监测

由于在人道主义危机和复杂的突发事件情况下,霍乱暴发的危险性会增加,所以应考虑建立前瞻性霍乱监测以侦查早期暴发。如果在这种情况下风险评估显示发生霍乱的危险性增加,且当地基础设施允许的话,即使目前没有发生暴发,仍可考虑使用口服霍乱疫苗作为预防暴发的额外防范措施。

### 环境检测

由于霍乱主要是经水传播的疾病,监视特定环境水源中的霍乱弧菌可以确定传染来源和传播媒介,有助于早期发现一些地区的霍乱传播。

（周祖木 译）

 **参考文献**

引用

1. Ali M, Neslson AR, Lopez Al, Sack D. Updated global burden of cholera in endemic countries. PLoS Negl Trop Dis 9(6): e0003832; 2015. doi:10.1371/journal.pntd.0003832.

2. Global Task Force on Cholera Control (GTFCC), World Health Organization. Ending cholera: a global roadmap to 2030. Geneva: World Health Organization: 2017 (http://www.who.int/cholera/publications/global-roadmap.pdf).

3. Global Task Force on Cholera Control (GTFCC) Surveillance Working Group, World Health Organization. Interim guidance document on cholera surveillance. Geneva: World Health Organization; 2017 (http://www.who.int/cholera/task_force/GTFCC-Guidance-cholera-surveillance.pdf?ua=1).

4. Global Task Force on Cholera Control (GTFCC) Surveillance – Laboratory Working Group, World Health Organization. Interim technical note: Introduction of DNA-based identification and typing methods to public health practitioners for epidemiological investigation of cholera outbreaks. Geneva: World Health Organization; 2017 (http://www.who.int/cholera/task_force/GTFCC-Laboratory-support-public-health-surveillance.pdf).

5. Global Task Force on Cholera Control (GTFCC) Surveillance – Laboratory Working Group, World Health Organization. Interim technical note: The use of cholera rapid diagnostic tests. Geneva: World Health Organization; 2016 (http://www.who.int/cholera/task_force/Interim-guidance-cholera-RDT.pdf).

6. World Health Organization. The new emergency health kit 98: Drugs and medical supplies for 10,000 people for approximately 3 months. Geneva: World Health Organization; 1998 (http://apps.who.int/medicinedocs/en/d/Jwhozip31e/).

7. Global Task Force on Cholera Control (GTFCC), World Health Organization. Cholera outbreak: Assessing the outbreak response and improving preparedness. Geneva: World Health Organization; 2004 (http://www.who.int/cholera/publications/final%20outbreak%20booklet%20260105-OMS.pdf).

**推荐**

8. Perilla M, Ajello G, Bopp C, Elliott J, Facklam R, Knapp J et al. *Manual for the laboratory identification and antimicrobial susceptibility testing of bacterial pathogens of public health importance in the developing world. Geneva: World Health Organization; 2003* (http://www.who.int/drugresistance/publications/WHO_CDS_CSR_RMD_2003_6/en/).

9. SAGE Working Group on Oral Cholera Vaccines, World Health Organization Secretariat and the Centers for Disease Control and Prevention. *Background paper on whole-cell, killed, oral cholera vaccines. Geneva: World Health Organization; 2017* (http://www.who.int/immunization/sage/meetings/2017/april/OCV_Background_Document_SageWG_FinalVersion_EditedPS_.pdf).

10. World Health Organization. *The treatment of diarrhoea: a manual for physicians and other senior health workers, 4th revision. Geneva: World Health Organization; 2005* (http://apps.who.int/iris/handle/10665/43209).

11. World Health Organization. *Cholera vaccines: WHO position paper – August 2017. Wkly Epidemiol Rec. 2017;92(34):477–500* (http://apps.who.int/iris/bitstream/10665/258763/1/WER9234.pdf?ua=1).

# 先天性风疹综合征

 **疾病与疫苗特性**

风疹是一种急性病毒性疾病,往往累及全世界易感的儿童和青年。尽管在这些群体中该病仅引起轻微的临床疾病,但是其公共卫生的重要性在于该病毒有导致先天性风疹综合征(CRS)的潜在致畸作用。从刚妊娠前开始到妊娠的最初 8~10 周,孕妇感染风疹可引起多种胎儿畸形,发生率高达 90%,并可导致流产或死产。CRS 缺陷可影响任何器官和系统,包括眼睛、听觉、心脏、神经、肝脏和血液等系统。妊娠 18 周后,发生 CRS 的风险会降低。最常见的 CRS 缺陷是听力损害和耳聋、眼部缺陷(白内障、先天性青光眼或色素性视网膜病变)和心脏缺陷。感染的婴儿可随身体分泌物排出大量风疹病毒长达 1 年,因此可导致疾病暴发。新生儿期存活下来的婴儿会面临严重的发育障碍(如耳聋),而且发育迟缓(如自闭症)以及自身免疫性疾病(1 型糖尿病,甲状腺炎)的风险也会增加。

在妊娠期间(尤其是在妊娠 20 周后)一些感染风疹的病例中,胎儿可被感染但不出现 CRS 的症状和体征。这些婴儿属于先天性风疹感染(CRI),也会排出风疹病毒。

在引入风疹疫苗前,风疹流行导致的 CRS 发生率为 0.8~4.0/1 000 名活产婴儿[1]。风疹疫苗在降低 CRS 疾病负担方面非常有效,疫苗接种已导致欧洲、西太平洋国家和泛美卫生组织地区的一些国家消除了风疹和 CRS。然而,人群疫苗接种覆盖率不足会导致风疹病例的平均年龄转向年轻人,这可能会导致更多 CRS 病例的出现。

 **监测的理由和目标**

对 CRS 的监测补充了风疹监测(框 1)。因为病人发病经常为轻型或无症状,所以风疹监测不能发现每一个风疹病例。CRS 是风疹最严重的后果,风疹疫苗接种的主要理由是预防 CRS。因此,CRS 监测的目标与国家风疹疫苗接种目标相关联,包括监测达到并保持消除疾病的进程。CRS 监测的目标是:

➤ 记录在引入风疹疫苗前的 CRS 负担

➤ 监测引入风疹疫苗对降低 CRS 发病率的影响

➤ 及时发现并隔离受累的婴儿

➤ 通过早期提供适当的医疗服务来减轻疾病对婴儿及其家庭的影响

➤ 证实消除 CRS

CRS 监测的关键全球目标是到 2020 年为 WHO 6 个地区中的 5 个地区提供数据以支持消除风疹。

因为对这两种风疹感染表现形式的监测系统在病例定义、关注的年龄组以及发现病例的地点等方面存在实质上的差异，所以根据这些监测标准，CRS 监测与临床风疹监测应分开进行。然而，风疹和 CRS 都是风疹病毒感染的表现，而且两者在公共卫生重要性和疫苗接种的意义方面存在关联。由于 CRS 是风疹病毒感染最严重的后果，因此 CRS 监测对监视风疹疫苗接种的影响和消除风疹的进程至关重要。

 **推荐的监测类型**

**最低限度的监测**

推荐的最低限度的监测标准是基于哨点、基于病例的有实验室确诊的 CRS 监测。CRS 监测的主要目标年龄组是 12 月龄以下婴儿。所有引入风疹疫苗的国家都应该有一个能发现国内大部分疑似 CRS 婴儿的 CRS 监测系统。因为 CRS 是一系列的先天性畸形，可能由其他原因引起，所以 CRS 监测的特异性要高，因此实验室确诊至关重要（见病例定义部分）。基于未经实验室确诊的汇总报告的监视系统对于 CRS 监控是不够的。由于风疹通常引起轻型的临床疾病或无症状，因此妊娠登记可以补充 CRS 监测系统，但是还不足以确定大多数的 CRS 病例。

**强化监测**

推荐的强化监测是能进行实验室确诊的基于病例的国家监测系统（被动监测、主动监测或两者兼有）。

**病例侦查**

➤ 首选基于机构的监测，因为与 CRS 相关的出生缺陷婴儿会到二级、三级或专科医院 / 机构就诊，病例定义需要临床评估。

➤ 如果进行哨点 CRS 监测，则要制定规划，在定点哨点医院和其他机构进行监测以发现大多数疑似 CRS 婴儿。最有可能接收白内障、心脏缺陷和听力损伤婴儿的三级医院和专科医院，应该被优先列为 CRS 监测的哨点医院。随后可以扩展监测范围，设立更多站点，覆盖更多人口。

➤ 在大多数情况下，应采用被动和主动相结合的方法，来增加上述卫生机构内通过监测发现所有 CRS 病例的可能性。眼科、心脏科、耳鼻喉科和儿科的专科医师对报告和调查 CRS 病例的过程应具有一定的敏感性。

➤ 在对现场进行主动监测访视期间，对容易发现与 CRS 临床表现相符的婴儿科室（例如，新生儿病房、小儿外科病房和眼科、心脏和耳科门诊）进行医疗记录（包括入院和出院记录）的审查。

➤ 作为综合性 CRS 监测系统的一部分，对通过发热 - 皮疹监测发现的疑似麻疹 - 风疹病人或接触过确诊风疹病人的孕妇进行检测和随访。可以在地方层面使用妊娠期风疹登记表。这些登记表通常包含产妇人口学统计信息、检测结果、联系方式和妊娠结局（婴儿分娩状态和出生缺陷情况）。被确定为疑似或确诊 CRS 的婴儿应纳入 CRS 监测系统。

➤ 临床医生应立即将疑似 CRS 病例上报公共卫生机构。

有关如何建立 CRS 监测系统的详细信息，请参阅《将风疹疫苗纳入国家免疫规划：分步指南》（Introducing Rubella Vaccine Into National Immunization Programmes：A Step-by-Step Guide）[2]。

**与其他监测的联系**

具有实验室确诊的 CRS 监测可以纳入现有的出生缺陷监测，作为出生缺陷强化监测系统的一部分，或者纳入能发现先天性白内障的其他监测系统。出生缺陷强化监测可包括对现有出生缺陷监测的扩大[3]，包括 12 月龄以下和具有 CRS 关键体征（如先天性心脏缺陷）的儿童。应该对整合的麻疹风疹监测系统确定为风疹的孕妇进行随访，并通过妊娠风疹登记，监测婴儿出生情况以发现潜在的 CRS 病例。

 **病例定义和最终分类**

**病例检索的疑似病例定义**

➤ 小于 12 月龄的婴儿，并出现以下任何一项：
  » 先天性心脏病
  » 疑似听力障碍
  » 有下列一项或以上眼部体征：白内障（白瞳孔）、先天性青光眼（眼球增大）或色素性视网膜病变。

➤ 对任何 12 月龄以下婴儿，即使没有明显的 CRS 体征，但卫生工作者怀疑 CRS，包括妊娠期间有疑似或确诊的母亲风疹感染。

**最终病例分类**

CRS 病例的最终分类部分取决于确定 CRS 的 A 组或 B 组的临床特征。

A 组．白内障、先天性青光眼、色素性视网膜病变、先天性心脏病（大多数通常是外周肺动脉狭窄、动脉导管未闭或室间隔缺损）、听力障碍。

B 组．紫癜、脾肿大、小头畸形、发育迟缓、脑膜脑炎、长骨放射线透度异常、出生后 24 小时内出现的黄疸。

根据这些临床征象，可以归类于下列最终分类中的一类。

➤ 实验室确诊 CRS：疑似 CRS 病例，并具有 A 组中的至少一项征象，同时符合确诊 CRS 的实验室标准（见实验室部分）。

➤ 临床相符 CRS：疑似 CRS 病例，未能采集到合格标本，但有资质的临床医生发现至少有来自 A 组的两种并发症，也可以一种来自 A 组，另一种来自 B 组。

➤ 先天性风疹感染（CRI）：没有 A 组 CRS 的临床征象但符合 CRS 实验室标准的婴儿。

➤ 排除病例：有合格标本但不符合实验室确诊病例定义的疑似 CRS 病例，或无合格实验室标本且不符合临床相符病例定义的疑似病例。

**CRS 病例的其他定义**

➤ 传染来源

&raquo; 地方性 CRI/CRS：其母亲在妊娠期间暴露于地方性风疹传播，并得到流行病学或基因分型证据支持的确诊病例。在一个国家持续 12 个月及以上的风疹病毒传播链被定义为地方性传播。

&raquo; 输入性 CRI/CRS：其母亲在妊娠期间在国外暴露于风疹，并得到流行病学或基因分型证据支持的确诊病例。

&raquo; 不明来源的 CRI/CRS：不符合上述地方性或输入性 CRI/CRS 病例定义的确诊病例。

图 1a 和图 1b 显示如何通过酶联免疫吸附试验对疑似 CRS 病例进行分类。通过病毒检测确诊病例的指南，见本章节的标本采集部分。

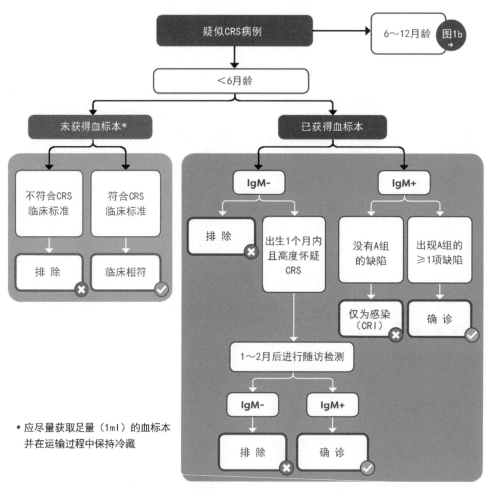

图 1a 6 月龄以下疑似 CRS 病例的监测分类

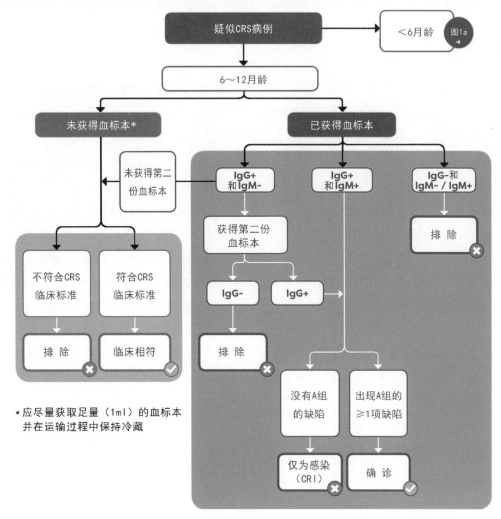

图 1b  6~12 月龄疑似 CRS 病例的监测分类

注: 对于 IgG+ 血清, 需确认疑似病例接种疫苗或罹患产后风疹的可能性较低。

## 病例调查

应在发现疑似 CRS 病例后 48 小时内进行调查。使用标准病例调查表对所有疑似病例进行调查, 包括 CRS 相关体征的临床检查, 尤其是那些可从早期干预中受益的检查。应采集所有疑似 CRS 病例的标本供实验室确诊之用。

监视疑似或确诊风疹孕妇的妊娠结局。对于能最终活产的孕妇, 要确保能对其婴儿进行随访, 并做适当的临床和实验室评估, 同时采取飞沫和接触预防措施, 以尽量减少潜在的传播。

在风疹消除后, 如发生本土获得的单例 CRS, 应开展风疹和 CRS 的强化监测, 要开展调查以确定母亲在何处暴露以及免疫力不足的原因。

### 血清标本

用于血清学检测的婴儿血清标本是用于 CRS 诊断最常用的标本。在初步调查期间应在首次接触时采集标本;采集的血清标本最好同时用于血清学检测和病毒学检测。如下所示,<1 月龄婴儿或 >6 月龄儿童可能需要额外的标本。

➤ 如果 <1 月龄婴儿且高度怀疑 CRS,但血清 IgM 阴性,则应在 1 个月后采集第 2 份标本,再次检测 IgM,因 IgM 血清学阳性结果可能延长到出生后一个月后才出现(<1 月龄会出现假阴性结果)。

➤ 如果 6~12 个月龄婴儿初次风疹病毒 IgG 血清学阳性,应在 1 个月后采集第 2 份血清标本,并与第 1 份血清标本做平行检测,来评估是否有持续的风疹 IgG 应答。

如有可能,应采集婴儿血液 1mL,但少数婴儿也可采集血液 0.5mL 或采用干血斑(dried blood spot,DBS)(≥3 个完全填满的圆圈)。

### 用于病毒检测的标本

用于病毒检测的标本也可以用于 CRS 的诊断。最理想的检测结果来自咽拭子,但也可以使用鼻拭子、尿液、血清或干血斑(在不可能运输血清的边远地区)。根据临床情况,其他标本(如脑脊液或白内障标本)也可用于病毒检测,但对这些备选标本类型还未确定病毒检测的性能特性,阴性结果也不能排除病例的可能。采集这些标本的详细信息可以从其他文献获得[4]。

### 储存和运输

**全血 / 血浆** 采用无菌普通采集管或没有加添加剂的凝胶分离管,静脉穿刺采集全血。通过离心将血清与凝血部分分离之前,全血在 4~8℃(不要冰冻全血)储存可达 24 小时或在 20~25℃下储存 6 小时。超过这个时限,必须将全血送往有分离血清设备的机构以避免溶血。

血清在运送前应保存在 4~8℃,但最好在 4~8℃保存不应超过 7 天。如果时间较长,如预期运输或检测会延迟时,血清标本必须在 –20℃或更低温度下储存,并在充分隔热的容器中用冷冻的冰袋运送到实验室进行检测。避免反复冷冻和解冻循环,因为这会对 IgM 抗体的完整性产生不利影响。应在冷冻前制备重要血清标本的等分标本。一般来说,血清标本应尽快运到实验室,不应为了收集额外的标本而延误运输。

如果不能进行静脉穿刺,或者没有冷链或经济的方法来运送血清标本,则可以将血液在滤纸上干燥(干血斑,或 DBS)。虽然可以为干血斑收集静脉血,但通常干血斑是用毛细血管的血制备的。用无菌的柳叶刀,最好是一次性使用的柳叶刀,通过刺手指或足跟采集血液。让滤纸上的血样完全晾干。用蜡纸包住每张滤纸卡片,将其放入含干燥剂包装的密封塑料袋中。在运送到实验室前,干血斑应储存在 4℃。如果标本可在 3 天内送到实验室,则运送干血斑的环境温度最高可达 42℃。

**口腔液** 可沿牙根和牙龈部位轻轻擦拭至少 1 分钟来采集足量的口腔液标本,再用海绵吸收大约 0.5mL 的龈沟液。如果日间环境温度低于 22℃,则应在 24 小时内将口腔液标本运至实验室。在较高的温度下,口腔液标本应保持在 4~8℃,直到标本用冷冻的冰袋运送到实验室。口腔液标本被视为不具有生物危害性,可以在没有特殊文件的情况下从采集地点运送到实验室。

**鼻咽拭子、鼻拭子或咽喉拭子**  口咽（咽喉）拭子是对疑似病例检测病毒和进行病毒分离所推荐的标本。鼻咽拭子可作为病毒分离和检测的理想标本，但采集较为困难。鼻咽吸出物和鼻拭子是成功用于检测风疹病毒的另一方式。采集标本时应该仅使用带塑料柄的合成纤维棉签。不要使用海藻酸钙拭子或木柄拭子，因为它们可能含有灭活病毒和/或抑制 PCR 检测的物质。

用咽喉拭子时应避开舌头，通过擦拭咽后壁来采集标本。鼻咽拭子有一个具有弹性的柄。将患者的头向后倾斜，将拭子与上颚平行插入鼻孔。拭子应接触黏膜表面。将标本放入含有 2~3mL 病毒运送培养基（VTM）或磷酸盐缓冲液（PBS）的无菌管中。重要的是要防止拭子变干。喉拭子和鼻咽拭子可在 2~8℃冷藏 48 小时，并采用冰/冷冻的冰袋运送标本。如果不能在这段时间内安排运输，最好将标本在 -70℃冷冻保存。在 -70℃冷冻后，标本可用干冰运输。避免反复冻融。如果不能在 -70℃下储存，则要在 -20℃储存标本；虽然病毒活性会丧失，但病毒 RNA 的完整性仍可保持，并可通过 RT-PCR 来检出。

**尿液**  尿液采集后放在合适的无菌、防漏的容器中。在尿液标本被离心之前，应在 4~8℃储存。在离心前不要冷冻初始尿液标本。整个尿液标本可在 4℃的密封容器中运输，但建议在尿液采集后 24 小时内离心。将尿液以 500×g（约 1 500 转/min）离心 5~10 分钟，最好在 4℃并去除上清液。在沉淀物中加入无菌的病毒运送培养基、组织培养基或磷酸盐缓冲液，使最终体积达到 2mL。如果看不到颗粒，则移除其他液体，只留下离心管底部的 1mL 液体，并将其与等量的病毒运送培养基混合。将处理后的尿液标本储存在 4℃，并在 48 小时内运送。此外，尿液标本可以在病毒运送培养基中 -70℃冷冻，然后用干冰运输。如果标本不能在 -70℃储存，可以在 -20℃储存；虽然病毒活性会丧失，但仍会保存病毒 RNA 的完整性，并可通过 RT-PCR 来检出。

无论采集哪类标本，所有标本应在采集后 5 天内到达实验室，但上述的口腔液标本除外。

 **实验室检测**

符合下列标准之一可以对婴儿先天性风疹感染或综合征做出实验室确诊：

➤ 对 6 月龄以下婴儿，检出风疹 IgM 抗体

➤ 对 6~12 月龄婴儿，检出风疹 IgM 和 IgG 抗体，或在没有接种风疹疫苗或暴露于野生型风疹情况下，两次测定（至少间隔 1 个月）有持续存在的风疹 IgG 抗体水平。

➤ 任何小于 12 月龄的婴儿，在适当的临床标本（咽喉拭子、鼻咽或鼻拭子、血液、尿液或脑脊液标本）中，通过病毒培养或 PCR 检测到风疹病毒。

尽管 IgM 抗体可持续长达 1 年，但大约 50% 的 CRS 病例在 6 月龄时为 IgM 阴性，这取决于检测的灵敏度。因为在一些出生不久就检测的婴儿检测不到 IgM，所以对疑似 CRS 的 IgM 阴性婴儿应该在 1 月龄时或此后不久进行重新检测。

如果 IgM 结果为阴性，则 6 月龄以上婴儿的 CRS 实验室确诊不应仅依赖于 IgM 检测。如前所述，在这种情况下应至少在 1 个月之后进行连续的 IgG 检测，来了解数月的 IgG 抗体持续水平。

### 基因型检测

基因分型在 CRS 中的作用与在风疹监测中的作用相似,可提供病毒来源的潜在信息。在疾病消除后的环境中,应对每个 12 月龄以下的 CRS 病例进行基因型检测。在地方病流行的环境中,对每个风疹传播链应进行至少一次的基因型检测。

### 实验室网络

世界卫生组织协调全球麻疹和风疹实验室网络(GMRLN)的工作。区域和全球参考实验室可以向那些无法在本国实验室开展检测的国家提供专门的检测,如利用分子生物学技术进行病毒分离。确保标本在世界卫生组织认可的或专业的实验室进行检测,或在 GMRLN 国家实验室提供质量保证的实验室进行检测。如果还不能进行检测,则可以使用已制订认可的质量保证规划的实验室,如经 ISO 15189 或 ISO 17025 认证或美国临床实验室改进修正法案(CLIA)认证的实验室。

 ## 数据收集、报告和使用

**推荐的数据元素**

➤ 人口统计学信息

&raquo; 儿童

- 姓名(如果涉及隐私,可以省略姓名,只用唯一的身份识别码)

- 唯一的病例识别码

- 住址(省,市,区)

- 年龄 / 出生日期

- 性别

- 发现病例时的年龄

- 种族和 / 或民族(如果适合于国情)

- 出生国

&raquo; 母亲

- 姓名(如果涉及隐私,可以省略姓名,只用唯一的身份识别码)

- 患儿出生时的年龄

- 出生国(用于帮助确定母亲风疹免疫接种状况)

➤ 报告信息

&raquo; 报告地点(如县、区卫生机构的名称)

&raquo; 报告日期

&raquo; 病例调查日期

➤ 临床信息

&raquo; 医护人员是否怀疑 CRS?

&raquo; 症状和体征

- 白内障(单侧、双侧)

- 听力障碍

- 发育迟缓

- 先天性心脏缺陷(请具体列出哪种缺陷)

- 先天性青光眼

- 色素性视网膜病变

- 紫癜

- 长骨放射线透度异常

- 肝脾肿大

- 脑膜脑炎

- 小头畸形

- 出生后 24 小时内出现黄疸

- 其他

&raquo; 结局(患者存活、死亡、不详)

- 死亡日期

➤ 实验室方法和结果(应用于婴儿)

» 采集的标本类型

» 采样日期

» 送到实验室的日期

» 实验室收样日期

» 每种标本类型的血清学和 / 或病毒检测
结果

» 基因型

» 后续标本的采集 # 1：类型、日期、结果

» 后续标本的采集 # 2：类型、日期、结果

➤ 母亲病史

» 妊娠（妊娠次数）

» 产次（达到可存活胎龄的妊娠分娩数）

» 妊娠期间有无风疹样病史？

 • 如果有，妊娠的月数（或周数）

 • 风疹是在发病时是否由医疗机构人
 员诊断？

  – 如果是，是否由实验室确诊？

 • 是否作为妊娠追踪登记的一部分？

» 母亲在妊娠期间有无与风疹确诊患者直接
接触？如果有的话，是在妊娠的哪个月？

» 母亲的疫苗接种史

 • 含风疹疫苗的接种次数

 • 接种日期

➤ 地点和暴露史

» 如果暴露地点不详，则母亲在妊娠期间
是否到国外旅行？（如果是，请列出去
旅行的国家和妊娠月份）

➤ 分类

» 最终病例分类（实验室确诊的 CRS、临
床相符的 CRS、CRI、排除病例）

» 传染来源（输入，本土，不详）

**报告的要求和建议**

CRS 病例应与临床风疹病例分开报告。临床

医师应将病例报告表或一套核心信息发送给当地
流行病学家或公共卫生人员。病例调查结束后，应
将基于病例的资料从地方层面传送到监测系统的
更高行政层面，包括国家层面 / 卫生部。世界卫生
组织各成员国每年应采用联合报告表（JRF）来报
告 CRS。《国际卫生条例》（2005）目前还没有要求
报告 CRS。

**推荐的数据分析**

➤ 按最终病例分类、月 / 年和地理区域（省、
行政区等）统计最终病例数；根据感染来
源（地方流行性、输入性 / 输入相关、不详）
的确诊病例数

➤ CRS 年发病率（每 1 000 个活产儿中的
CRS 病例数）

➤ 临床特征（出生缺陷类型）与 CRS 病例
结局

➤ 母亲病史特征，包括年龄组、种族 / 民族、
出生国、暴露地点、疫苗接种状况、孕次 /
产次

➤ 妊娠期母亲有风疹样病史的 CRS 病例数
（包括疾病期间的妊娠月数或周数、是否为
临床相符或实验室确诊，以及她是否被列
入妊娠登记表）

➤ 与风疹暴发有关或聚集的病例的比例

➤ 每年确诊 CRS 病例的标点地图

➤ 诊断时 CRS 病例的年龄（<1 月龄，1~5 月
龄，6~11 月龄）

➤ 随访标本中已确认病毒清除的婴儿数

CRS 监测数据应与风疹监测数据进行三角测
算。例如，在育龄妇女中发生风疹暴发后，同一地
区的 CRS 病例可能在随后几个月（通常在 6~8 个
月后）有所增加。

**将数据用于决策**

- 在卫生保健机构隔离 CRS 婴儿以防止风疹的进一步传播。
- 在引入风疹疫苗之前,记录 CRS 疾病负担。
- 监测风疹疫苗接种对降低 CRS 发病率的影响。
- 了解 CRS 的流行病学及其在人群中的疾病负担,以指导风疹免疫策略的制定,包括需要填补青少年和年轻人的免疫空白。
- 确定 CRS 的危险因素,例如可能有从尚未引入或最近才引入风疹疫苗的国家迁移过来的母亲。
- 结合风疹监测数据,帮助证明达到或维持风疹消除目标的状态。

## 监测绩效指标

应每年对 CRS 监测系统进行评价,以评估监测点 CRS 报告的完整性。这应该包括审查医院记录以确定任何漏报的病例。可对报告的 CRS 病例列表与所有符合疑似 CRS 病例定义的病例列表进行比较,来确定漏报的病例。表 1 中的指标至少每年审查一次。从 CRS 监测系统评价中收集的数据应包含在麻疹 / 风疹 /CRS 的国家认证委员会(NVC)报告中。

**表 1　CRS 的监测绩效指标**

| 监测属性 | 指标 | 目标 | 计算方法(分子 / 分母) | 评论 |
| --- | --- | --- | --- | --- |
| 报告及时性 | 即使没有病例,指定的机构按时向国家层面报告的百分比 | ≥80% | 在截止日期前向国家报告的指定报告机构数 / 国家指定报告机构的数量 ×100 | 各级应在规定日期当天或之前收到报告 |
| 报告完整性 | 即使没有病例,指定的机构每年提交 12 份月报的百分比 | ≥80% | 上一年上报 12 份报告的国家指定机构数 / 国家指定报告机构数 ×100 | |
| 调查充分性 | 在接到报告后 48 小时内开始充分调查所有疑似 CRS 病例的百分比 | ≥80% | 在接到报告后 48 小时内开始充分调查的疑似 CRS 病例数 / 所有疑似 CRS 病例数 × 100 | CRS 病例的充分调查包括收集以下所有数据元素:姓名和 / 或唯一标识码、住址、出生日期、性别、报告日期、调查日期、采样日期、母亲皮疹史、母亲旅行史、母亲接种史、母亲年龄,听力障碍、白内障和先天性心脏缺陷的临床检查以及调查时的临床结局(存活 / 死胎) |
| 敏感性 | 全国疑似 CRS 病例年发病率 | ≥1/10 000 活产 | 疑似 CRS 病例数 / 活产数 × 10 000 | |

续表

| 监测属性 | 指标 | 目标 | 计算方法（分子/分母） | 评论 |
|---|---|---|---|---|
| 标本采集和检测的合格性 | 在检测风疹感染的专业实验室，有足量血液标本的疑似病例所占的百分比 | ≥80% | 在专业实验室检测的有足量标本的疑似病例数/疑似病例数×100 | 注1：足量标本是指经静脉穿刺抽取的放在无菌试管中的至少0.5mL血样。<br>注2：专业实验室是指经WHO认证的或已制订认可的质量保证规划的实验室，如国际标准组织（ISO）或临床实验室改进修正法案（CLIA）认证的实验室 |
| 用于病毒检测的标本合适性 | 确诊病例中用于病毒检测/分离的合适标本的百分比 | ≥80% | 在专业实验室有合适标本用于病毒检测的确诊病例数/确诊病例总数×100 | 合适的标本是咽喉拭子、鼻咽拭子或抽吸物、鼻拭子、血清、尿液或基于症状的临床标本（如白内障、脑脊液标本）。通常的标本是咽喉拭子 |
| 监测病毒排出的终止 | 显示不再排出病毒的确诊CRS病例的百分比 | ≥80% | 病毒检测至少2次阴性，且标本采集间隔至少1个月的≤12月龄的确诊CRS病例数/≤12月龄的确诊CRS病例数 | |
| 病例发现的及时性 | 出生后3个月内发现CRS和CRI病例的百分比 | ≥80% | 出生后3个月内发现的CRS和CRI确诊病例数/确诊的CRS和CRI病例数×100 | 分子和分母应包括通过主动病例检索发现的个体病例 |
| 标本运送的及时性 | 标本采集后5天内实验室收到标本（血清学或病毒学）的百分比 | ≥80% | 标本采集后5天内实验室收到的标本数/采集的标本数×100 | 该指标仅适用于公共实验室 |
| 实验室结果报告的及时性 | 接收标本后4天内实验室报告血清学检测结果的百分比 | ≥80% | 接收标本后4天内报告的血清学检测数/实验室收到的标本数×100 | 该指标仅适用于公共实验室 |

 ## 临床病例处理

除了相关先天性畸形的临床治疗外，目前尚无治疗CRS的方法。患有CRS和CRI的婴儿可长期排出风疹病毒（60%在出生后4个月内排出病毒），因此应采取适当的感染控制措施。在卫生保健机构中，应对发现的每个CRS和CRI病例，采取接触预防措施。婴儿应被视为具有传染性，直到双份临床标本（间隔1个月）风疹病毒检测/分离呈阴性。孕妇不应接触CRS或CRI婴儿；如果孕妇接触了风疹,应该对其进行风疹检测。在不能对确诊的 CRS 和 CRI 病例进行后续检测的地区,必须强调确保密切接触者和医护人员接种风疹疫苗。

注意:公共卫生部门应该对确诊的 CRS 或 CRI 婴儿进行随访,直到双份临床标本(间隔 1 个月)风疹病毒的检测/分离均阴性。

 ## 接触者追踪和管理

建议对患有 CRS 或 CRI 婴儿的母亲进行接触者追踪,以确定母亲体内风疹病毒的来源。CRS 或 CRI 婴儿可长期排出风疹病毒(60% 发生在出生后 4 个月内),应采取适当的感染控制措施。尤其重要的是,没有风疹免疫力的孕妇不应接触 CRS 或 CRI 婴儿。为防止风疹病毒的进一步感染和传播,应确保 CRS 病例的接触者(包括卫生工作者和家庭成员)有保护性免疫。接触婴儿的人员可通过接种疫苗或自然感染(有免疫的血清学证据)产生对风疹的免疫力。对无免疫力证明的非妊娠人员应接种疫苗。孕妇接触者应按照风疹监测章节中介绍的内容进行检测。

 ## 暴发情况下的监测、调查和应对

在风疹感染暴发后 6~8 个月通常发生 CRS 病例的增加。发现 CRS 病例增加可能是风疹病毒在人群中广泛传播的信号,提示可能过去或现在出现了风疹暴发。

在风疹暴发期间,应在妇产医院、儿童医院、新生儿重症监护室以及治疗心脏、听力或眼睛缺陷婴儿的专家中建立或加强 CRS 监测。如果还没有建立监测哨点,应将暴发地区所在的医院设为哨点。如果建立了 CRS 被动监测系统,则应在暴发地区的机构中通过主动搜寻病例予以加强,这有助于识别那些排出活风疹病毒从而延长暴发时间的 CRS 或 CRI 患儿。CRS 监测应在发现最后一例风疹病例后持续至少 9 个月。

在风疹暴发期间,如果尚未建立妊娠登记制度,则应建立该制度,并登记感染者和暴露者的所有妊娠结果。妊娠结果包括流产、胎儿死亡、CRS 病例、CRI 婴儿和未受影响的婴儿。

## CRS 监测的特殊考虑

### 回顾性审查医疗记录

每年应通过回顾性医疗记录审查来监测 CRS 监测系统的敏感性。对于无法建立或维持 CRS 监测的国家,可进行回顾性记录审查以确定 CRS 病例。医疗记录审查本身不应被视为监测,但可以提供疾病负担估计计数,或为测量引入疫苗对国家的影响提供基线数据。医疗记录审查也可用于已消除 CRS 的特殊地区(如人口较少的国家)。然而,这种方法的局限性是回顾性确认的病例通常缺乏实验室确认,因此缺乏明确的诊断。有关详情可从《将风疹疫苗纳入国家免疫规划：分步指南》中找到[2]。

### 育龄妇女的血清学调查

在调查现场对育龄妇女风疹 IgG 抗体水平的血清学评估有助于评价人群对风疹的免疫力和新生儿对 CRS 的预防作用。可以通过疫苗接种和自然感染获得风疹 IgG 抗体，因此血清学调查并非仅仅是疫苗接种覆盖率的反映。血清学调查不能代替 CRS 监测，但是可以提供补充的信息。

（陈　浩　译）

参考文献

**引用**

1. *World Health Organization. Rubella vaccines: WHO position paper. Wkly Epidemol Rec. 2011;86(29):301–16* (http://www.who.int/wer/2011/wer8629.pdf?ua=1).

2. *World Health Organization. Introducing rubella vaccine into national immunization programmes: a step-by-step guide. Geneva: World Health Organization; 2015 (*http://www.who.int/immunization/documents/who_ivb_15.07/en/*).*

3. *World Health Organization, Centers for Disease Control and Prevention & International Clearinghouse for Birth Defects Surveillance and Research (ICBDSR). Birth defects surveillance: a manual for programme managers. Geneva: World Health Organization; 2014 (*http://www.who.int/nutrition/publications/birthdefects_manual/en/*).*

4. *World Health Organization. Manual for the laboratory-based surveillance of measles, rubella, and congenital rubella syndrome, 3rd edition. Geneva: World Health Organization; 2018 (*http://www.who.int/immunization/monitoring_surveillance/burden/laboratory/manual/en/*)*

**推荐**

5. *Centers for Disease Control and Prevention. Control and prevention of rubella: evaluation and management of suspected outbreaks, rubella in pregnant women, and surveillance for congenital rubella syndrome. MMWR Morb Mortal Wkly Rep. 2001;50(RR12):1–23 (*https://www.cdc.gov/mmwr/preview/mmwrhtml/rr5012a1.htm*).*

6. *World Health Organization. Framework for verifying elimination of measles and rubella. Wkly Epidemiol Rec.2013;88(9): 89-99 (*http://www.who.int/wer/2013/wer8809.pdf*).*

7. *World Health Organization. Roadmap to elimination standard measles and rubella surveillance. Wkly Epidemiol Rec. 2017;92(9-10): 97–105 (*http://apps.who.int/iris/bitstream/10665/254652/1/WER9209-10.pdf?ua=1*).*

# 白　喉

 疾病与疫苗特性

白喉是由白喉棒状杆菌引起的疾病,主要由产毒性白喉棒状杆菌引起,偶尔由产毒性溃疡棒状杆菌和假结核棒状杆菌引起。白喉最常见的类型是传统的呼吸道白喉,产生的外毒素可导致上呼吸道特征性假膜的形成,并损害其他器官,通常为心肌和周围神经(框1)。急性呼吸道梗阻、急性全身中毒、心肌炎和神经系统并发症是死亡的常见原因。感染也可累及皮肤,引起皮肤白喉。感染偶可累及其他非呼吸道部位的黏膜,如生殖器和眼结膜。

白喉棒状杆菌通过密切的呼吸道和直接接触在人与人之间传播,而溃疡棒状杆菌和假结核棒状杆菌则是人畜共患病,不会在人与人之间传播。白喉棒状杆菌的潜伏期是2~5天(1~10天)。只要有毒力的病原体存在于呼吸道,感染者就有传染性,如果不使用抗生素,传染期通常可持续2周,很少超过6周。极少数病例会成为慢性携带者,排菌时间可达6周或以上。皮肤白喉一般呈慢性,其传染性会持续较长时间。经抗生素有效治疗(青霉素或红霉素)后1~2天可以迅速终止排菌。

据报告,在暴发期间白喉病死率可高达10%,如不使用白喉抗毒素(DAT),则病死率更高[1]。在过去十年,全球每年报告4 000~8 000例白喉病例[2]。由于漏报、非呼吸道白喉病例以及其他产毒菌感染导致的病例被排除等因素,向WHO报告的全球白喉病例数可能比真实的疾病负担低。

白喉类毒素是预防白喉的疫苗,婴儿接种的基础免疫程序为3剂,随后再加强接种3剂,并有适当的时间间隔,以确保长期的保护[3]。

## 框1　产毒性棒状杆菌引起的呼吸系统疾病监测要点

本章节重点介绍传统的呼吸道白喉的监测标准。因为临床上绝大多数白喉病例为呼吸道白喉,这种白喉是临床上最严重的白喉感染类型,更容易被监测系统发现[4]。这些监测标准重点是针对产毒性棒状杆菌,因为非产毒性棒状杆菌引起的疾病不太严重,而且不是疫苗可预防的疾病,而白喉毒素是所有白喉疫苗组分的抗原。

皮肤白喉和其他黏膜白喉在临床上也非常重要,也会引起传播,尤其是在热带和欠发达地区。然而,非呼吸道白喉不太常见,约占所有白喉病例的2%。发现这些病例需采用非特异性病例定义来筛查许多病人。

通常在接触者追踪调查过程中可发现无症状感染病例和轻型呼吸道疾病病例。此外,如果有些国家已有高质量的呼吸道白喉监测系统,可决定扩大白喉监测,包括其他部位(皮肤、黏膜)白喉的监测。

**监测的理由和目标**

白喉监测的目标包括：

➤ 监视白喉疾病负担和确定流行特征

➤ 发现并调查暴发，预防其他病例的出现

➤ 确定国家合适的疫苗政策，如是否需要加强接种或改变疫苗组分。

 **推荐的监测类型**

白喉监测应是全国性的和基于机构的。因为白喉已是相对罕见的疾病，所以白喉监测应该是基于病例的。所有卫生保健人员发现白喉病例后，要进行报告。在理想情况下，对所有白喉疑似病例应进行实验室检测以便确诊。在大规模暴发情况下，对所有疑似病例进行实验室检测对后勤是一大挑战，因此可能无法开展基于病例的监测。

 **病例定义和最终分类**

**病例检索的疑似病例定义**

对于病例搜索，白喉疑似病例的定义是指出现上呼吸道感染疾病，并有下列表现：

➤ 咽炎、鼻咽炎、扁桃体炎或喉炎；和

➤ 在咽、扁桃体、喉和/或鼻腔黏附着假膜。白喉假膜是一层浅灰色、较厚、黏附牢固且融合不规则的炎性渗出物。强行剥离假膜容易导致大出血。

一些国家可决定扩展白喉疑似病例定义以包括如下情况：

➤ 没有假膜的轻症病例

➤ 有白喉地方性流行国家或白喉暴发国家的旅行史，且出现不愈合的溃疡病例

**最终病例分类**

➤ 实验室确诊病例　白喉实验室确诊病例是指经细菌培养分离到白喉棒状杆菌且毒力试验阳性，而不管有无症状。在任何情况下，均必须采用表型 Elek 试验检测来确证细菌产毒性。可用聚合酶链反应（PCR）来辅助检测，并在审查病例的流行病学和临床表现后，将其作为实验室确诊的依据。根据国家实施监测的类型情况，实验室确诊病例可进一步细分为下列三个亚类：

» 实验室确诊的传统呼吸道白喉病例，符合疑似病例定义，且满足上述实验室确诊要求。

» 实验室确诊的轻型呼吸道白喉或无症状白喉病例，有一些呼吸道症状，如咽炎、扁桃体炎，但无假膜或没有症状（通常通过接触者追踪发现）。

» 非呼吸道白喉实验室确诊病例，有皮肤病变或非呼吸道黏膜（如眼睛、耳朵或

生殖器）感染，并通过细菌培养从这些部位分离到白喉棒状杆菌且产毒试验阳性。

➤ 流行病学关联病例　流行病学关联病例是指符合疑似病例定义，且与实验室确诊病例有流行病学关联。在这种情况下，病例在发病前 14 天内，与实验室确诊病例有近距离呼吸道接触或身体的直接接触。

➤ 临床相符病例　这类病例是指符合疑似病例定义，但缺乏实验室确认试验结果和与实验室确诊病例无流行病学关联的证据。

➤ 排除病例　疑似病例符合下列标准之一作为排除病例：

» 检出白喉棒状杆菌，但 Elek 试验阴性（非产毒性棒状杆菌）；

或

» PCR 检测白喉毒力（tox）基因阴性。

➤ 无症状感染或轻型病例分类　在暴发调查期间，有时需调查家庭接触者，这些人中可能会分离出白喉棒状杆菌且有产毒性的证据，但因为他们没有症状或仅有轻微症状，并不符合白喉疑似病例定义。这些病例仍应作为实验室确诊病例来报告，因为他们的治疗和公共卫生应对措施与其他实验室确诊病例是一样的。

最终病例分类过程概要参见图 1。

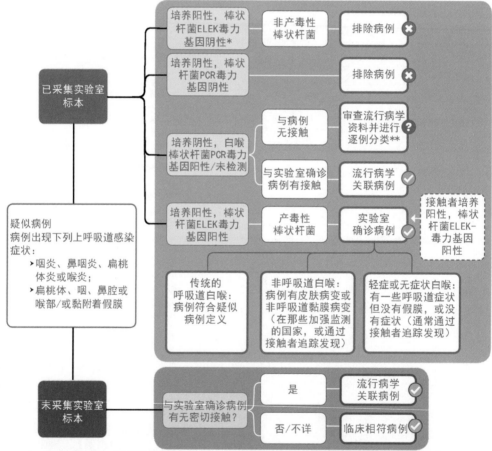

\* 如果病例的Elek试验阴性但PCR阳性，也认为是白喉棒状杆菌非产毒菌株，应作为排除病例
\*\* 对这些病例需要进行评估，因治疗前抗生素使用情况、标本处理不当、标本运送时间等因素都可导致错误的培养假阴性结果。

图 1　最终病例分类

## 🔍 病例调查

医务人员发现白喉疑似病例后,应在 24 小时内报告给公共卫生机构,以便为病例的白喉抗毒素(DAT)治疗做出安排。无论病例的免疫史如何,公共卫生机构应该在接到病例报告后 48 小时内开展个案调查。

对于基于病例的监测,应对每个病例及其密切接触者填写个案调查表。对所有白喉疑似病例应进行隔离,并在应用抗生素治疗前采集 2 份标本(1 份鼻拭子和 1 份咽拭子,在假膜边缘周围采集)。应对病例及时进行治疗,而不要等待实验室结果(图 2)。

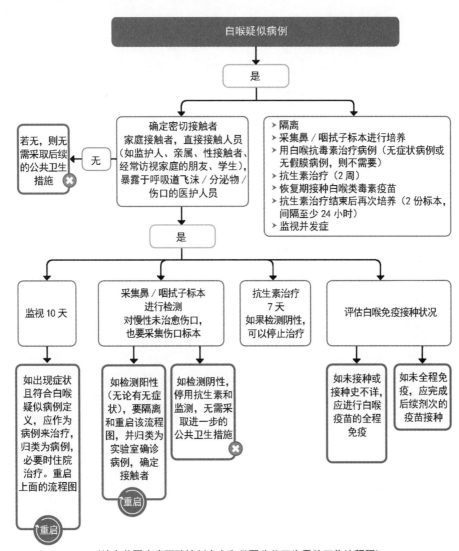

(摘自美国疾病预防控制中心和英国公共卫生署的工作流程图)

图 2　病例处理和接触者追踪

## 标本采集

在首次调查病例期间，对每个疑似病例应采集 2 份标本，咽拭子和鼻拭子标本各 1 份。对于咽拭子标本，可用棉签采集。应在直接可视化条件下采集标本，最好在假膜边缘或直接在假膜下采集。对于鼻拭子标本，则应采用棉签从鼻孔进行采集。

最好应在使用抗生素前采集标本。然而，即使已开始使用抗生素，也要采集标本。为了确保在使用抗生素前采集到更多的病例标本，应该给临床医生提供足够的采样材料，并对他们进行有关标本采集的培训。要确保标本储存和运输的方法得当，以免当公共卫生工作人员去现场采集标本时可能发生的标本运送延迟。

每份拭子标本应附有恰当的唯一标识码和标本来源。将标本放入合适的运送培养基（Amies 运送培养基或 Stuart 培养基）中，或者将干燥的拭子放入硅胶袋中。将这些标本置 2~8℃ 及时送到实验室。如有可能，也应采集假膜并将其放入生理盐水（不是甲醛）中。由于延迟送检可能会降低细菌检出率，所以在理想情况下，所有标本应在采集后 24 小时内送往实验室，并在采集后 2 天内送达实验室。对从伤口采集的标本应进行处理，处理方法与鼻拭子和咽拭子相同。

## 实验室检测

白喉的确诊需从标本培养出细菌，并通过免疫沉淀反应（改良 Elek 试验）证明其产毒性。

➤ 先用血液亚碲酸盐培养基进行初次培养，再用胱氨酸酶培养基（Tinsdale）进行选择性培养，来检测临床标本。采用筛选和生化试验来识别病原菌。白喉的确诊试验是基于毒素表型检测（Elek 试验）。

➤ 棒状杆菌的确诊不应采用传统方法，如革兰氏染色、Albert 染色、奈瑟染色、吕氏染色等方法，对可疑病灶的标本直接进行显微镜涂片检测。

➤ 如果标本采集前患者已使用抗生素治疗、标本质量低、由于运输延误而导致检验延迟等因素，则标本检测结果可能会阴性。在进行最终诊断分类时应考虑到这一点。

➤ 可以采用微生物学检测，如采用 API Coryne 棒状杆菌及有关种类的鉴定系统或 VITEK 细菌自动生化分析仪等，对病原菌菌种做进一步鉴定。鉴定白喉棒状杆菌的基本生化试验原理是：过氧化氢酶试验（+）；硝酸盐还原试验（+）；分解葡萄糖、麦芽糖和糖原 / 淀粉产酸；水解尿素（脲酶 –）。

➤ PCR 可以直接对拭子标本进行检测，以确定是否存在白喉毒力基因（tox）的 A 和 B 亚单位。然而，在有些情况下，有 tox 也并不能确定会产毒。因此，如有分离物，PCR 阳性结果还应通过 Elek 试验做进一步确认。PCR 只在一些参比实验室使用，不应替代细菌培养，因为细菌培养才是主要的诊断金标准。然而，有时（如抗生素使用后采集标本,标本质量差、运送和检测延迟等)分离培养阴性而 PCR 可以阳性。评估这些情况后最终确定病例的分类(见图 1)。

➤ 英国公共卫生署是 WHO 的合作中心,可以对各地区进行白喉确诊和毒力试验。

➤ 对可疑菌落进行抗生素敏感试验,作为辅助试验可对制定病例和接触者抗生素治疗计划提供依据。

## 数据收集、报告和使用

应注意,对于病例和接触者的信息应分别记录。接触者不应作为病例统计,除非已被实验室确诊或出现了与白喉相符的症状。

**推荐的数据元素**

➤ 人口学信息

　　» 姓名(如果涉及隐私,可以省略姓名,只需唯一的身份识别码)

　　» 唯一病例识别码

　　» 出生日期(如果出生日期不详,可以用年龄)

　　» 性别

　　» 住址(省,市,区)

➤ 报告信息

　　» 向公共卫生机构报告的日期

　　» 调查日期

➤ 临床表现

　　» 发病日期(出现咽喉疼痛的第 1 天)

　　» 症状和体征

　　　● 咽炎

　　　● 鼻咽炎

　　　● 扁桃体炎

　　　● 喉炎

　　　● 黏附的假膜情况。如有,则描述假膜部位(喉、鼻、扁桃体等)

　　　● 发热

　　　● 全身症状(心脏、脑部等)

　　　● 皮肤损害

　　　● 其他非呼吸道病变。如有,在哪个部位?

　　» 住院情况

　　　● 住院日期

　　» 病例转归(患者存活、死亡、不详)

　　　● 死亡日期

　　» 治疗类型

　　　● 抗生素

　　　　– 类型、未使用或不详

　　　　– 首次使用日期

　　　● 抗毒素

　　　　– 有、无、不详

　　　　– 抗毒素使用日期

➤ 实验室方法和结果

　　» 有无采集标本?

　　» 标本采集日期

　　» 是否在抗生素使用前采集标本?

　　» 采集的标本类型:鼻、喉、伤口、假膜或其他(具体说明)

　　» 实验室收到标本的日期

　　» 培养

　　　● 阳性

　　　　– 白喉棒状杆菌

    – 溃疡棒状杆菌

    – 假结核棒状杆菌

   ● 阴性

    – 不详 / 不确定

  » Elek 试验：阳性、阴性、未检测、不详 / 不确定

  » PCR：阳性、阴性、未检测、不详 / 不确定（如可用 PCR 检测白喉棒状杆菌或 tox 毒力，则可以鉴别）

   ● 标本未处理（如已获得）

➤ 免疫接种史

  » 发病前接种含白喉组分疫苗的剂次数（如果无法查到接种记录，可以通过回忆获取信息）。

  » 接种疫苗的类型［DT、DT（a）P、Td、Tdap、DTap 或其他联合疫苗］及各剂次的接种日期

➤ 流行病学资料

  » 是否与白喉实验室确诊病例接触？（如是，记录确诊病例身份标识码）

  » 发病前 1 周有无与旅行者密切接触？（如有，这些旅行者在哪里旅行？）

  » 动物接触史；未经巴氏消毒的乳制品饮用情况

  » 发病后 10 天内的旅行情况

➤ 病例分类

  » 最终病例分类：实验室确诊病例、流行病学关联病例和临床相符病例、排除病例。

  » 亚类：传统呼吸道白喉、轻型 / 无症状白喉、皮肤白喉。

**报告要求和建议**

各级指定的报告机构应定期（每周或每月）报告白喉疑似病例、实验室确诊病例、流行病学关联病例和临床相符病例，即使没有病例，也要报告"零病例"。国际卫生条例（IHR）不要求报告白喉病例。应每年通过联合报告表（JRF）报告白喉病例。

**推荐的数据分析**

白喉病例总数包括实验室确诊病例、流行病学关联病例和临床相符病例。

➤ 按月、年和地区的最终分类病例数

➤ 按月、年和地区的发病率

➤ 按性别和年龄组的病例数（建议的年龄分组：<1 岁、1~4 岁、5~9 岁、10~14 岁、15~19 岁、20~29 岁、30~39 岁、40~49 岁、50~64 岁、≥65 岁）

  » 其他分析可通过出生年份来观察不同时间队列的发病情况。

  » 在某些地区，因病例数太少，无法进行有意义的分析，则可将多年的病例汇总后进行评价，以了解流行病学的特征。

➤ 按年和月的年龄别发病率和次级行政区划的发病率

➤ 按免疫剂次数、实验室结果、治疗类型分类的病例数。如果可能的话，免疫状况可按剂次数分类，因为不同国家实施的免疫程序不同，所以不能仅比较所规定的全程免疫和未全程免疫。

➤ 最后 1 剂白喉疫苗的接种日期

➤ 病死率

➤ 病例中接种 DAT 的百分比

➤ 病例中各种棒状杆菌类型的百分比

➤ 病例中不同类型白喉病例的百分比（传统呼吸道白喉、轻型 / 无症状白喉、皮肤白喉）

**将数据用于决策**

➤ 通过病例数的描述（如分年龄或次级行政区划）来指导免疫政策和策略的调整，为控制措施提供信息。

➤ 监视病死率，如果病死率高，要确定原因（如病例处理不当，缺乏抗生素／抗毒素，病人未及时就诊等），以便采取控制措施。

➤ 确定年龄别发病率、白喉病例发生的地区和季节，以了解高危人群和高发季节。

➤ 监视与免疫状况相关的发病率，以评估控制措施效果，确定免疫失败，收集证据以便调整免疫政策和策略，包括是否需要加强接种以及接种时间。

➤ 发现暴发并采取控制措施，包括控制暴发是否需要应急接种以及补种对象的年龄范围。

➤ 开展暴发调查，以了解流行病学特征，确定暴发原因（如接种失败、疫苗失效、易感者累积、免疫力下降、新的白喉产毒株等），以及为病例提供正确的治疗。

➤ 病例的实验室确诊比例要高（>80%）；如果比例达不到，则需加强实验室标本采集和检测。

有关白喉病例的监测数据应与免疫接种覆盖率数据结合使用，还可以利用不同地区的血清学调查资料，来评估规划绩效较差的地区。

 **监测绩效指标**

应该对监测进行评价，每年至少 1 次，以确保国家能正确地达到监测目标。推荐的监测绩效指标见表 1。

**表 1　推荐的白喉监测绩效指标**

| 监测属性 | 指标 | 目标 | 计算方法（分子／分母） | 评论 |
|---|---|---|---|---|
| 报告完整性 | 定点机构报告白喉数据的百分比（即使无病例，也要"零报告"） | ≥80% | 收到机构报告的总数／应报告机构的总数 ×100（在某时间段内） | |
| 报告及时性 | 及时将数据报告给国家监测机构的百分比（包括无病例的地方） | ≥80% | 及时报告的国家监测机构数／国家监测机构数 ×100 | 各级应在规定日期或之前收到报告 |
| 调查充分性 | 白喉疑似病例报告后开展充分个案调查的百分比 | ≥80% | 开展充分个案调查的白喉疑似病例数／报告的所有白喉疑似病例数 ×100 | 注 1：充分个案调查包括完成个案调查表、采集 1 份鼻拭子和 1 份咽拭子标本，列出密切接触者一览表。注 2：对任何病例，如没有达到上述要求，则认为调查不充分 |
| 调查及时性 | 所有白喉疑似病例在报告后 48 小时内开展调查的百分比 | ≥80% | 报告后 48 小时内开展调查的白喉疑似病例数／白喉疑似病例数 ×100 | |

| 监测属性 | 指标 | 目标 | 计算方法（分子/分母） | 评论 |
|---|---|---|---|---|
| 标本采集率 | 白喉疑似病例中采集2份标本（咽拭子或鼻拭子）的百分比 | ≥80% | 采集2份标本的白喉疑似病例数/疑似病例数×100 | 在暴发调查期间，如果有流行病学关联病例增加，则应从分母中删除 |
| 标本采集及时性 | 白喉疑似病例中在抗生素使用前采集标本的百分比 | ≥80% | 在抗生素使用前采集标本的白喉疑似病例数/采集标本的白喉疑似病例数×100 | |
| 产毒性检测率 | 采集的标本中开展Elek产毒性检测的百分比 | ≥80% | 开展Elek产毒性检测的标本数/采集的标本数×100 | 该指标仅适用于公共实验室 |
| 标本运送及时性 | 标本采集后2天内送达实验室的百分比 | ≥80% | 采集后2天内送达实验室的标本数/标本数×100% | 该指标仅适用于公共实验室 |
| 实验室结果报告及时性 | 实验室收到经培养检测的标本后3天内报告结果的百分比 | ≥80% | 实验室收到经培养检测的标本后3天内报告培养结果的标本数/进行培养检测的标本数×100 | |

 临床病例处理

需要采取下列措施对所有白喉疑似病例进行处理（见图2）：

1. 隔离　对呼吸道白喉患者要采取呼吸道飞沫隔离措施；对皮肤白喉要采取接触隔离措施。隔离措施的解除条件：在完成抗生素治疗后连续采集2份标本（相隔至少24小时）进行培养，如结果阴性提示病原体消除，才能解除隔离。如果医疗机构缺乏飞沫隔离设施，应该用屏风隔离病例以减少潜在的传播，并限制病例与医疗机构内其他患者的接触。

2. 采集鼻拭子和咽拭子标本进行培养　发现疑似病例后应尽快采集鼻咽拭子标本，但不能因等待检测结果而延误治疗。

3. 白喉抗毒素（DAT）　白喉的主要治疗措施是采用白喉抗毒素。病程和最后结局取决于能否尽早使用抗毒素进行治疗；如果在发病后3天以上才使用白喉抗毒素，则出现并发症和死亡的风险随着每天使用白喉抗毒素的延迟而上升。如果高度怀疑白喉病例时，应立即使用白喉抗毒素，而无需等待实验室结果。对严重病例采用静脉注射，而其他病例采用肌肉注射；接种白喉抗毒素的剂量不等，可根据发病部位和程度、病程和严重性而定。

4. 抗生素治疗　抗生素（青霉素或红霉素）可消除病原体和产毒性，防止疾病的进一步传播，并可减少疾病恢复后的持续携带。抗生素治疗应连续2周。治疗可以经非肠道途径给药，直到病人可以自己服用药物。

5. 必要时恢复期进行免疫接种　疾病恢复后不一定能产生保护性免疫。因此，白喉病例恢复后,应在恢复期按照免疫程序推荐的年龄接种白喉类毒素疫苗。

病例处理的详细信息可访问网站: https://openwho.org/courses/diphtheria-clinical-management。

 **接触者追踪和管理**

自最后一次接触白喉疑似病例后,对密切接触者的症状和体征观察 10 天。密切接触者至少包括:病例的家庭成员以及与病例有直接接触史的其他人员,如病例监护人员、亲属、性伴侣、同学和经常来家拜访的朋友等。如果医务人员暴露于病人口腔或呼吸道的分泌物,或暴露于病变部位,也应该对其进行医学观察。理想情况下,监测人员应每天联系接触者,了解新出现的症状,但监测的程度根据当地公共卫生资源来确定。

在开始用抗生素进行预防性用药前,对所有接触者采集 1 份鼻拭子和 1 份咽拭子标本。

➤ 对密切接触者可使用抗生素(青霉素或红霉素)预防,持续 7 天。如果产毒性白喉棒状杆菌培养阳性,则应该将接触者作为病例进行治疗,使用抗生素 2 周(无症状病例或无假膜病例无需使用白喉抗毒素

治疗)。对这些接触者需重新进行调查,并采取恰当的病例处理措施,包括隔离等。同时应将该接触者归类为实验室确诊病例。

➤ 如果接触者的非产毒白喉棒状杆菌培养阳性,尽管不能归类为实验室确诊病例,但应完成一个疗程的抗生素治疗,重新采样检测。

➤ 如果棒状杆菌的检测结果阴性,则可停止使用抗生素和医学观察。

不建议将白喉抗毒素用于接触者的接触后预防,因为其益处有限。

对密切接触者的白喉免疫状况进行评估。对未接种的接触者应全程接种含白喉类毒素组分的疫苗。对未全程接种的接触者需要接种后续剂次的疫苗,以完成全程免疫[1]。见图 2。

## 暴发情况下的监测、调查和应对

### 暴发的定义

发现单个白喉实验室确诊病例,应采取公共卫生应对措施。如果发生 2 例或以上在时间或空间上有关联的病例,其中至少 1 例为实验室确诊病例,则认为发生白喉暴发。

### 暴发期间监测的变化

在暴发期间,如没有实验室检测,可根据典型的假膜性咽炎做出临床诊断来确定新的病例。然

而,仍强烈推荐对疑似病例进行实验室检测。不要因等待实验室结果,而延迟病人的治疗。根据暴发规模,国家可决定不对所有疑似病例进行实验室确诊,以避免实验室的工作负担过重。在这种情况下,流行病学关联病例的定义可以扩展,不仅包括与实验室确诊病例的关联,也可以包括与其他流行病学关联病例的关联。但这样的传播链仅持续 2~3 个潜伏期(约 3 周),此后发现的新病例还需采集标本进行实验室确诊,以确定暴发仍为产毒

性白喉。一旦有 5 例病例被确认为是产毒性白喉，则与其他流行病学关联病例的流行病学关联可以继续。应该每 2~3 个潜伏期，再对新病例进行白喉确诊，这一过程应继续下去。病例可用一览表列出。可以对病例调查表进行修改，以发现新的危险因素。

值得注意的是，PCR 通常是细菌培养和 Elek 毒力试验的补充。在大规模暴发时，如果至少有 5 例疑似病例通过培养和 Elek 试验确认为产毒性白喉，就可用 PCR 进行单独的确诊检测。然而，大规模暴发时，细菌培养和 Elek 毒力试验仍很重要；如果与这起暴发无流行病学关联的新地区，发现了新的白喉疑似病例，则需要采用培养和 Elek 毒力试验进行确诊。此外，如果暴发持续时间长，应每月至少对 5 例与 PCR 确诊病例无流行病学关联的白喉疑似病例采集标本进行检测。在易于发生白喉暴发的资源匮乏地区，这有助于缓解资源的匮乏和解决现场困难，也能确定产毒性白喉暴发是否仍在发生。

接触者调查可发现无症状病例、无假膜的轻型呼吸道病例、非呼吸道表现的白喉病例。应该对这些病例进行确认，并归入到实验室确诊病例或流行病学关联病例中。对这些病例的处理应按照上述"临床病例处理"章节的要求进行。

在很大规模的暴发中，基于病例的监测和接触者追踪可能难以实施，可以采用汇总监测来替代。

各国应根据疾病的流行特征和资源情况对此作出决定。然而，基于病例的监测一直是首选的方法，因为接触者追踪和暴露后预防措施可能是挽救生命的预防策略。

## 公共卫生应对

白喉暴发的主要应对措施是通过选择性或非选择性免疫与强化常规免疫相结合的方法，加强接种白喉疫苗。

## 高接种率人群的暴发应对

在高接种率人群中发生首例白喉病例或出现小规模聚集性疫情时，应该对白喉病例接触者的发病情况进行观察，采集标本，采用抗生素治疗，并按上述要求进行免疫接种。接触者如果检测阳性，则要持续观察，直至治疗后连续 2 份标本培养阴性。

## 低接种率人群的暴发应对

除要遵行与高接种率人群相同的暴发应对措施外，还要考虑紧急启动大规模的免疫接种活动。根据疫区的疾病流行病学特征来制定免疫接种策略，并可能需要进行成人免疫接种。可以使用几种免疫策略，如入户接种，固定接种点接种和入校接种。

（何寒青　译）

## 参考文献

### 引用

1. World Health Organization. Diphtheria vaccine: WHO position paper – August 2017. Wkly Epidemiol Rec. 2017;92(31):417–36 (http://www.who.int/immunization/policy/position_papers/wer_31_diphtheria_updated_position_paper.pdf?ua=1).

2. World Health Organization. Diphtheria [website]. Geneva: World Health Organization; 2017 (http://www.who.int/immunization/monitoring_surveillance/burden/diphtheria/en/)

3. Tiwari TSP, Wharton M. Diphtheria toxoid. In: Vaccines, 6th edition, Plotkin SA, Orenstein WA, Offit PA, editors. Amsterdam, Netherlands: Elsevier Saunders; 2013.

4.  Wagner K, Zakikhany K, White J, Amirthalingham G, Crowcroft N, Efstratiou A. *Diphtheria surveillance. In: Corynebacterium diphtheriae and related toxigenic species*, Burkovski A, editor. The Netherlands: Springer Publishing; 2014.

## 推荐

5.  Commission spécialisée en Maladies transmissibles / Haut conseil de la Santé Publique. *Conduite à tenir lors de l'apparition d'un cas de diphtérie: Rapport du groupe de travail*. Paris: Haut conseil de la Santé Publique. March 4 2011. (https://www.pasteur.fr/sites/default/files/hcspr20110304_conduitediphterie.pdf)

6.  Public Health England. Diphtheria Guidelines Working Group. *Public health control and management of diphtheria (in England and Wales): 2015 guidelines*. London: Public Health England; 2015 (http://www.gov.uk/government/publications/diphtheria-public-health-control-and-management-in-england-and-wales).

7.  Faulkner A, Acosta A, Tiwari TSP. *Diphtheria. In: Manual for the surveillance of vaccine-preventable diseases*, 5th edition. Atlanta: U.S. Centers for Disease Control and Prevention; 2011 (https://www.cdc.gov/vaccines/pubs/surv-manual/chpt01-dip.html).

8.  Kimberlin DW, Brady MT, Jackson MA, Long SS. *Red Book 2015*. Elk Grove Village, IL, USA: American Academy of Pediatrics; 2015.

9.  Pan American Health Organization. *Control of Diphtheria, Pertussis, Tetanus, Haemophilus influenzae type b, and Hepatitis B: Field Guide*. Washington, D.C.: Pan American Health Organization (Scientific and Technical Publication No. 604); 2005 (http://www1.paho.org/hq/dmdocuments/2010/FieldGuide_Pentavalent_1stEd_e.pdf).

10. World Health Organization. *Diphtheria: Clinical management of respiratory diphtheria [website]*. Geneva: World Health Organization (https://openwho.org/courses/diphtheria-clinical-management).

# 流感嗜血杆菌疾病

 **疾病与疫苗特性**

在引入 b 型流感嗜血杆菌（Hib）疫苗前，Hib 是全球儿童非流行性细菌性脑膜炎的主要原因。流感嗜血杆菌具有荚膜，据此可分为 6 个荚膜型或血清型，但是大约 95% 的重症病例由 Hib 所导致。流感嗜血杆菌可以定殖于人（特别是儿童）的鼻咽部而不出现症状。细菌可持续播散，引起中耳炎和鼻窦炎，或被吸入肺部引起肺炎。偶尔也可引起侵袭性疾病，主要是脑膜炎和肺炎，但也可引起会厌炎、脓毒性关节炎及其他疾病。流感嗜血杆菌引起的侵袭性疾病中，90% 以上发生在 5 岁以下儿童，主要为婴儿；欠发达地区的儿童往往在婴儿早期受到感染。流感嗜血杆菌性脑膜炎的病死率可能很高，从经适当治疗的 5% 到未经治疗的高达 60% 不等。20%~40% 的幸存者会出现耳聋和失明等后遗症。据估计，2008 年有 19.9 万名 5 岁以下的 HIV 阴性儿童死于流感嗜血杆菌疾病[1]。感染 HIV 的婴儿罹患侵袭性流感嗜血杆菌病的风险增加了数倍。

目前 Hib 疫苗是将 Hib 荚膜多糖与多种载体蛋白中的一种耦联结合并得到有效使用[2]。Hib 疫苗有单价剂型和与其他抗原联合的剂型，如白喉 - 破伤风 - 百日咳疫苗（DTP）、乙型肝炎疫苗以及灭活脊髓灰质炎疫苗（IPV）。Hib 疫苗的基础免疫程序为接种 3~4 剂，可在 6 周龄开始接种；有些国家在 12~18 月龄时加强接种 1 剂。推荐的免疫程序包括 3 剂基础免疫但不加强接种（3p+0），2 剂基础免疫加 1 剂加强接种（2p+1），或者 3 剂基础免疫加 1 剂加强接种（3p+1）。无论使用哪一种免疫程序，在 Hib 疫苗覆盖率高的国家，侵袭性 Hib 疾病发病率下降 90% 以上。有些国家已证实，在没有加强免疫的国家，Hib 疾病的发病率有所上升，但这种增长幅度很小，且不持续[3]。

 **监测的理由和目标**

对流感嗜血杆菌进行监测的目标是：

➤ 测量疾病负担和流行病学变化，为制定疫苗引入决策提供依据（如免疫程序和产品选择）

➤ 评价疫苗效果和监视血清型分布情况

➤ 识别免疫规划实施过程中存在的问题，并为是否需要改变免疫策略（如加强接种）的决策提供数据支撑

**推荐的监测类型**

**最低限度的监测**

流感嗜血杆菌疾病的最低限度的监测标准是脑膜炎哨点医院监测,以前称为 1 级侵袭性细菌性疫苗可预防疾病(IB-VPD)监测[4]。

➤ 可在收治儿童脑膜炎和其他严重疾病的一家或多家医院实施监测。应主动监测疑似病例并进行适当的实验室检测以确证流感嗜血杆菌。

➤ 哨点监测是基于病例的,具有前瞻性。只有在能发现足够数量病例的医院进行监测才有用(每个监测点每年有 100 例疑似脑膜炎病例)。如在小型医院进行监测,则投入资源的价值有限,而且由于病例数较少,也可能导致错误的结论。

➤ 哨点监测可能不足以满足所有目标。可能需要增加其他监测或研究方法,例如评估疫苗有效性的病例对照研究。

**强化监测**

针对流感嗜血杆菌的强化监测有两种。

1. 扩大哨点医院监测

脑膜炎哨点监测可扩大到包括肺炎和败血症(以前称为 2 级 IB-VPD 监测)。该监测的特点与脑膜炎哨点监测相同:基于病例、主动性和前瞻性。肺炎和败血症的监测只应在大型医院进行,以便有足够数量的病例(每个监测点每年 500 例脑膜炎 + 肺炎 / 败血症)。虽然很难确定肺炎的病因,但放射学检查可用于确诊 WHO 定义的肺炎影像(WHO defined endpoint pneumonia),这种检查对细菌性肺炎(如由流感嗜血杆菌引起的肺炎)更有特异性[6]。

2. 基于人群的侵袭性流感嗜血杆菌疾病监测

» 需要确定区域人口数以计算发病率。

» 基于人群的监测可以在一个哨点医院辖区进行,也可以在同一地区级别的多个医院进行。以前这被称为 3 级 IB-VPD 监测。

» 如果在指定区域(省、区等)的多家医院进行,该区域的大多数医院应收集大多数疑似病例的无菌部位标本作为常规临床检测的一部分,并对这些标本进行流感嗜血杆菌检测。这种方法通常是基于实验室的,监测系统的切入点是实验室检测侵袭性肺炎球菌病(IPD)病例。然后可以对这些病例进行随访,以收集更多的流行病学信息。这类监测的一个示例是南非的 GERMS 网络[3]。

» 基于人群的监测也可实现与哨点监测相同的目标,增加了发病率评估以监视不同年龄组疾病负担和非 b 型流感嗜血杆菌的增加,因为特定血清型的发病率比病例计数更适用于监视时间趋势。

**目标人群**

所有类型监测的目标人群为 0~59 月龄儿童。该疾病主要影响婴儿,而免疫失败往往发生在≥1 岁儿童[7]。Hib 疾病在较大儿童和成人中很少见。然而,实际上年龄较大儿童和成人可被纳入细菌性脑膜炎强化监测系统,因为肺炎球菌和脑膜炎奈瑟菌疾病一般发生在年龄较大的人群中。

### 与其他监测的联系

在可能的情况下,流感嗜血杆菌监测应与对细菌性脑膜炎和肺炎的其他病原体(如肺炎球菌和脑膜炎奈瑟菌)监测相结合。在对脑膜炎、肺炎或败血症进行哨点监测时,应常规检测这3种病原体。对抗生素耐药性的实验室检测可与其他细菌(如伤寒)的监测相结合。

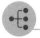 ## 病例定义和最终分类

### 病例检索的疑似脑膜炎病例定义

➤ 任何 0~59 月龄儿童因急性发热(肛门体温 >38.5℃或腋下体温 >38℃)和下列症状之一入院:颈项强直,意识障碍而无其他诊断,或其他脑膜刺激征。

或者

➤ 任何 0~59 月龄患者因临床诊断为脑膜炎而住院。

### 细菌性脑膜炎可能病例

疑似脑膜炎病例,且脑脊液(CSF)检查结果符合下列至少一项:

➤ 外观浑浊

➤ 白细胞增多(>100 个 /mm³)

➤ 白细胞增多(10~100 个 /mm³),且蛋白质含量升高(>100mg/dL)或葡萄糖降低(<40mg/dL)。注:如果无法获得蛋白质和葡萄糖检测结果,则使用前两项(外观浑浊或白细胞增多 >100 个 /mm³)进行诊断。

### 流感嗜血杆菌脑膜炎确诊病例

脑膜炎疑似或可能病例,并经实验室细菌培养确认或在与脑膜炎相符的临床综合征儿童脑脊液或血液中发现流感嗜血杆菌(通过抗原检测、免疫层析法、聚合酶链反应或其他方法确认)。

### 病例检索的疑似肺炎病例

任何 0~59 月龄儿童,表现为咳嗽或呼吸困难,在平静状态下显示呼吸急促,按年龄划分:

➤ 0~<2 月龄:呼吸≥60 次 /min

➤ 2~<12 月龄:呼吸≥50 次 /min

➤ 12~≤59 月龄:呼吸≥40 次 /min

### 病例检索的疑似重症肺炎

任何 0~59 月龄儿童,有咳嗽或呼吸困难,并有以下一项或多项症状:

➤ 不能喝水或不能进食

➤ 剧烈呕吐

➤ 惊厥

➤ 虚脱 / 嗜睡

➤ 胸壁凹陷

➤ 平静时喘鸣

### WHO 定义的肺炎影像特征

肺炎患者胸片显示浸润性肺炎:致密的绒毛状肺泡实变或胸腔积液(或两者兼有)。

### 流感嗜血杆菌肺炎确诊病例

任何人符合肺炎或重症肺炎定义,并从血液或胸腔积液中培养出流感嗜血杆菌。

**病例检索的疑似败血症病例**

任何 0~59 月龄的住院儿童,并有下列至少 2 项危险表现,而没有脑膜炎或肺炎临床综合征:

➤ 不能喝水或不能进食

➤ 剧烈呕吐

➤ 惊厥(除疟疾地方性流行地区外)

➤ 虚脱/嗜睡

➤ 严重营养不良

➤ 体温过低(≤36℃)。

**流感嗜血杆菌败血症确诊病例**

符合败血症病例定义,并从通常无菌部位培养出流感嗜血杆菌。

**侵袭性流感嗜血杆菌疾病确诊病例**

➤ 从有症状者的任何通常无菌部位(如血液、脑脊液、胸腔积液、关节液)培养出流感嗜血杆菌。

➤ 通过抗原检测、免疫层析法或 PCR 在脑脊液或胸腔积液中检出流感嗜血杆菌。

注意:只有经血培养才能证实侵袭性 Hib 疾病,因为用其他检测方法来诊断 Hib 的特异度还不高,特别是在儿童,特异度更低。

 ## 病例调查

在哨点医院监测中,所有 0~59 月龄的疑似脑膜炎患儿,如符合疑似病例定义,除有临床禁忌证外,均应对其进行腰椎穿刺以采集脑脊液标本。在使用抗生素前应采集脑脊液,否则实验室可能无法培养出病原体,因此就无法提供有关抗生素敏感性的信息。然而,对所有疑似病例应采集标本,因为即使开始使用抗菌治疗,仍然可以检出细菌性病原体。为扩展监测方法,对疑似肺炎和败血症患者也应采集适当的临床标本。在等待标本采集或实验室结果时,不应延误对患者的治疗。在进行哨点监测和基于人群的监测时,应填写所有疑似病例的病例报告表。在基于实验室的疫苗可预防疾病监测中,应该对病例进行回顾性报告,且该病例很可能已经得到治疗。应该对病历进行审查,以收集关键的数据元素。

## 标本采集

应注意,尽量减少操作或标本等分过程中产生交叉污染的风险。例如,采用无菌分配技术,并使用合适的移液管、吸头和管子。可采集的标本类型包括脑脊液(脑膜炎病例)、血液(脑膜炎、肺炎和败血症病例)和胸腔积液(肺炎病例)标本。

**要采集的标本量**

➤ 脑脊液

>> 共 3mL,分 3 支试管,每支试管各 1mL。

• 试管 1:化学分析:蛋白质和葡萄糖检测

• 试管 2:微生物检测

• 试管 3:记录整体外观;进行白细胞计数

» 如果只有1支试管的脑脊液,应将其送交微生物实验室进行细菌培养、PCR和抗原检测。然而,应该从该管中留取50~100μL的等分标本用于分子学检测。

» 脑脊液中的血液会影响培养物,因为血液中的抗生素会抑制细菌生长。如果采集的试管不止一支,则第一支试管可能含有腰椎穿刺的污染血液,不应将其送往微生物实验室。

➤ 血液

» 对儿童可采集1~3mL,对成人可采集5~10mL。

» 将采集的血液加入到血液培养基,以获得血液培养物。重要的是,血液与肉汤培养基的比例要合适,使之能够达到最佳的细菌生长。应严格遵循培养基生产商的建议。

● 将儿童血液1~3mL加入20mL血液培养基中。

● 将成人5~10mL血液加入50mL血液培养基中。

➤ 胸腔积液

应立即将大约20~40mL的吸出液放入含有适当抗凝血剂(EDTA或肝素)的试管中,进行生物化学(5mL)、微生物学(5~10mL)、细胞学(10~25mL)和PCR检测(200μL~1mL)。可用含有肝素的注射器来测定pH。

### 采集时间

➤ 脑脊液

» 入院后尽早采集脑脊液,最好在抗生素治疗开始前采集。

» 通知实验室将进行腰椎穿刺,以便技术

人员做好准备以尽快处理标本。

➤ 血液和胸腔积液

» 尽可能在使用抗生素前采集标本。

### 储存和运输

➤ 脑脊液

» 立即将脑脊液送往实验室。

» 如果标本不能在1~2小时内得到处理,可将0.5~1mL标本接种到运送-分离培养基中,并在35~37℃及5% $CO_2$ 环境下孵育过夜,或直到可以运送前(最多4天)。如果运输延迟超过4天,可在室温下保存,直到转送。

» 脑脊液标本不应冷冻,应在室温下储存。

» 采集后2小时内应将脑脊液标本送至微生物实验室进行处理。如果没有微生物实验室,应将接种的转运-分离培养基尽快从医疗机构送到地区或参考实验室。地区应将接种的转运-分离培养基送到参考实验室,至少每周2次。

➤ 血液和胸腔积液

» 应将血液和胸腔积液立即(在1分钟内)接种到血培养瓶中,并尽快送往微生物实验室进行孵育过夜和细菌培养。所有接种的血液培养基应使用运输载体和隔热层(如挤塑聚苯乙烯泡沫)来保护,以防止极端温度(<18℃或>37℃)。

» 接种的血培养瓶不应放在冰箱里。

» 血液在放入血培养瓶之前不能运输,因为注射器不含任何抗凝剂,血液会在几分钟内凝结。

### 长期储存

➤ 脑脊液、血液和胸腔积液

» 如当地医院没有培养能力,并需要在参考实验室处理时,可将分离的菌株在 −20℃冷冻保存,以便将来做进一步

检测(血清分型和抗生素敏感性试验)。

» 如果允许,最好将分离的菌株储存在 −70℃的冰箱中。

 **实验室检测**

### 脑脊液

脑膜炎综合征可由多种病原体引起,因此临床症状监测必须辅之以强有力的实验室检测。流感嗜血杆菌脑膜炎的实验室确诊可通过培养、PCR 或抗原检测来进行[8]。细菌培养对确定和分离病原体至关重要。培养被认为是金标准,但由于病人在标本采集前可能使用了抗生素,从而降低了敏感性。

许多当地医院没有足够的细菌培养能力,冷冻标本还需要送往该地区的参考实验室。

脑脊液标本应在血琼脂平板(BAP)和巧克力琼脂平板(CAP)培养,这些培养基需用 5%~10% 羊血或马血配制。流感嗜血杆菌生长的最佳培养基为含 X 和 V 因子的巧克力琼脂平板,而肺炎球菌在血琼脂平板上生长最好。

建议对所有疑似病例进行 PCR 检测,因为如果该病例已经使用抗生素,则可能会抑制细菌培养。由于在地区或医院层面并不一定具有 PCR 检测能力,因此可以将原先未处理的剩余脑脊液进行冷冻,然后送到国家或区域参考实验室做进一步检测。

可以使用快速诊断检测试剂盒(RDTs),因为该方法可增加检测数量,并可为临床治疗和迅速识别暴发提供结果。一般来说,RDTs 只识别菌种,而不能识别血清型或血清群。现有两种常用的 RDTs。结果应根据制造商的说明书进行解释。

➤ 免疫层析法:BinaxNOW® 试剂盒可用于脑

脊液和胸腔积液的肺炎球菌检测和初步鉴定。虽然该方法只能识别肺炎球菌而不能识别流感嗜血杆菌,但仍建议用于疑似脑膜炎病例以识别细菌性病原体。

➤ 乳胶凝集试验(LAT):商用乳胶试剂盒通常保质期短,价格昂贵。

革兰氏染色法不应用于确诊病例,但如果工作人员经过良好的培训并对试剂进行质量控制,则革兰氏染色法是可靠的,且相对便宜。革兰氏染色显示,流感嗜血杆菌呈多形性,为革兰氏阴性小杆菌或球杆菌,排列不规则。

在检测后 1~2 小时内应向临床医生报告所有 RDT 结果。如果在医院实验室进行培养,应每天向临床医生报告脑脊液和血培养结果。

### 血液

血培养可用于流感嗜血杆菌脑膜炎、肺炎和败血症的诊断。所有症状的血培养实验室方法是相同的。然而,血培养对流感嗜血杆菌肺炎的敏感性低于其他综合征,因为只有约 10%~15% 的流感嗜血杆菌肺炎病例有菌血症。

➤ 为了提高血培养的细菌检出率,应该对所有阴性培养物再进行传代培养,孵育 5 天后再丢弃。

➤ 由于敏感性和特异性较低,PCR 和 RDTs 不能常规用于血液来诊断流感嗜血杆菌。

在检测后 1~2 小时内向临床工作人员报

告所有 RDT 结果。如果在医院实验室进行培养,应每天向临床医生报告脑脊液和血液培养结果。

### 抗生素耐药性（AMR）检测

➤ 各监测站点应尽可能对所有流感嗜血杆菌分离物进行抗生素敏感性检测,并通过以下方法评估这些数据:抗生素类型和途径、培养前用药时间、培养的液体量、地理区域和血清型[8]。

➤ 推荐的方法是药片扩散法（改进的 Kirby-Bauer 技术）和抗生素梯度条带扩散法[9]。

### 质量保障体系

所有上述实验室标准均应辅以良好的质量保障及质量控制系统,以确保监测所产生的实验室数据质量良好。WHO 建议各实验室参加外部质量评估（EQA）项目,并将选定的标本和分离株分发到另一个层面的实验室（国家、区域或全球）进行验证性检测,以进行质量控制（QC）。

大多数哨点机构实验室没有必需的设备来进行更高级别的鉴定（血清分型、抗生素敏感性试验或 PCR）,因此应该将疑似、可能和确诊病例的分离株和标本送到能够有质量保证的国家或地区参考实验室,并对脑脊液标本做进一步检测。每个实验室都应参加合适的外部质量评估/熟练水平测试项目。虽然对肺炎球菌（或其他 IB-VPDs）的监测没有明确的目标,但这种监测系统可用于构建全球实验室能力,并可确定实验室能力方面的不足。

### 实验室网络

全球侵袭性细菌的疫苗可预防疾病（IB-VPD）实验室网络是一个全球网络,由支持侵袭性细菌性疾病监测的 100 多个实验室组成[10]。该网络由 WHO 和英国公共卫生部协调。IB-VPDs 已制定了标准化实验室程序和数据收集指南,并实施质量保障和质量控制系统。

 ## 数据收集、报告和使用

### 推荐的数据元素

➤ 用于哨点医院脑膜炎监测的最低要求的数据要素

　》 哨点信息 - 哨点名称或代码

　》 人口统计学特征

　　● 姓名（如果考虑到隐私,可以省略姓名,仅需唯一的身份识别码）

　　● 唯一病例识别码

　　● 出生日期（如果出生日期不能获得,请填写年龄）

　　● 性别

　　● 居住地（省,市,区）

　》 临床数据

　　● 疾病的症状和体征（包括病例定义中的症状和体征）

　　● 发病日期

　　● 住院日期

　　● 治疗

　　● 患者结局（存活而无后遗症、存活但有后遗症、死亡）

　　● 出院诊断

　》 免疫接种史

- 资料来源（免疫接种卡、扩大免疫规划登记本、口头报告）
- 接种 Hib 疫苗。如果是：
  - 接种剂次数
  - 接种日期
  - Hib 疫苗类型
- 接种肺炎球菌疫苗。如果是：
  - 接种剂次数
  - 接种日期
  - 肺炎球菌疫苗类型和剂型
- 接种脑膜炎球菌疫苗。如果是：
  - 接种剂次数
  - 接种日期
  - 脑膜炎球菌疫苗类型

» 实验室方法和结果

- 脑脊液采集
  - 与临床数据链接的唯一身份识别码
  - 当地实验室编号
  - 采样日期和时间
  - 是否在使用抗生素前采集标本？
  - 脑脊液外观
  - 标本送检日期
  - 实验室收到脑脊液标本的日期及时间
  - 标本状况
  - 如果标本从下级实验室送来，上级实验室应提供检测结果（革兰氏染色、白细胞计数、蛋白质、葡萄糖、细菌培养、快速诊断试验）
- 结果
  - 脑脊液
    * 全细胞计数
    * 葡萄糖水平

    * 蛋白质水平
    * 细菌培养
      ~ 培养结果
    * 革兰氏染色
      ~ 革兰氏染色结果
    * BinaxNOW®
      ~ BinaxNOW® 结果
    * 乳胶凝集试验
      ~ 乳胶凝集试验结果
    * PCR
      ~ PCR 结果
    * 血清学分型 / 血清群
      ~ 流感嗜血杆菌
      ~ 肺炎球菌
      ~ 脑膜炎奈瑟菌

- 最终病例分类

➤ 肺炎 / 败血症和 IPD 监测的其他最低要求的数据元素

» 实验室

- 采样血液
  - 血液标本编号
  - 采集日期及时间
  - 是否在抗生素治疗前采集标本？
  - 将标本送给实验室的日期
    * 实验室收到血液标本的日期及时间
    * 细菌培养
      ~ 培养结果
    * 革兰氏染色
      ~ 革兰氏染色结果
- 采集胸腔积液
  - 胸腔积液标本编号
  - 采样日期及时间
  - 是否在抗生素治疗前采集标本？

- 将标本送给实验室的日期
- 实验室收到胸腔积液标本的日期及时间
- 细菌培养
  * 培养结果
- 革兰氏染色
  * 革兰氏染色结果
- BinaxNOW®
  * BinaxNOW® 结果
- PCR
  * PCR 结果
- 生化结果

➤ 基于人群的侵袭性流感嗜血杆菌疾病监测的其他数据元素

» 按年龄组划分（0~5月龄、6~11月龄、12~23月龄和24~59月龄）监测地区人口

**报告要求和建议**

应每月向卫生部门报告确诊的 Hib 病例。在哨点监测机构应进行零报告（无病例）。即使开展基于病例的监测，汇总报告也能用于常规报告。对 Hib 没有全球报告的要求。

**推荐的数据分析**

**哨点医院脑膜炎监测**

➤ 确诊的流感嗜血杆菌和 Hib 脑膜炎病例数，按发病日期（周、月、年）、年龄组和性别分层。

➤ 可能和疑似脑膜炎病例数，其分层与确诊病例相同。

➤ 确诊流感嗜血杆菌和 Hib 脑膜炎死亡数和病死率。

➤ 可能和疑似脑膜炎死亡数和病死率。

➤ 所有疑似脑膜炎住院患者和因流感嗜血杆菌和 Hib 引起的脑膜炎患者的平均住院时间及其范围。

➤ 注意：如果 IB-VPD 监测正在对脑膜炎的其他细菌性病原体（脑膜炎奈瑟菌和肺炎球菌）进行监测，则对这些病原体的实验室确诊病例使用类似的报告结构。

**哨点医院侵袭性流感嗜血杆菌疾病监测（脑膜炎、肺炎和败血症）**

➤ 确诊的侵袭性流感嗜血杆菌和 Hib 疾病病例数，按发病日期（周、月、年）、年龄组、性别和综合征进行分层。

➤ 疑似脑膜炎、肺炎和败血症病例数，其分层与确诊病例相同。

➤ 确诊侵袭性流感嗜血杆菌和 Hib 疾病死亡数和病死率。

➤ 疑似脑膜炎、肺炎和败血症的死亡数和病死率。

**基于人群的侵袭性流感嗜血杆菌疾病监测**

➤ 确诊的侵袭性流感嗜血杆菌和 Hib 疾病的发病率，按发病日期（周、月、年）、年龄组、性别和综合征进行分层。

**将数据用于决策**

➤ 确定当地的疾病负担（病例、死亡、残疾）。

➤ 监视疾病流行趋势和流行病学。

➤ 与有公共卫生意义的其他疾病相比，应优先考虑流感嗜血杆菌病。

➤ 提倡并实施适当的控制策略，如免疫接种。

➤ 评估免疫服务的影响，并确定绩效较差的地区。

➤ 评估疫苗的影响和有效性。

**监测绩效指标**

表 1　流感嗜血杆菌监测绩效指标

| 监测属性 | 指标 | 目标 | 计算方法<br>（分子 / 分母） | 评论 |
|---|---|---|---|---|
| 报告的完整性 | 全年持续报告 | 最少 10 个月有报告（包括零报告） | 每年报告的月份数 | 最好是 12 个月，如果没有病例，应进行零报告 |
| 病例确认 | 每年报告的最少病例数 | 每年≥80 例疑似脑膜炎病例；每年≥400 例疑似脑膜炎、肺炎或败血症病例 | 每年报告的病例数 | 最好每年≥100 例疑似脑膜炎病例；每年≥500 例疑似脑膜炎、肺炎或败血症病例 |
| 标本采集 | 疑似病例被采集标本的比例 | ≥80% | 被采集标本的疑似病例数 / 疑似病例数 ×100 | 标本为脑脊液，用于脑膜炎监测；脑脊液、血液或胸腔积液用于肺炎和败血症监测；比例最好≥90% |
| 实验室确诊及血清型检测 | 实验室确诊病例归为 Hib 与非 Hib 的比例 | >60% | 实验室确诊病例归为 Hib 和非 Hib 的病例数 / 实验室确诊病例数 ×100 | 开展血清型鉴定或送分离物进行血清型鉴定的哨点医院；比例最好≥80% |

**实验室**

➤ 实验室的外部质量评估和质量控制应每年进行一次。

➤ 对流感嗜血杆菌检测呈阳性的病例没有最低数量要求，因为病例数各国之间差异很大，并取决于 Hib 结合疫苗的使用。

 **临床病例处理**

所有侵袭性流感嗜血杆菌疾病病例应住院，并应及时静脉（或肌肉）注射细菌敏感的抗生素进行治疗。可能需要支持性护理，包括输液、给氧和可能的机械通气。如有可能，在接受抗生素治疗前，应先采集脑脊液和血液标本。不要等待实验室结果，可先凭经验选用抗生素治疗患者。

 **接触者追踪和管理**

流感嗜血杆菌监测通常不需进行接触者追踪。

**暴发情况下的监测、调查和应对**

虽然大多数 Hib 疾病呈散发，但 Hib 可在托幼机构等场所引起暴发。哨点机构监测的目标不是确定所有暴发，因为这种监测受到地理上的限制，因此需要地理覆盖面更大的其他监测来确定暴发。

**暴发的定义**

流感嗜血杆菌或 Hib 聚集性病例或暴发尚无公认的定义。一些人认为严重肺炎球菌疾病的聚集性病例是在封闭环境中发生 2 例或以上且在时间上有关联的病例[11]，这也适用于流感嗜血杆菌

病例。如果流感嗜血杆菌病例之间的血清型相同，则增加了流行病学相关聚集性病例的证据。

**暴发期间监测的变化**

在暴发期间，一般不需要改变监测。

**公共卫生应对**

疫苗应急接种并不是流感嗜血杆菌暴发的既定策略。及时发现病例并及时使用抗生素治疗非常重要。

 **流感嗜血杆菌监测的特别考虑**

➤ 在非洲脑膜炎地带的一些国家脑膜炎球菌疾病负担严重，确诊能力有限，因此应开展脑膜炎症状监测。通常这是综合性疾病监测和应对系统（IDSR）的一部分。脑膜炎监测不是针对某种病原体，而是包括与细菌性脑膜炎相关的三种疫苗可预防疾病的病原体：脑膜炎奈瑟菌、肺炎球菌和流感嗜血杆菌。因此要求实验室具有确认和鉴别的能力。这种监测可以是全国性的或区域性的，但通常是被动的汇总监测。这项监测的目标是发现暴发，以便迅速做出公共卫生应对。对脑膜炎奈瑟菌，公共卫生应对措施包括应急免疫接种；对于流感嗜血杆菌和肺炎球菌疾病暴发，应急免疫接种

不是公认的策略。

➤ IB-VPD 监测可用于监视其他 VPDs 和非 VPDs，如伤寒、白喉和百日咳，并可帮助构建全球性细菌学检测能力，特别是处于抗生素耐药性是公共卫生首要考虑的时期。

➤ 评估 Hib 结合疫苗的影响可能具有挑战性。可以通过监测数据和观察性研究，如病例对照研究和二次数据来源的时间序列分析，来评估 Hib 结合疫苗的影响[12]。应该根据具体情况选择最合适的方法来评估疫苗的影响，可能需要采用多种方法和结果来准确地评估影响。

（王蕾 译）

**参考文献**

1.  World Health Organization. *Estimated Hib and pneumococcal deaths for children under 5 years of age, 2008. In: Immunization, vaccines and biologicals [website]. Geneva: World Health Organization; 2013 (*http://www.who.int/immunization/monitoring_surveillance/burden/estimates/Pneumo_hib/en/*).*

2.  World Health Organization. *Haemophilus influenzae type b (Hib) vaccination position paper – September 2013. Wkly Epidemiol Rec. 2013;88(39):413–28 (*http://www.who.int/wer/2013/wer8839.pdf?ua=1*).*

3.  von Gottberg A, Cohen C, Whitelaw A, Chhagan M, Flannery B, Cohen AL, et al. *Invasive disease due to Haemophilus influenzae serotype b ten years after routine vaccination, South Africa, 2003–2009. Vaccine. 2012;30(3):565-71. doi: 10.1016/j.vaccine.2011.11.066.*

4.  World Health Organization. *WHO-coordinated Sentinel Hospital VPD Surveillance Networks. In: Immunization, vaccines and biologicals [website]. Geneva: World Health Organization; 2018 (*http://www.who.int/immunization/monitoring_surveillance/burden/vpd/sentinel_surveillance/en/*).*

5.  World Health Organization. *Surveillance tools for meningitis sentinel hospital surveillance: field guide to rapidly estimate the hospital catchment population (denominator) and the annual rate of hospitalisations. Geneva: World Health Organization; 2015 (*http://www.who.int/immunization/documents/monitoring/WHO_IVB_15.02/en/*).*

6.  World Health Organization. *Standardization of interpretation of chest radiographs for the diagnosis of pneumonia in children. Geneva: World Health Organization; 2001 (*http://apps.who.int/iris/bitstream/10665/66956/1/WHO_V_and_B_01.35.pdf*).*

7.  Ladhani S, Heath PT, Slack MP, McIntyre PB, Diez-Domingo J, Campos J, et al. *Haemophilus influenzae serotype b conjugate vaccine failure in twelve countries with established national childhood immunization programmes. Clin Microbiol Infect. 2010;16(7):948–54. doi: 10.1111/j.1469-0691.2009.02945.x.*

8.  European Society of Clinical Microbiology and Infectious Diseases. *EUCAST guidance documents in susceptibility testing. In: European Committee on Antimicrobial Susceptibility Testing [website]. Basel, Switzerland: European Society of Clinical Microbiology and Infectious Diseases; 2016 (*http://www.eucast.org/guidance_documents/*).*

9.  Centers for Disease Control and Prevention & World Health Organization. *Laboratory methods for the diagnosis of meningitis caused by Neisseria meningitidis, Streptococcus pneumoniae, and Haemophilus influenzae, 2nd edition. Geneva: World Health Organization; 2011 (*http://www.who.int/immunization/research/development/WHO_IVB_11.09_eng.pdf?ua=1*).*

10. World Health Organization. *Invasive Bacterial Vaccine Preventable Diseases Laboratory Network. In: Immunization, vaccines and biologicals [website]. Geneva: World Health Organization; 2017 (*http://www.who.int/immunization/monitoring_surveillance/burden/laboratory/IBVPD/en/*).*

11. Basarab M, Ihekweazu C, George R, Pebody R. *Effective management in clusters of pneumococcal disease: a systematic review. Lancet Infect Dis. 2011;11(2):119–30. doi: 10.1016/S1473-3099(10)70281-4.*

12. World Health Organization. *Measuring impact of Streptococcus pneumoniae and Haemophilus influenzae type b conjugate vaccination. Geneva: World Health Organization; 2012 (*http://apps.who.int/iris/bitstream/10665/75835/1/WHO_IVB_12.08_eng.pdf*).*

# 甲型肝炎

 **疾病与疫苗特性**

甲型肝炎病毒（HAV）主要经粪－口途径，通过摄入被污染的食物和水，或通过与感染者直接接触而传播。潜伏期通常为14~28天，也可长达50天[1]。幼儿感染通常为无症状，但较大儿童和成人通常有症状。急性HAV感染的临床表现为全身不适、疲乏、厌食、呕吐、腹部不适、腹泻、黄疸，与其他病毒引起的急性肝炎无明显区别。大多数甲型肝炎病例会完全消退，但可以复发。急性肝功能衰竭很少发生。估计的病死率随年龄而变化，15岁以下儿童为0.1%，15~39岁人群为0.3%，在40岁或以上成年人为2.1%。与乙型和丙型肝炎相比，甲型肝炎不会引起慢性肝病。

甲型肝炎的地方性流行会影响各国如何实施肝炎监测。高度地方性流行地区是指90%以上的儿童在10岁前已感染HAV的地区，包括撒哈拉以南非洲大部分地区和南亚部分地区。高度地方性流行地区往往不会发生暴发，因为儿童几乎普遍感染使其具有高水平的人群免疫。个人卫生和环境卫生水平正在改善的国家（中等收入国家）为中度地方性流行（transitional endemicity）。在这些地区，一些儿童往往没有被感染，使一些青少

年和成人对HAV易感。随着从高度地方性流行到中度地方性流行的过渡，局部暴发变得更为常见。暴发可能持续较长时间，往往发生在高危社区，本章节称之为社区范围的暴发。在低度或极低度的地方性流行地区，HAV传播性较低，大多数儿童未受到感染。感染和发病通常发生在当地食源性暴发或发生在高危人群中，如前往高度地方性流行区的无免疫力的旅行者、男男性行为者、注射吸毒者、凝血因子障碍患者和职业暴露高危人群。

HAV疫苗获准用于12月龄或以上的人群，2剂的保护率大于94%。WHO建议，根据甲型肝炎的发病率、地方性流行从高度到中度的变化以及成本效益，应该将甲型肝炎疫苗接种纳入≥1岁儿童的全国免疫规划。在高度地方性流行的国家不进行甲型肝炎免疫接种，因为这些儿童获得无症状感染而普遍具有免疫力。在中度地方性流行的国家，可以考虑全国性疫苗接种。在低度地方性流行的国家，疫苗接种主要针对高危人群。对甲型肝炎的监测和疫苗接种应成为预防和控制病毒性肝炎综合性规划的一部分。

 **监测的理由和目标**

甲型肝炎监测的目标是：

➤ 发现病毒性肝炎暴发（地方）

➤ 监视发病率趋势，并确定感染新发事件的

危险因素（局部、全国）

➤ 为疫苗引入（国家）的决策提供依据。

**推荐的监测类型**

### 最低限度的监测

根据临床症状和体征对未明确诊断的急性肝炎进行症状监测,将有助于发现和调查病毒性肝炎的暴发(框1)。急性肝炎症状监测通常是全国性的、被动的、汇总的和基于医疗机构的。发现急性肝炎病例数增加时,应当开展实验室检测,最好检测所有肝炎病毒,以证实暴发的病因。应根据甲型肝炎暴发的流行病学提出疫苗接种的策略。

### 强化监测

常规症状监测可辅以基于病例的监测,包括实验室确诊和收集所有推断病例的更多数据元素。在WHO指导文件中将其称为"加强病例报告"[2]。这通常在哨点进行,除非卫生系统允许在国家层面实施。

 **病例定义和最终分类**

### 急性肝炎的推断病例

对于病毒性肝炎,对疑似病例的首选术语是"推断",因为使用"疑似"一词可能会带来羞辱。

急性甲型肝炎的推断病例具有以下两种或之一:

➤ 疾病急性发作伴急性传染病症状(发热、全身不适、疲劳)和肝损害表现(厌食、恶心、黄疸、深色尿、右上腹压痛)

或

➤ 丙氨酸氨基转移酶(ALT)水平升高,超过正常上限(400IU/L)10倍以上,该阈值由美国州和领地流行病学委员会(CSTE)提出[2]。各国也可以选择更低更敏感的阈值,或更高更特异的阈值。

### 需强化报告的最终病例分类

确诊病例包括:

➤ 实验室确诊病例:符合推断病例定义且抗HAV-IgM 阳性的病例。

➤ 流行病学关联病例:符合推断病例定义,并在流行病学上与实验室确诊病例有关联的病例(发病前2~6周与实验室确诊的甲型肝炎患者接触,或在有实验室确诊的暴发发生时)。接触可以是家庭成员之间的接触,性接触或共用毒品的接触。

---

**框1　急性肝炎的症状监测**

本章只讨论甲型肝炎,因为该病有独特的流行病学特征和疫苗接种策略。监测有两种选项。急性肝炎的症状监测只能发现暴发,然后需要对其进行调查。这种监测可发现大部分甲型肝炎和戊型肝炎暴发。通过生物标志物检测和危险因素信息的收集来加强病例发现,可对特定类型肝炎进行监测。WHO 建议加强病例报告应包括对所有引起急性感染的病毒性肝炎(甲型肝炎、乙型肝炎和戊型肝炎)进行检测。

---

**病例调查**

虽然对急性肝炎进行症状监测,但没有对个体病例进行调查。应立即调查所有聚集性病例并进行血清学确认。然后,暴发调查时应进一步调查暴发的原因。

在加强病例报告的背景下,对急性肝炎的个体病例,应填写病例报告表,并采集适当的标本进行生物标志物检测。

 **标本采集**

如有生物标志物检测,应采集静脉血标本送实验室进行 ELISA 检测。应从急性病人采集血液。IgM 可在发病后持续 6 个月。血液收集管可用于采集血清或血浆。血清和血浆标本可在 2~8℃储存 5 天,或在 -20℃储存 4 周。

目前,干血斑标本用于检测 HAV-IgM 尚未通过验证。

 **实验室检测**

ELISA 检测抗 -HAV IgM 是诊断急性 HAV 感染的确诊试验。IgM 通常在出现症状前 5~10 天就可检测到,并可持续 6 个月。IgG 不用于诊断急性HAV 感染,因为抗 -HAV IgG 出现在感染的恢复期,并终身存在于血清,对疾病有持久的防护作用。此外,接种疫苗后 IgG 也会呈阳性。

在大多数加强病例报告的机构,在哨点机构符合推断病例定义的患者应接受标准的肝炎血清学检测,检测包括所有主要的肝炎病毒指标,如 抗 -HAV IgM、抗 -HB$_c$ IgM、抗 -HCV IgM 和抗 -HEV IgM。在资源有限的机构,可以考虑采用串行检测方法( serial approach ),即对最常见的肝炎类型进行初步检测,如果第一次检测阴性,则进行下一个常见类型的检测,以此类推。

对 ALT 水平也可以进行检测,以确定是否将患者视为推断病例,但这不能用来确诊病例。

**数据收集、报告和使用**

**推荐的数据元素**

➤ 汇总数据收集

　　» 按年龄组、月份和地理区域划分的急性肝炎病例总数

➤ 基于病例的数据收集

　　» 姓名(如果考虑到隐私,可以省略姓名,只需唯一的身份识别码)

　　» 病例唯一识别码

» 出生日期（如果出生日期不能获得，请填写年龄）

» 性别

» 居住地（省，市，区）

» 发病日期

» 症状和体征：发热、全身不适、乏力、厌食、恶心、黄疸、深色尿、右上腹压痛

» 是否急性肝功能衰竭？

» 是否与实验室确诊的甲型肝炎病例接触？

» 接种甲型肝炎疫苗剂次数

» 所有甲型肝炎疫苗剂次的接种时间（如果有接种卡）

» 实验室方法和结果

   • 有无采集标本？

   • 标本采集日期

   • 标本送往实验室的日期

   • 实验室收到标本的日期

   • 抗–HAV IgM 血清学结果（阳性、阴性、不确定、无标本、不详）

   • 其他病毒性肝炎的检测结果

   • ALT 结果

» 向公共卫生机构报告的日期

» 调查日期

» 最终病例分类（实验室确诊、流行病学关联）

### 报告要求和建议

➤ 应每月定期报告急性肝炎推断病例的汇总数据。如有可能，地方层面应向上级和国家层面报告各种肝炎的确诊病例数。

➤ 各级指定的报告机构应按规定的频率（如每周或每月）报告，即使没有病例，也要"零报告"。

➤ 如果进行加强监测，基于病例的数据应定期从地方层面向上级和国家层面报告。

➤《国际卫生条例》（2005 年）目前不要求报告甲型肝炎，也不要求将甲型肝炎作为联合报告表的一部分进行报告。

### 推荐的数据分析

➤ 按月份、年份和地理区域划分的甲型肝炎病例数和发病率

➤ 每月／每年按年龄、性别及地区划分的甲型肝炎发病率

### 将数据用于决策

症状监测不能准确估计特定类型病毒性肝炎的发病率，其原因包括漏报，缺乏实验室检测，以及许多新感染病例没有症状。因此，通过症状监测确定的急性肝炎发病趋势难以解释。症状监测辅以补充数据（暴发的检测结果、血清学调查的生物标志物数据、医院检测急性肝炎患者的数据）可用于更好地了解 HAV 感染的流行病学。

在进行检测以区分肝炎类型时，以下数据可适用于甲型肝炎：

➤ 在地方层面，数据可用于确定暴发的病原体和感染的危险因素，描述甲型肝炎的趋势，并查明免疫规划中存在的问题（如受种者出现突破性感染）。

➤ 在国家层面，甲型肝炎监测可用于指导疫苗接种政策并监视其影响。按地方性流行程度不同，可以用于以下几个方面：

» 在高度地方性流行地区，监视平均感染年龄以发现感染年龄的变化，这表明可能向中度地方性流行地区转变。

» 在中度地方性流行地区，可以发现和描

述暴发。利用来自哨点急性肝炎常规监测的暴发数据以及其他现有数据（如基于人群的血清学调查），确定在何处开展普遍的免疫接种。

- 包括检测抗–HAV IgG 的基于人群的临时性血清学调查（或生物标志物调查）可以补充急性肝炎监测结果，从而确定中度地方性流行国家来考虑普遍免疫接种。值得注意的是，检出抗–HAV IgG 无法区分是以前感染还是接种疫苗所致，因此在疫苗广泛使用的地区，解释可能比较复杂。

  » 在低度 / 极低度地方性流行地区，发现并描述高危人群的暴发，以便为制定有针对性的疫苗接种政策提供依据。

### 监测绩效指标

急性肝炎监测没有正式的绩效指标。然而，各国可定期对监测工作进行监督，以确定监测和报告系统中需要改进的某些方面。应该对最基层的症状监测进行评估，以确定这种监测是否如设计的那样发现暴发。

### 临床病例处理

甲型肝炎没有特殊的治疗方法。对有症状感染者的支持性治疗应遵行国家指南。

### 接触者追踪和管理

在高度和中度地方性流行地区，接触者调查并不是一个优先事项，因为病毒在无症状感染的人群中可广泛传播。在低度地方性流行地区以及正在发生社区暴发的情况下，如果有足够的资源，则应该考虑接触者调查。甲型肝炎疫苗用于暴露后预防已被证明对一些社区暴发是有效的，可对接触者进行暴露后免疫。

### 暴发情况下的监测、调查和应对

**暴发的定义**

暴发是指发病率超过报告的基线水平。

**暴发期间监测的变化**

在国家正在进行急性肝炎的症状监测时，如发现暴发，应开展进一步调查，并通过实验室确认病因。

**公共卫生应对**

在某些情况下,如在中度及低度地方性流行地区的社区暴发,可以考虑使用灭活 HAV 疫苗对密切接触者进行暴露后预防。在暴发情况下,甲型肝炎疫苗接种的建议取决于社区甲型肝炎的流行病学特征以及快速实施广泛免疫接种的可行性。如果在暴发初期开展疫苗接种,且多个年龄组的覆盖率高,则单剂甲型肝炎疫苗可用于控制社区暴发,并已在小型设施齐全的社区(通常是在高危群体)获得成功。疫苗接种工作应辅之以健康教育和改善卫生条件。

(刘 军 译)

 **参考文献**

1. *World Health Organization. WHO position paper on hepatitis A vaccines – June 2012. Wkly Epidemiol Rec. 87(12):261–276; 2012 (*http://www.who.int/wer/2012/wer8728_29.pdf?ua=1*).*

2. *World Health Organization. Technical considerations and case definitions to improve surveillance for viral hepatitis. Geneva: World Health Organization; 2016 (*http://apps.who.int/iris/bitstream/10665/204501/1/9789241549547_eng.pdf*).*

# 乙型肝炎

 **疾病与疫苗特性**

乙型肝炎病毒（HBV）通过黏膜或非完整皮肤暴露于感染的血液或其他体液而传播。可发生在围生期从母亲到儿童的传播和在人与人之间的传播。急性乙型肝炎的潜伏期平均为 75 天，但可能为 30~180 天不等。大多数新感染者无症状。急性乙型肝炎的围产期感染率约为 1%、儿童早期感染率为 10%，≥5 岁人群感染率为 30%。当儿童感染乙型肝炎病毒时，他们通常无症状，对这一人群中开展监测具有挑战性。急性肝功能衰竭在婴儿和儿童中很少发生，但在成人病例中发生率为 0.5%~1.0%，病死率为 20%~33%。大约 80% 以上的慢性乙型肝炎发生于围产期感染，但有 <5% 的感染者是健康成人。慢性乙型肝炎感染有临床严重程度病谱，可从无症状到肝硬化和肝细胞癌。

推荐用于儿童的乙型肝炎疫苗免疫程序为 3 剂或 4 剂，包括防止围生期传播的出生时接种[1]。20 世纪 80 年代引入乙型肝炎疫苗后，全世界儿童的慢性乙型肝炎发病率大幅下降。

 **监测的理由和目标**

乙型肝炎病毒可导致多种疾病的发生，包括急性肝炎、慢性感染和长期后遗症，如肝硬化和肝细胞癌。可以对其中任何一种疾病或全部进行监测。然而，急性感染和慢性感染在儿童往往是无症状的。由于从感染到慢性后遗症之间的时间较长，慢性乙型肝炎监测无法及时为免疫规划的影响提供依据。

乙型肝炎监测的目标是：

➤ 发现病毒性肝炎的暴发（地方）

➤ 监视高危成人群体的发病率趋势，并确定新发感染的危险因素（地方、国家）

➤ 估计慢性感染的流行率并监视哨点人群的发病趋势，包括国家免疫规划对这些群体的影响（地方、国家、区域或全球）

➤ 估计慢性肝炎包括肝硬化、肝功能衰竭和癌症（国家、地区/全球）的后遗症负担和死亡率

➤ 为高危人群（国家）引入疫苗的决策提供数据

 **推荐的监测类型**

乙型肝炎的监测主要集中在感染的三个阶段：急性、慢性和慢性感染后遗症。以下专门针对急性肝炎监测（框 1）。

**最低限度的监测**

对急性肝炎最低限度的监测基于所有医疗机构发现的临床症状和体征。急性肝炎症状监测通

常是全国性的、被动的、汇总的和基于医疗机构的。发现急性肝炎暴发后,应该通过实验室检测以确认暴发的病因,因为该暴发可能由肝炎病毒、非肝炎病毒或非病毒原因所引起。

**强化监测**

急性肝炎症状监测可以通过基于病例的监测来补充,包括实验室确认和收集所有疑似病例的更多数据元素,这通常被称为"强化病例报告"。这通常在两种情况下进行:(a)在急性肝炎暴发期;(b)在为阐明病毒性肝炎流行病学的哨点机构。为加强监测,还可根据资源情况和监测目标,在全国范围内实施经实验室确诊的病例报告。

在往往无症状的儿童队列中,急性感染的监测不能查明儿童免疫规划的影响。但是,此类监测数据可以为国家可能会考虑的高危成年人群免疫接种策略提供指南。

 **病例定义和最终分类**

**急性乙型肝炎的推断病例**

对于病毒性肝炎,对疑似病例的首选术语是"推断",因为使用"疑似"一词可能会带来羞辱。急性乙型肝炎的推断病例具有以下两种或其中之一:

➤ 具有急性传染病症状(发热、全身不适、疲劳)和肝脏损害表现(厌食、恶心、黄疸、深色尿、右上腹压痛)的急性散发病例

或

➤ 丙氨酸氨基转移酶(ALT)水平升高,超过正常值上限(400IU/L)10倍以上,这个阈值由美国州和领地流行病学委员会(CSTE)提出[2]。各国也可以选择更低更灵敏的阈值,或也可选择更高更特异的阈值。

**需加强报告的最终病例分类**

➤ 实验室确诊的急性乙型肝炎病例:实验室确诊病例符合预制订的病例定义,且抗-HBc IgM阳性。

---

**框1 急性肝炎监测作为乙型肝炎监测的一部分**

WHO建议对急性肝炎进行症状监测,包括加强病例报告,并对导致急性感染的所有病毒性肝炎(甲型肝炎、乙型肝炎和戊型肝炎)患者进行检测。对于甲型肝炎和戊型肝炎,症状监测主要用于发现暴发。对于乙型肝炎来说,暴发是少见的,且往往与卫生保健机构有关。采用生物标志物检测的强化病例检测对确定急性乙型肝炎高危人群、危险因素和发病率甚为重要。

然而,仅对急性肝炎进行监测对乙型肝炎控制方案所作出的决定还不能提供足够的流行病学信息,因为乙型肝炎的真正负担是由慢性感染和后遗症所致。为了与其他疫苗可预防疾病的这些监测标准保持一致,本章节的主要重点是乙型肝炎病毒感染的急性表现。更详细的慢性感染和后遗症监测建议从其他方式获得(如癌症登记)[2]。关于乙型肝炎疫苗政策的决定必须对急性肝炎监测以及慢性感染和长期后遗症的监测数据进行三方分析。

## 病例调查

急性肝炎的症状监测中,对散发病例不进行个案调查。对所有暴发均应立即调查,并进行血清学确认。在加强监测的情况下,应填写急性肝炎个案报告表,并采集适当的标本进行确认试验。

 ## 标本采集

如果可进行生物标志物检测,应采集静脉血标本,将其送往实验室进行 ELISA 检测。应该对急性患者采集血液;IgM 可持续至发病后 6 个月。采血管可以用于采集血清或血浆。血清和血浆标本可在 2~8℃保存 5 天,或在 –20℃保存 4 周。

目前,干血斑标本尚未通过肝炎诊断的验证。

 ## 实验室检测

在暴发或哨点监测时,如果国家将生物标志物检验作为强化病例报告的一部分,则 ELISA 检测可作为检测抗原或抗体的推荐方法。可根据下列生物标志物检验结果来确认急性和慢性乙型肝炎感染。

➤ 急性:ELISA 检出乙型肝炎病毒核心抗体 IgM(抗 –HBc IgM)。

➤ 慢性:ELISA 或快速诊断试验检出乙型肝炎表面抗原(HBsAg)。

检测项目通常包括 HBsAg 和抗 –HBc IgM。如果 HBsAg 为阳性,则抗 –HBc IgM 的阳性预测值更高。对于急性乙型肝炎的诊断,需要特定的检验或阈值来排除慢性 HBV 感染患者在发病期间短暂存在的 IgM。对于慢性乙型肝炎,大多数检测手段也是检测总抗 –HBc。总抗 –HBc 和 HBsAg 的组合对慢性乙型肝炎感染比单独 HBsAg 更具特异性。

对于大多数强化病例报告的机构,在哨点机构对符合推断病例定义的患者,应使用标准血清学方法对所有肝炎病毒进行检测。在某些资源有限的机构,可以考虑采用串行(先后)检测方法(serial approach)对最常见类型的肝炎进行初步检测。如果第一次检测为阴性,则进行下一个常见类型的检测,依此类推。

还可以检测 ALT 水平以确定患者是否应该包括在推断病例定义中。

基因型检测可用于乙型肝炎,但在常规监测中作用有限。

## 数据收集、报告和使用

**推荐的数据元素**

➤ 汇总数据收集

» 按年龄组、月份和地理区域划分的急性肝炎病例总数

➤ 基于病例的数据收集

　　» 姓名（如果涉及隐私，可以略去姓名，只需唯一的身份识别码）

　　» 唯一病例识别码

　　» 出生日期（如果出生日期不能获得，请填写年龄）

　　» 性别

　　» 住址（省，市，区）

　　» 发病日期

　　» 症状和体征：发热、全身不适、乏力、厌食、恶心、黄疸、深色尿、右上腹疼痛

　　» 有无急性肝功能衰竭？

　　» 有无接触实验室确诊的乙型肝炎病例？

　　» 接种乙型肝炎疫苗剂次数

　　» 所有接种乙型肝炎疫苗的剂次和时间（如果有接种卡）

　　» 实验室

　　　• 有无采集标本？

　　　• 标本采集日期

　　　• 标本送往实验室的日期

　　　• 实验室收到标本的日期

　　　• HBV 血清学检测结果（抗 –HBc IgM、HBsAg，其他）

　　　• 其他病毒性肝炎的检测结果

　　　• ALT 结果

　　» 向公共卫生机构报告的日期

　　» 调查日期

　　» 最终病例分类（实验室确诊）

**报告要求和建议**

➤ 医务人员应向当地公共卫生机构报告急性病毒性肝炎病例。病例报告可以是综合征报告（就急性肝炎而言，如果未进行检测，可根据症状和体征报告病例)，或者根据生物标志物检验来确定类型。

➤ 应定期每月报告推断病例的汇总数据，如果有的话，每种类型肝炎的确诊病例数应从基层上报到中层和高层机构。

➤ 各级指定的报告机构应按规定的频率（如每周或每月）报告，即使没有病例也应"零报告"。

➤《国际卫生条例》（2005 年）目前不要求报告乙型肝炎，也不要求作为联合报告表的一部分来报告乙型肝炎。

**推荐的数据分析**

急性肝炎监测以及强化病例报告数据的分析包括：

➤ 按月份、年份和地理区域划分的急性乙型肝炎病例数和发病率

➤ 按月份/年份的不同年龄、性别和地区的急性乙型肝炎发病率

**将数据用于决策**

急性肝炎监测数据可用于：

➤ 识别危险因素

➤ 通过实施包括潜在疫苗接种在内的预防策略，预防高危人群的乙型肝炎感染

➤ 描述发病趋势

➤ 确定疫苗受种者中的突破性感染。进一步调查可确定这些潜在的突破性感染原因（例如，疫苗诱生的免疫力下降和病毒变异株感染）。根据儿童急性乙型肝炎病例，采用筛查方法来评估疫苗效力。

监测数据应在监测系统计划的主要目标范围内加以分析和使用。数据应在监测系统的限定范围内进行解释，例如监测系统的类型（基于综合征与基于实验室）、肝炎的临床特征（儿童通常无症状）、

受监测人群的代表性（一般人群与高危人群）、试验的灵敏性和特异性，以及所选的序列检测。由于缺乏生物标志物检测、漏报和许多儿童感染的无症状特征，症状监测无法准确估计特定类型病毒性肝炎的发病率，使通过症状监测确定的急性肝炎发病趋势难以解释。急性肝炎的症状监测对发现暴发之外的作用有限。考虑到不同监测系统（急性、慢性、长期后遗症）和特殊研究（血清学检查、产前保健检测、血库检测）的多种数据来源的可能性，以及任何一个系统都不是完美无缺的事实，重要的是要审查所有来源的数据，以确定适当的公共卫生行动。

在解释 HBV 的监测数据时需要考虑下列几个因素：

➤ 儿童通常是无症状的；常规监测信息在确定儿童接种疫苗的引进或影响方面没有用处。

➤ 在清理和分析来自慢性感染患者的监测数据时应该谨慎，因为患者可能会接受连续的检验，故重复报告可能是一个问题。

➤ 在基于人群的监测或一般人群调查中，高危人群可能代表性不足或被遗漏。

 ## 监测绩效指标

急性肝炎监测没有正式的绩效指标。但是，各国可能希望定期对监测工作进行监督，以确定监测和报告系统中需要改进的具体方面。通常情况下，应该对症状监测进行评估，以确定其能否按设计的要求发现暴发。

 ## 临床病例处理

乙型肝炎的临床治疗应按国家指南来实施。

 ## 接触者追踪和管理

开展急性肝炎监测时，通常不进行接触者调查。在一些具有强化病例报告的机构（如医疗保健机构），在已知经皮肤或黏膜接触暴露于乙型肝炎病毒后，应依据乙型肝炎疫苗接种史和暴露源的血清学状况，对暴露者进行接触后预防，接种乙型肝炎疫苗、乙型肝炎免疫球蛋白（HBIG）或两者。职业接触的暴露后预防指南可从其他文献获得[3]。

## 暴发情况下的监测、调查和应对

### 暴发的定义

急性乙型肝炎的暴发是指发病率高于报告的基线。大多数乙型肝炎暴发与医疗保健机构有关（如血液透析中心或不安全注射）。

**暴发期间监测的变化**

当国家正在进行急性肝炎的症状监测时,如发现暴发后,应启动调查,包括对急性肝炎病例进行实验室检查,以确定病因。在与乙型肝炎经血和体液途径传播相关的暴发情况下,病例报告表可能包括新的数据元素。

**公共卫生应对**

在可行的情况下,应为病例的接触者提供检测、暴露后预防措施和其他预防服务[4]。

 **乙型肝炎监测的特殊考虑**

➤ 在某些国家,一些使人处于乙型肝炎高危的行为可被视为敏感的、羞辱的或非法的(例如,注射吸毒者或男男性行为者)。对所有收集的数据的保密至关重要。

➤ 应将实验室检测结果反馈给患者。乙型肝炎阳性检测结果的反馈尤为重要,应为感染者提供有关适当的临床随访以及如何降低接触者被传染的风险等方面的咨询。

➤ 为了测量常规儿童接种疫苗的影响,对乙型肝炎生物标记物进行血清学调查。

WHO 关于记录疫苗接种影响的两份文件描述了如何进行这项调查的详细信息[5,6]。监测不能用于及时测量儿童接种疫苗的影响。

(梁艺 译)

 **参考文献**

1. *World Health Organization. Hepatitis B vaccines: WHO position paper – July 2017. Wkly Epidemiol Rec. 92(17):369–392; 2017 (*http://apps.who.int/iris/bitstream/10665/255841/1/WER9227.pdf?ua=1*).*

2. *World Health Organization. Technical considerations and case definitions to improve surveillance for viral hepatitis. Geneva: World Health Organization; 2016 (*http://apps.who.int/iris/bitstream/10665/204501/1/9789241549547_eng.pdf*).*

3. *Centers for Disease Control and Prevention. Guidelines for the management of occupational exposures to HBV, HCV, and HIV and recommendations for postexposure prophylaxis. Atlanta, USA: Centers for Disease Control and Prevention (*http://www.who.int/occupational_health/activities/5pepguid.pdf*).*

4. *World Health Organization. Guidelines for the prevention, care, and treatment of persons with chronic hepatitis B infection. Geneva: World Health Organization; 2015 (*http://www.who.int/hiv/pub/hepatitis/hepatitis-b-guidelines/en/*)*

5. *World Health Organization. Documenting the impact of hepatitis B immunization: best practices for conducting a serosurvey. Geneva: World Health Organization; 2011 (*http://apps.who.int/iris/bitstream/10665/70808/1/WHO_IVB_11.08_eng.pdf*).*

6. *World Health Organization. Sample design and procedures for hepatitis B immunization surveys: a companion to the WHO cluster survey reference manual. Geneva: World Health Organization; 2012 (*http://apps.who.int/iris/bitstream/10665/70876/1/WHO_IVB_11.12_eng.pdf*).*

# 人乳头瘤病毒疾病

 **疾病与疫苗特性**

人乳头瘤病毒（HPV）是最常见的性传播感染的病原体。虽然大多数感染不导致疾病，但持续感染也可导致疾病。HPV感染是宫颈癌的必要病因，宫颈癌通常在感染后数十年才发生。大多数宫颈癌和其他HPV相关癌症由HPV16型或18型所引起。据估计2012年全球妇女有266 000例HPV相关的宫颈癌患者死亡[1]，这些死亡者中有>85%发生在不发达国家。宫颈癌占全球所有HPV相关癌症的84%。HPV也可导致其他肛门生殖器癌症（阴道、外阴、阴茎和肛门）和口咽部癌症（头部和颈部）。此外，HPV可导致肛门生殖器疣，但导致生殖器疣的HPV型别与导致癌症的型别是不同的。

WHO建议接种HPV疫苗作为预防由HPV引起的宫颈癌和其他相关疾病的协同性和综合性策略的一部分。

目前有3种预防性HPV疫苗获得批准，每种疫苗所含的病毒型别不同，但都可预防HPV 16型和18型的感染。其中2种疫苗也针对导致生殖器疣的HPV型别。HPV疫苗不含病毒DNA，而是基于自我装配的非感染性病毒样颗粒。HPV疫苗接种程序为2剂或3剂，最好在首次性生活前接种疫苗。所有3种疫苗的安全性高、效果和效力好[2]。预防宫颈癌仍是HPV疫苗预防的优先选项。对于宫颈癌预防，WHO建议HPV疫苗的主要目标人群是9~14岁女孩。如果接种其他目标人群是可行的，负担得起的，有成本效益的，并且不从主要目标人群的免疫接种和有效的宫颈癌筛查规划转移资源，则免疫接种的第二个目标人群是≥15岁女性以及男性。

 **监测的理由和目标**

根据免疫规划，HPV感染监测的主要目标是监视HPV疫苗的潜在影响。然而，鉴于HPV感染的自然史，这种监测可能具有相当的挑战性：

➤ 大多数性活跃个体在他们的生活中有时可获得HPV感染。

➤ 这些感染中大部分无症状，并在1、2年内自然消失。

➤ 在感染后数年到数十年可能不发生HPV相关疾病。

因此，并不要求和建议对每种HPV感染进行侦查和监测。

对HPV感染的常规监测不是引入疫苗的必要条件，在引入疫苗后也不必要，但有些国家对监视HPV感染有兴趣，以确定疫苗效果和影响。一些国家可以考虑在引入疫苗前后一段时间内监视性活跃人群中HPV疫苗型别的流行率，以此作为疫苗影响的早期指标。这在技术上具有挑战性，并需大量资源，因此并非适用于所有国家，故不向所有国家推荐这种做法[1,3]。

对癌症以外的 HPV 相关疾病的重点监测（focused surveillance）对考虑实施 HPV 疫苗接种的国家可能是有用的。有些国家可以考虑监视特殊目标人群中肛门生殖器疣或高度宫颈损害。

 ## 建议的监测类型

WHO 对 HPV 监测没有全球性的建议，对 HPV 感染和 HPV 相关病的监视取决于国家兴趣和资源。对监视除癌症外的 HPV 相关疾病有兴趣的国家，可以考虑对肛门生殖器疣、高度宫颈癌前病变或 HPV 相关癌症（主要为宫颈上皮内瘤样病变）的发病率或流行率进行基于病例或基于机构（通常在哨点机构）的监测。在有些地方，HPV 监测可以与宫颈癌筛查相结合。宫颈癌的关键预防策略是筛查（如使用 Pap 检测或临床 HPV 检测）和对早期癌前宫颈病变进行治疗。

## 病例定义和最终分类

由于 WHO 不推荐在实施免疫规划的情况下开展 HPV 监测，用于监测的疑似病例、可能病例的标准定义尚未确定。

## 病例调查

对 HPV 感染或除癌症外的 HPV 相关疾病的散发病例，不需作为监测的一部分进行调查。应根据临床指南对这些病例进行适当的随访。

## 标本采集

虽然不建议进行常规 HPV 监测，但应采集某些类型的标本，如宫颈癌筛查试验（有或无 HPV 联合检查的 Pap 检测）所用的宫颈刷、宫颈刮板或宫颈拭子，将其作为宫颈癌筛查的一部分。

 ## 实验室检测

HPV 检测需要分子生物学试验[4]。HPV 的致癌性型别的临床检测可用于以下几个方面：

➤ 结合 Pap 检测进行宫颈癌筛查
➤ 异常宫颈癌细胞学结果的筛检

➤ 治疗宫颈癌前病变的随访

根据研究目标,型特异性HPV试验将检出HPV DNA作为主要终点,并提供流行病学研究问题的有用信息。血清学方法目前仅在研究条件下可以获得,也可用于HPV疫苗试验[1]。HPV监测的全球实验室网络尚未建立。

## 数据收集、报告和使用

### 数据收集

由于不推荐对HPV感染进行常规监测,故还没有一整套的标准化数据供收集或分析之用。可对疫苗型别的HPV感染和HPV相关疾病的负担(包括肛门生殖器疣和HPV相关宫颈癌前病变的负担)进行监视,以便对疫苗的影响进行评估[5]。此外,国家应考虑实施和加强癌症(包括宫颈癌)的登记,以评估在接种HPV疫苗后随时间推延的发病趋势。

### 报告要求和建议

在某些国家HPV相关癌症可能需要报告,但这取决于癌症筛查规划和登记制度。对于HPV感染、肛门生殖器疣或宫颈癌前病变,尚无全球的报告要求。

## 监测绩效指标

由于不建议进行常规监测,故尚无HPV监测的标准监测绩效指标。

## 临床病例处理

对无症状的HPV感染,尚无特异性治疗的建议或要求。应由临床医生来评价症状。肛门生殖器疣可有多种治疗方法。早期发现HPV相关宫颈癌前病变可使早期治疗成为可能,并可防止进展到宫颈癌。

## 接触者追踪和管理

对HPV感染通常不进行接触者追踪。

## 暴发情况下的监测、调查和应对

HPV的性传播非常常见。一般来说,不需进行暴发调查来解决HPV传播的流行病学问题和为潜在的干预措施提出建议。

对 HPV 监测的特殊考虑

接种 HPV 疫苗的主要目的是预防宫颈癌。因此,每个国家应建立或加强基于人群的综合性癌症登记制度,以追踪宫颈癌的发病趋势。可用癌症登记资料和其他来源的管理性资料来评估综合性宫颈癌预防策略(包括 HPV 疫苗接种、宫颈癌前病变筛查和治疗、癌症治疗等)的长期影响。然而,对癌症负担的全面影响在接种疫苗后数十年还未能观察到。

（蔡彩萍　译）

 参考文献

1. *World Health Organization. Human papillomavirus vaccines: WHO position paper, May 2017. Wkly Epidemiol Rec. 2017;92(19):241–68 (http://apps.who.int/iris/bitstream/10665/255353/1/WER9219.pdf?ua=1).*

2. *World Health Organization. Annex 4. Recommendations to assure the quality, safety and efficacy of recombinant human papillomavirus virus-like particle vaccines. In: WHO Expert Committee on Biological Standardization. Sixty-sixth report. WHO Technical Report Series, No. 999. Geneva: World Health Organization; 2016.(http://www.who.int/biologicals/areas/vaccines/Annex_4_Recommendations_recombinant_human_papillomavirus_virus-like_particle_vaccines.pdf).*

3. *World Health Organization. Monitoring the coverage and impact of human papillomavirus vaccine – report of WHO meeting, November 2009. Wkly Epidemiol Rec. 2010;85(25): 237–43 (http://apps.who.int/iris/bitstream/10665/241593/1/WER8525_237-243.pdf).*

4. *World Health Organization. Human papillomavirus laboratory manual, first edition. Geneva: World Health Organization; 2010 (http://www.who.int/immunization/hpv/learn/hpv_laboratory_manual__who_ivb_2009_2010.pdf).*

5. *Gargano J, Meites E, Watson M, Unger E, Markowitz L. Chapter 5: Human papillomavirus. In: The manual for the surveillance of vaccine-preventable diseases [website]. Atlanta: Centers for Disease Control and Prevention; 2017 (https://www.cdc.gov/vaccines/pubs/surv-manual/chpt05-hpv.html).*

6. *World Health Organization. HPV vaccine introduction clearinghouse. In: Immunization, vaccines and biologicals [website]. Geneva: World Health Organization; 2018 (http://www.who.int/immunization/hpv/en/).*

# 流行性感冒

## 疾病与疫苗特性

流行性感冒（流感）病毒是一种正黏病毒,可引起急性呼吸道疾病,病情轻重不一,可从轻微的发热性疾病伴全身疼痛、咳嗽和咽喉疼痛,到并发细菌重叠感染的严重肺炎。感染人类的流感病毒主要通过感染者呼吸道分泌物中的飞沫和气溶胶,偶尔也通过污染的物品或动物,在人与人之间传播。流感病毒可导致季节性流感流行,该病大部分发生在温带气候的冬季,而在热带地区季节性不太明显,成人年发病率为5%~10%,儿童为20%~30%[1]。严重疾病的高危人群包括幼儿、孕妇、老年人和有基础疾病的人。潜伏期为1~4天。总的来说,在中低收入国家流感的疾病负担被低估。最近的一项模型分析估计,每年季节性流感相关的呼吸道疾病死亡病例有291 243~645 832例（4.0/10万~8.8/10万）[2]。甲型流感新亚型全球大流行每10~40年发生一次,会导致死亡率上升,如1918年的"西班牙流感"大流行,估计全球有2 000万~4 000万人死亡。

流感病毒由于抗原漂移而迅速发生改变,故通常每年根据季节性活动,对疫苗成分进行重新调整和生产。许可的流感疫苗包括灭活或活的减毒甲型和乙型流感病毒,每种疫苗有3种或4种亚型。灭活流感疫苗（IIV）通过注射接种;活的减毒流感疫苗（LAIV）通过鼻腔喷雾接种。只有灭活流感疫苗获准用于2岁以下儿童。建议在春季给儿童接种2剂流感疫苗,间隔4周,然后每年在流感季节前接种疫苗。母亲在妊娠期间可以通过母传流感抗体保护婴儿,对年幼婴儿不能接种流感疫苗。世界卫生组织（WHO）建议,各国应根据当地疾病负担、资源、能力和其他卫生优先事项来作出有关流感疫苗接种的决策[1]。

## 监测的理由和目标

**总体目标**

➤ 及时提供高质量的流感病例流行病学资料来指导政策。

➤ 为评估和疫苗生产提供病毒株。

**具体目标**

➤ 流行病学

　》 描述流感的季节性

　》 提示流感季节开始和结束的信号

》 识别和监视易发生严重疾病和死亡的高危人群

》 确定流感和严重流感相关疾病活动的基线水平,来评估每个季节和未来大流行事件的影响和严重程度。

》 生成可在重点研究中使用的流感数据来估计流感负担,并帮助决策者优先考虑重要资源和制定公共卫生干预计划。

》 发现异常和意外事件,如在典型季节之

外发生的流感暴发,医务工作者中的严重流感,或是可能预示新型流感病毒出现的疫苗无效所致的聚集性病例。

➤ 病毒学

» 为季节性和大流行前的流感疫苗生产提供候选疫苗病毒(CVV)。如果发生大流行,大流行前流感候选疫苗病毒与大流行病毒相匹配,则可用于快速生产大流行流感疫苗。

» 描述循环病毒的抗原特征和基因构成。

» 确定局部传播的病毒类型和亚型及其与全球和区域模式的关系。

» 协助了解病毒株与疾病严重程度的

关系。

» 监视循环病毒的抗病毒敏感性。

» 提供一个评估疫苗和其他干预措施效果的平台。

**监测的地理重点**

流感不是全球消除 / 根除目标所针对的疾病。流感监测数据主要用于支持国家免疫接种战略和制定全球疫苗成分计划。来自国家监测规划的病毒分离物可为全球的疫苗成分提供病毒株信息。现已建立了全球和区域流感监测网络,如世界卫生组织的全球流感监测和应对系统(GISRS)(www.who.int/influenza/gisrs_laboratory/en/)。

 **建议的监测类型**

**最低限度的监测**

建议的流感监测的最低要求包括以下特征:

➤ 基于机构和哨点的监测 因为流感可呈地方性流行,所有地区有很高的发病率,故流感监测并不是为了发现每个病例。监测地点是基于机构,无论是住院患者还是门诊患者,都基于用于发现病例的症状监测。大多数情况下,选择用于监测的机构作为哨点网络的一部分。

➤ 症状监测 流感监测是最常使用的症状监测。

» 流感样疾病(ILI)监测是监测在门诊就医的人员。

» 严重急性呼吸道疾病(SARI)监测是监测因呼吸道疾病而住院的病情较重的人。

» 根据每个国家的具体信息需求和监测

优先项目的安排,权衡流感样疾病(ILI)和严重急性呼吸道疾病(SARI)监测。

➤ 实验室确证 对符合症状监测病例定义的患者,应进行流感病毒实验室检测,因为ILI 和 SARI 对流感感染的特异性低。

» 如果可行,最好对机构的所有病人进行流感检测,否则应实施抽样策略,以选择用于检测和数据收集的患者。

» 在发病率很高的情况下,如 2009 年H1N1 流感大流行,并非所有发现的病例都需要做实验室确认。

➤ 基于病例的监测 基于病例的数据来自于所采集标本的 SARI 和 ILI 病例。

➤ 主动监测 监测人员主动侦查医疗机构中的病例。

流感监测的目标人群是所有人,包括儿童和成人。在温带气候的地区,流感的季节性通常是很明确的。在已知的流感季节及其前后短时间内至少应进行数据收集和报告。建议全年开展监测,因为全年监测可增加对非季节性流感活动的大致了解,并提供有关出现新流感病毒株和病毒耐药性标记物的重要信息。

### 加强监测

如果出现不寻常事件,如大流行或者一种新亚型开始传播,需增加监测活动时,应进行加强监测。

### 与其他病原体监测的整合

一些开展 ILI 或 SARI 症状监测的医疗机构可检测其他呼吸道病原体,如呼吸道合胞病毒(RSV)、肺炎球菌和百日咳杆菌。多重聚合酶链反应(PCR)检测上呼吸道标本越来越普遍。

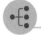 ## 病例定义和最终分类

### 病例检索的疑似病例定义

➤ 流感样疾病(ILI)病例  急性呼吸道感染,并伴有以下临床表现:

  » 体温≥38℃

  » 咳嗽

  » 在近 10 天内发病

➤ 严重急性呼吸道疾病(SARI)病例  严重急性呼吸道感染,并伴有以下临床表现:

  » 有发热史,体温≥38℃

  » 咳嗽

  » 在近 10 天内发病

  » 需要住院

### 最终病例分类

➤ 确诊病例  符合 ILI 或 SARI 定义,且实验室确认为流感病毒感染的病人。实验室确认根据下列条件之一:

  » 常规 PCR 或实时 RT-PCR 检测阳性

  » 免疫荧光法或酶免疫法检出病毒抗原

  » 通过病毒培养并用第二种鉴定方法检出流感病毒(免疫荧光、血凝抑制或 RT-PCR)

  » 急性期和恢复期双份血清检测,抗体滴度升高 4 倍或以上。

➤ 可能病例  在新型甲型流感病毒大流行时,可能病例是流行病学相关病例,即符合疑似病例定义,在流行病学上与确诊病例有关联,但没有对流感病毒感染进行实验室确认检测,或者对新甲型流感病毒感染的检测结果不确定。流行病学关联的标准是患者与一个或多个患有或患过疾病的人有过接触,并且病原体通过通常的传播模式传播是可信的。如果传播链中至少有一个人获得实验室确认,则该病例被视为与流行病学有关联。

 ## 病例调查

一般来说,对监测中发现的流感散发病例,不需要进一步调查,但如果还没有临床治疗,需要转诊治疗。

## 标本采集

**标本类型**

➤ 鼻咽/口咽拭子

» 对于流感样病例,可以采集鼻咽拭子、鼻咽抽吸物、鼻冲洗物以及鼻咽拭子组合,其病毒检出率比口咽标本(咽喉拭子)高。

» 对于严重急性呼吸道疾病病例,应采集与流感样病例相同的标本。但对于严重急性呼吸道疾病,鼻拭子和口咽拭子的相对敏感度尚不清楚。如果病人插管,如有临床指征,可采集气管内抽吸物或支气管肺泡灌洗液(BAL)。

» 重要的是要注意,如果要检测除流感病毒之外的其他病毒,所采集的合适标本类型可能会有所不同。

» 进行 RT-PCR 检测时,应使用顶端带有合成材料(如聚酯或 Dacron®)以及铝柄或塑料柄的拭子采集标本,并用病毒运送培养基来运送标本。不建议使用棉签拭子或带有海藻酸钙顶端和木柄的拭子。

➤ 血清

急性期和恢复期双份血清标本检测显示中和抗体滴度上升 4 倍或以上为阳性病例。恢复期中和抗体滴度也必须为 1:80 或以上。单份血清标本用于季节性流感病毒感染的诊断可能不可靠[3]。采集 3~5mL 全血进行血清学检查。

**采集时间**

通过细胞培养分离流感病毒和直接检测病毒抗原或核酸的标本,最好在临床症状出现后 3 天内采集[4]。急性期血清标本应在症状出现后立即采集,不迟于发病后 7 天。恢复期血清标本应在发病后 2~4 周采集。

**储存和运输**

拭子标本的采集、储存和运输应使用合适的培养基[4]。用于 PCR 的标本,如果不能在 48~72 小时内处理,应在 -70℃ 及以下储存。防止反复冻融,以保持 RNA 完整性和病毒活性。用免疫荧光法(IFA)直接检测病毒抗原的拭子应保存在冷藏或其他冷藏剂条件下,温度为 2~8℃,并在采集后 1~2 小时内进行处理。除从偏远地区寄来的标本外,不应冷冻标本。如果标本未保存在 2~4℃(≤4 天)或未在 -70℃ 或更低温度下冷冻,或贴上的标签或记录不完整,则可拒收。

用于病毒培养的标本,采集后应立即将拭子放置在 4℃,并立即运送至实验室。并且应尽快接种到易感细胞进行培养。如果不能在 48 小时内处理标本,应将其冷冻在 -70℃ 或以下,最好保存在液氮中。为防止感染性丧失,应避免反复冻融。

血清可在 4℃ 储存约 1 周,但在 -20℃ 下冷冻可保存更久。标本的运输应符合目前世界卫生组织的感染性物质运输指南。标本发送前,应通知其他国家的接收实验室,以便他们有时间安排进口许可证。

➤ RT-PCR　RT-PCR 检测敏感度最高,是大多数实验室推荐的最低限度的检测方法。RT-PCR 提供的信息可用于以下情况:

» 通过检测有症状病人呼吸道标本或病毒培养物的 RNA,来区分流感病毒的类型

» 确定甲型流感病毒亚型或乙型流感病毒谱系

» 对推断可能感染甲型流感 H5 亚型(亚洲谱系)的患者呼吸道标本或病毒培养物进行病毒鉴定。

» 检测新的或新进化的甲型流感病毒

» 检测病毒耐药性

➤ 病毒培养

» 病毒培养用于补充 RT-PCR 的检测结果,以获得详细的病毒抗原和基因特征。

» 对于同时拥有 RT-PCR 和病毒培养资源的实验室,建议同时使用 RT-PCR 和病毒分离。

» 可选择 RT-PCR 阳性标本用于病毒培养,以进一步检测抗原和基因特性,必要时做药物敏感性检测。

➤ 血清

血凝素(HA)抑制试验、微量中和试验和免疫荧光抗体染色是最常见的试验。急性期与恢复期之间的血清血凝抗体升高 4 倍提示急性感染。

➤ 敏感性和特异性

» RT-PCR 有很高的敏感性和特异性。然而,鼻腔接种甲型流感疫苗的个体在接种后 3 天内可能有阳性检测结果。而且,阴性结果不能排除流感病毒感染,因此不能作为治疗或其他管理决策的唯一

依据。儿童排出的病毒量比成人更多,持续时间也更长。因此,成人标本的敏感性可能低于儿童标本。

» 阳性和阴性预测值也取决于流感流行率。在疾病流行率高时,在高峰活动期间假阴性的可能性更大。在流行率为中度到低度时,在流感非活跃期假阳性的可能性更大。

**额外的检测**

➤ 亚型检测　流感确诊病例的亚型检测可为全球决定疫苗株组分提供有用的信息。

➤ 抗病毒检测　检测对奥司他韦或扎那米韦等神经氨酸酶抑制剂的耐药性可以提供有用的信息[5],包括循环病毒的本底耐药率。还可以帮助监视高危病例的治疗失败和耐药性。

➤ 多种病原体检测　流感样病例和严重急性呼吸道疾病症状监测可用于检测除流感病毒以外的其他呼吸道病原体。可以进行串行(先后)检测,即先检测流感病毒,如果检测阴性,再检测其他病原体。另外,串行检测,特别是多重检测平台的使用,变得越来越普遍。在解释非无菌性上呼吸道中的病原体作为发病原因的证据时,要谨慎。这尤其适用于通常定植于上呼吸道的细菌(如肺炎球菌、流感嗜血杆菌和卡他莫拉菌)。

**实验室的特殊考虑**

➤ 尚未确定新甲型流感病毒感染期间病毒峰

值的最佳标本类型和时间。因此，从同一患者采集多个标本可能是检测病毒所必需的。

➤ 对于开展常规检测的会员国，应定期将结果直接向 FluNet 或区域平台报告。

➤ 对抗病毒药物有耐药性的病毒应附上临床信息运送至 WHO 合作中心。如果目前对主要抗病毒药物敏感的循环病毒亚型中，检出并确认了抗病毒耐药性，则调查病例和接触者以确定耐药性病毒是否会人传人也很重要。如果耐药性病毒会传染，应立即通过《国际卫生条例》国家归口单位报告这一事件。

**实验室网络**

通过世界卫生组织的全球流感监测和应对系统进行全球流感病毒学监测。国家流感中心（NICs）成为全球流感监测和应对系统的支柱。国家流感中心在本国采集病毒标本，进行初步分析，将具有代表性的临床标本和分离的病毒运送至 WHO 合作中心，以进行高级的抗原和基因分析。这些结果成为 WHO 每年关于流感疫苗组分建议以及 WHO 组织相关风险评估活动的基础。

 **数据收集、报告和使用**

**用于病例监测的推荐的数据元素**

➤ 唯一身份识别码

➤ 性别

➤ 年龄

➤ 有发热史和发病时体温

➤ 发病日期

➤ 有无住院及住院日期（只限于 SARI 病例）

➤ 采集标本日期

➤ 在过去 14 天内是否用过流感抗病毒药物。如果是，需填写抗病毒药物的名称

➤ 妊娠状况

➤ 有任何慢性基础性疾病

　　» 慢性呼吸道疾病

　　» 哮喘

　　» 糖尿病

　　» 慢性心脏病

　　» 慢性肾脏疾病

　　» 慢性肝病

　　» 慢性神经疾病或神经肌肉疾病

　　» 血液疾病

　　» 免疫缺陷，包括人类免疫缺陷病毒（HIV）

　　» 肥胖指数（体质指数，或 BMI）

　　» 结核病

　　» 出血性疾病

➤ 实验室检测结果

检测类型、结果、亚型（如果可以获得）和抗病毒检测（如果可以获得）

➤ 某些类型监测的其他数据元素

　　» 患者结局（死亡、存活）

　　» 季节性流感疫苗接种情况、疫苗组分（IIV、LAIV）和接种日期

　　» 基于人群监测的机构的辖区人口

　　» 按年龄组划分的住院（如果进行 SARI 监测）和门诊就诊（如果进行 ILI 监测）总人数

**报告要求和建议**

除新毒株或有耐药性的毒株外，对散发流感病

例一般不立即报告公共卫生当局。根据《国际卫生条例》，任何感染新流感亚型或新毒株的病例，需立即向 WHO 报告。从哨点机构收集的流行病学和病毒学数据，应每周向国家卫生当局报告，在暴发或大流行期间报告可能更频繁。

> FluNet

FluNet（www.who.int/influenza/gisrs_laboratory/flunet/en/）收集病毒学数据。这些数据由与全球流感监测和应对系统积极合作的国家流感中心和国家其他流感参比实验室远程提供。这些数据也可从 WHO 区域数据库上传。公共用户可以实时访问选定的数据报告，包括国家层面的表格、地图和图表，而数据提供者可以完全获取国家层面的和实验室提供的所有病毒学信息。输入 FluNet 的病毒学数据对追踪病毒在全球的动向和解释通过 FluID 系统报告的流行病学数据是至关重要的。至少以下标本应送至 WHO 合作中心并纳入 FluNet：

> 在当地无法对亚型进行检测的病毒（这些病毒和任何新亚型病毒应尽快运送到 WHO 合作中心做进一步检测）

> 任何新的病毒亚型

> 在每个季节开始、高峰和结束时采集的有代表性的病毒标本

> 来自特别严重病例或异常病例的病毒

> 在暴发调查期间分离的病毒标本

> 对 WHO 推荐使用的血凝抑制试验反应性低的病毒。

> FluID

FluID（www.who.int/influenza/surveillance_monitoring/fluid/en/）是 WHO 用于全球范围内共享流感流行病学数据的系统。该系统补充了现有 FluNet 报告网络的病毒学数据。一些 WHO 区域办事处已创建了直接与 FluID 和 FluNet 链接的区域数据输入工具，这些区域的成员国也可以使用这些工具。FluID 可接收以就诊数或人群作为分母的各年龄组 ILI/SARI 和死亡数据，并可在全球和区域范围内近实时跟踪呼吸道疾病趋势。所有成员国可通过 WHO 网站获得汇总数据，这些数据从 FluID 收集并以图表形式发布。这些数据与来自 FluNet 的流感病毒学数据相结合。

通过 FluID 向 WHO 报告每个年龄组的国家汇总的流行病学数据包括：

> 本周报告的新流感阳性的 ILI 和 SARI 病例数

> 本周报告的正在进行 ILI 监测的门诊新就诊病例总数，或哨点机构的地区人口数

> 本周报告的正在进行 SARI 监测的病房新入院总人数

> 本周报告的采样的 ILI 或 SARI 病例数

> 本周报告的检测阳性的 ILI 和 SARI 标本比例

> 本周报告的住院患者呼吸道疾病死亡总数

> 《国际卫生条例》（IHR）

IHR 要求如发现所有新亚型人流感病例，应向 WHO 报告。一旦有可靠的理由相信动物或人 - 动物流感病毒已发生演变，并能在社区中持续传播，则 IHR 授权 WHO 总干事来决定该事件是否构成国际关注的公共卫生事件。如果检出并确认病毒耐药性，通过对病例和接触者的仔细调查来证明是否已发生人与人之间的传播也很重要。在这种循环的亚型病毒中大多数是敏感的情况下，如果发现耐药性病毒在人与人之间发生持续传播，则该事件应立即通过《国际卫生条例》国家归口单位报告 WHO。

**推荐的数据分析**

最低限度的数据分析

➤ SARI/ILI 总病例数,SARI/ILI 按年龄分层的例数;年龄组分类至少可分为 <5 岁组和 ≥5 岁组。然而,可以使用下列年龄类别:

  » 0~<2 岁

  » 2~<5 岁

  » 5~<15 岁

  » 15~<50 岁

  » 50~<65 岁

  » ≥65 岁

➤ 每周 SARI/ILI 病例按流感病毒类型和亚型［如 A（H3N2）、A（H1N1）和 B 型］的分类

➤ 每周 SARI/ILI 按病原体的分类,包括流感（如果有对其他病原体进行常规检测）

➤ 按年龄分层的流感病毒(以及其他呼吸道病原体)相关的 SARI/ILI 的百分比

➤ 按监测周或监测月分层的与流感相关的 SARI/ILI 百分比;通常在流感传播高峰季节,报告频率更高(通常每周报告)。

➤ 与流感有关的死亡数

➤ 按监测年份计算上述数据

**针对某些监测机构的强化分析**

➤ 流感相关呼吸道感染的发病负担和流感对呼吸道感染的贡献比例[6]。

➤ 对于基于人口的监测,监测人口中每年每 10 万人口 ILI 和 SARI 总的比例以及各年龄组的比例。与历史平均值进行比较,很可能在大流行时会显示其严重性的初步迹象[7]。

➤ 如果进行血清学检查,人群中流感抗体的血清流行率。

➤ 空间差异　评估该国各个监测点流感活动

高峰的时间。

➤ 疫苗有效性的病例对照研究　评价疫苗有效性最常用的方法是可使偏倚最小化的检测阴性对照设计。检测阴性设计已在其他文献介绍[8]。

**将数据用于决策**

➤ 监视不同年龄的 SARI/ILI 病例分布,以提醒医疗保健专业人员预测来诊所和医院就诊的疾病并告知疾病负担。

➤ 根据流感类型和亚型来评估 SARI/ILI 的分布,以指导全球疫苗的选择和选择合适的病毒。

➤ 监测疾病负担,以评估免疫规划策略,如疫苗接种的时间和类型。

➤ 监测流感病毒耐药性的变化,为合理使用抗病毒疗法提供依据。

➤ 监视病死率,如果病死率高,则应确定原因(如诊断不准确或延误、病例处理不当、获得治疗机会少或过晚,以及基础疾病等)。

➤ 确定与严重疾病相关的潜在危险因素(共病),改善高危患者的临床治疗和疾病预防水平,以及将其确定为疫苗接种和治疗的优先群体。

➤ 按流行病学周和年龄分层,评估与流感相关的 SARI/ILI 的分布,估计流感对全国和全球呼吸道疾病负担的贡献,建立流行阈值以比较不同年份和地区之间的疾病严重程度。

➤ 侦查不寻常事件,如在典型季节之外的流感暴发或疫苗失效导致的聚集性病例,提醒《国际卫生条例》国家归口单位有关国际关注的潜在公共卫生事件。

监测绩效指标（表1）

表1 流感的监测绩效指标

| 时间间隔 | 指标 | 目标 |
|---|---|---|
| 及时性：描述规划在监测和报告过程中实现几个不同时间间隔目标的成功情况 | | |
| 数据从哨点机构报告到上级管理机构 | 哨点机构按时达到数据报告目标日期的百分比 | 各个哨点机构在目标日期前发送报告≥80%[*] |
| 数据从上级管理机构上报到国家（如适用） | 管理机构能按时达到及时性目标的百分比 | 各个哨点机构达到数据传输目标日期的时间≥80%[*] |
| 将样品运往实验室 | 哨点机构按时在采集标本后规定天数内运送标本的百分比 | 各个哨点在目标时限内运送的标本≥80%[*] |
| 实验室收到标本的日期至获得检验结果 | 在程序规定的目标时间范围内，实验室按时提供检测结果的百分比 | 可因实验室而异，取决于检验能力；程序上应确定时间范围，并监督成果 |
| 向参与监测系统的卫生保健工作者报告结果 | 在程序规定的目标时间范围内，检验机构按时向监测机构反馈结果的百分比 | 在规定时间范围内的结果报告≥80%[*] |
| 完整性：监督机构报告的完整性和输入数据的完整性 | | |
| 报告完整性 | 每个哨点机构送交报告并有完整数据的百分比 | 已填报所有数据字段的报告≥80%[*] |
| 报告传输 | 数据报告被接收的百分比 | 每个报告周期内所有哨点机构传输≥80%[*] |
| 数据收集 | 被抽取病例中已收集数据的百分比 | 被抽取的病例中已收集数据≥80%[*] |
| 异常值：应该对观察数据类型的突然或意外变化进行调查。可能代表报告有问题或疾病行为改变的变化类型示例如下 | | |

» 报告的 SARI 和 ILI 病例数或 SARI 死亡数意外或突然的增加或减少
» 流感标本检测阳性百分比的意外或突然的变化
» 检出的病毒类型或亚型发生意外或突然的变化
» 报告的风险因素的分布变化
» 报告的病例年龄的分布变化

[*]使用 80% 作为目标是任意的。每个国家可能希望建立自己更严格的目标。

 临床病例处理

流感的治疗包括支持性治疗，如使用退热药，必要时给氧。如果在疾病早期给予神经氨酸酶抑制剂（如奥司他韦、扎那米韦、金刚乙胺和金刚烷胺）进行抗病毒治疗，可以降低住院率和死亡率[5]。由于担心出现耐药性，不建议预防性使用抗病毒药物。

**接触者追踪和管理**

对季节性流感,通常不进行接触者追踪。例外的情况是发现一种罕见或有高度毒性的病毒株,如 H5N1 或 H7N9。在这种情况下,应获取接触史,并评估和调查其他高危人群。对接触者通常不使用抗病毒预防制剂。

 **暴发条件下的监测、调查和应对**

### 暴发的定义

季节性流感暴发没有标准定义,季节性流感通常每年都会发生流行。"暴发"一词更常用于出现新的或新出现的流感病毒株所致的病例。对单个新病毒株引起的病例,应启用公共卫生应对措施。季节性流感通常可被评估为多个流感活动水平[9]。参加 FluNet 的国家报告流感活动水平如下[7]:

➤ 无活动——无流感病毒分离物或流感活动的临床表现

➤ 散发活动——在有限区域内有散发的 ILI 或实验室确认流感病例

➤ 局部活动——ILI 活动高于基线水平,在有限区域内有实验室确认的流感病例

➤ 区域活动——在一个或多个区域出现 ILI 或实验室确认流感的暴发,病例数占全国总人口的 <50%

➤ 广泛活动——在一个或多个地区出现 ILI 或实验室确认流感的暴发,病例数占全国总人口的 ≥50%。

也可以用历年年均发病率作为背景资料,用预警阈值来认定季节性流行[9],并从可传播性、疾病严重性和影响等方面界定严重程度。

### 流感大流行

大流行是指一种新疾病在世界范围内传播。当一种新的流感病毒出现并在世界各地传播时,就发生了流感大流行,大多数人对该病毒没有免疫力。应做进一步调查的触发因素如下:

➤ 常规监测系统中观察到的呼吸系统疾病趋势的突然、意外变化

➤ 家庭、工作场所或社交网络中发生严重呼吸道疾病或肺炎的聚集性病例

➤ 学校缺课或工作场所缺勤的增加可能预示着流感的暴发

➤ 呼吸道疾病或肺炎的意外模式,如死亡率明显增加,与严重流感相关年龄组的变化,或流感相关疾病临床表现模式的改变

➤ 严重下呼吸道疾病的治疗反应或结果出现的持续变化

➤ 照料呼吸道疾病患者的医护人员中发生不明原因的严重下呼吸道疾病

➤ 用于治疗呼吸道疾病的药物销售额异常增高

➤ 出现与动物疾病相关的人类呼吸道疾病

➤ 家禽(鸡或鸭)或其他动物(猪、猫等)的死亡或疾病暴发

> ➤ 呼吸道标本不能分型的人类感染病例，或目前未在人群中传播的任何流感病毒

**新型病毒或有毒力亚型病毒暴发期间监测的变化**

大多数规划需要加强，以便在新型流感病毒在社区发生持续传播时提供额外的关键信息，包括以下内容：

> ➤ 扩大数据收集范围，包括额外的危险因素、关于症状和体征、病程、并发症和结局的额外临床数据
>
> ➤ 严重病例的入院和出院诊断
>
> ➤ 对高危人群的额外监视
>
> ➤ 对重症监护室和需要机械通气的病例进行特定监视
>
> ➤ 收集死亡数据，包括死因

 ## 流感监测的特殊考虑

**动物监测**

甲型流感病毒是一种人畜共患病的病毒，能感染多种动物，如人类、猪、海洋哺乳动物和各种鸟类[10]。虽然动物流感病毒不容易传染给人类，但可通过动物的直接传播或偶尔的人与人传播而引起人类疾病。有些亚型（如 H5N 和 H7N9）可引起人类的严重疾病。人感染禽流感通常发生在大规模家禽流行病的环境中。猪流感病毒很少通过直接传播而引起人类疾病。猪也可作为人类－动物病毒混合体的来源，这些病毒可能成为大流行的毒株，就像 2009 年大流行的 H1N1 流感疫情一样。对动物和鸟类监测的目标是补充人类监测网络，了解与人类和动物健康有关的流感病毒的生态学，发现有可能引起人类传播的暴发，并确定传播的分子学基础和在人与人之间传播的可能性。

（邹 艳 译）

## 参考文献

1. World Health Organization. Vaccines against influenza WHO position paper – November 2012. Wkly Epidemiol Rec. 2012;87(47):461-76 (http://www.who.int/wer/2012/wer8747.pdf?ua=1).

2. Iuliano AD, Roguski KM, Chang HH, Muscatello DJ, Palekar R, Tempia S, et al. Estimates of global seasonal influenza-associated respiratory mortality: a modelling study. Lancet. 2017;pii: S0140-6736(17)33293-2. doi: 10.1016/S0140-6736(17)33293-2.

3. World Health Organization. WHO case definitions for human infections with influenza A(H5N1) virus [website]. Geneva: World Health Organization; 2006 (http://www.who.int/influenza/resources/documents/case_definition2006_08_29/en/).

4. World Health Organization. WHO global influenza surveillance network: manual for the laboratory diagnosis and virological surveillance of influenza. Geneva: World Health Organization; 2011 (http://apps.who.int/iris/bitstream/10665/44518/1/9789241548090_eng.pdf).

5. World Health Organization. WHO guidelines for pharmacological management of pandemic (H1N1) 2009 influenza and other influenza viruses, revised February 2010. Geneva: World Health Organization; 2010 (http://www.who.int/csr/resources/publications/swineflu/h1n1_guidelines_pharmaceutical_mngt.pdf).

6. World Health Organization. A manual for estimating disease burden associated with seasonal influenza. Geneva: World Health Organization; 2015 (http://www.who.int/influenza/resources/publications/manual_burden_of_disease/en/).

7. World Health Organization. Pandemic influenza severity assessment (PISA): a WHO guide to assess the severity of influenza epidemics and pandemics. Geneva: World Health Organization; 2017 (http://apps.who.int/iris/bitstream/10665/259392/1/

WHO-WHE-IHM-GIP-2017.2-eng.pdf?ua=1).

8. *Fukushima W, Hirota Y. Basic principles of test–negative design in evaluating influenza vaccine effectiveness. Vaccine. 2017:35(36):4796–4800. doi: 10.1016/j.vaccine.2017.07.003.*

9. *World Health Organization. WHO global epidemiological surveillance standards for influenza. Geneva: World Health Organization; 2014 (*http://www.who.int/influenza/resources/documents/influenza_surveillance_manual/en/*).*

10. *World Health Organization. Interim WHO guidance for the surveillance of human infection with swine influenza A(H1N1) virus. Geneva: World Health Organization; 2009 (*http://www.who.int/csr/disease/swineflu/WHO_case_definitions.pdf*).*

# 流行性乙型脑炎

 **疾病与疫苗特性**

流行性乙型脑炎（JE）是全球最常见的脑炎之一，估计每年发病 68 000 例和死亡 1 320~600 400 例[1]。该疾病通过蚊子传播，由黄病毒属的流行性乙型脑炎病毒所引起，发生于亚洲的东部和南部地区。目前已有 20 个国家发生流行性乙型脑炎病毒传播[2]。流行性乙型脑炎病毒通过感染的库蚊叮咬传播给人，这种蚊子在灌溉的稻田和其他静止水的池塘中产卵。猪和鸟作为扩散的脊椎动物宿主。人类是终宿主，由于病毒血症的病毒含量太低，不能感染叮咬的蚊子。

疾病的潜伏期为 4~14 天。大多数流行性乙型脑炎感染是无症状的。症状各不相同，可从非特异性发热症状到严重脑膜脑炎，大约 300 名感染者中有 1 人发病。流行性乙型脑炎病毒感染也可导致无菌性脑膜炎或脊髓灰质炎样急性弛缓性麻痹。惊厥在儿童中是常见的。严重临床病例的病死率估计为 20%~30%，年幼儿童（<10 岁）发生严重疾病和死亡的危险性高。严重疾病的存活者中，有 30%~50% 有长期的神经系统后遗症或精神后遗症。

目前已有 3 种经 WHO 预认证的流行性乙型脑炎疫苗，这些疫苗是安全有效的。WHO 建议在流行性乙型脑炎被认为是公共卫生优先事项的所有国家使用流行性乙型脑炎疫苗[3]。推荐的接种策略是目标人群（通常为 <15 岁儿童）一次性接种运动，然后将流行性乙型脑炎疫苗纳入常规免疫规划。

 **监测的理由和目标**

流行性乙型脑炎监测的目标如下：

➤ 确定流行性乙型脑炎的流行病学，包括确定高危人群和估计国家的流行性乙型脑炎负担

➤ 确定国家流行性乙型脑炎的地理分布

➤ 为制定流行性乙型脑炎免疫接种政策提供依据

➤ 评价接种疫苗后的疫苗影响和效果

 **建议的监测类型**

**最低限度的监测**

➤ 在流行性乙型脑炎被怀疑成为问题的地区，应该开展哨点医院基于病例的监测以及实验室确认。哨点医院必须设在合适

的地理位置，并应该有足够的数量，从而可确定可能发生流行性乙型脑炎传播的地区。由于大多数急性脑炎综合征病例（AES）需要住院，对住院机构的关注可能会发现大多数急性脑炎综合征病例。哨点医院应该有必需的实验室设备和临床设施，以便对住院的急性脑炎综合征病例进行合适的实验室检测，如有检测脑脊液和必要时将标本送到参考实验室进行检测的能力。

➤ 流行性乙型脑炎监测应全年进行。虽然流行性乙型脑炎传播在有些国家有季节性，而在另一些国家则可全年发生。此外，当监测平台用于侦查急性脑炎综合征除流行性乙型脑炎外的其他原因时，可以发现急性脑炎综合征由其他多种病原体所引起，且可全年发生，这也是进行全年监测的另一个原因。

➤ 如有可能，流行性乙型脑炎监测可以与综合性疾病监测和应对系统（IDSR）相结合。

➤ 虽然亚洲流行性乙型脑炎在 15 岁以下儿童常见，但年长年龄组也可发生病例，尤其是当病毒进入新的地区时。而且，在有流行性乙型脑炎免疫规划的地区，年长的和未接种疫苗的年龄组往往发病较多。虽然建议监测包括所有年龄组，但在处于流行性乙型脑炎免疫规划实施早期的国家，对 15 岁以下儿童进行监测或对发病多的年龄组进行监测更具有成本效益。

**加强监测**

➤ 如有可能，可以考虑基于病例的全国性流行性乙型脑炎（和急性脑炎综合征）监测，理由有：①实验室证实的全国性急性脑炎症状监测数据可提供完整的流行性乙型脑炎疾病负担的最佳信息来源；②在流行性乙型脑炎已达到高水平控制的国家，全国所有医院对所有疑似病例进行实验室确证的监测可发现最多病例。然而，这种监测需要大量资源。

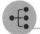 ## 病例定义和最终分类

**病例检索的疑似病例定义**

由于仅根据临床表现，流行性乙型脑炎与其他原因引起的脑炎不能区别，所以在确定病例时应使用综合征方法（syndromic approach）。疑似流行性乙型脑炎病例是符合急性脑炎综合征定义的个体。急性脑炎综合征临床病例定义为任一年龄组在任何时间发生急性发热，并有至少下列一项：

➤ 有精神状态的改变（包括惊厥、定向障碍、昏迷或不能讲话等症状）

或

➤ 发生新的惊厥（排除单纯的发热性惊厥）

单纯的发热性惊厥定义为 6 月龄到 6 岁的儿童，其唯一的症状是发热和单纯全身性惊厥，持续 15 分钟以内，并在惊厥后 60 分钟内意识恢复。

急性脑炎综合征可能降低了某些地方儿童中流行性乙型脑炎的敏感性。在越南的一项研究中，一些经实验室确诊为流行性乙型脑炎的儿童，仅

表现为脑膜炎的体征（如颈项强直）或仅急性肢体麻痹。总之,急性脑炎综合征病例定义可发现三分之二的流行性乙型脑炎患儿;对成人的敏感性为100%,但病例数不多[4]。各国可选择开展脑膜脑炎综合性监测,而脑膜脑炎也可包括急性弛缓性麻痹（AFP）,参见本章末尾"对流行性乙型脑炎监测的特殊考虑"部分。由于急性脑炎综合征病例定义的特异性低,病例的临床表现可能重叠,所以在急性脑炎症状监测中可能会发现登革热感染（DENV）。

**最终病例分类（图1）**

➤ 实验室确诊流行性乙型脑炎病例:经实验室确诊为流行性乙型脑炎的急性脑炎综合征病例。

➤ 可能流行性乙型脑炎病例:在暴发的情况下,与实验室确诊的流行性乙型脑炎病例在地理和时间上有密切联系的急性脑炎综合征病例或疑似流行性乙型脑炎病例。

➤ 其他病原体引起的急性脑炎综合征病例:经实验室检测检出除流行性乙型脑炎以外的其他病原体的急性脑炎综合征病例。

➤ 不明原因的急性脑炎综合征病例:未经实验室检测,或经实验室检测而未检出病原体,或检测结果不明的急性脑炎综合征病例。

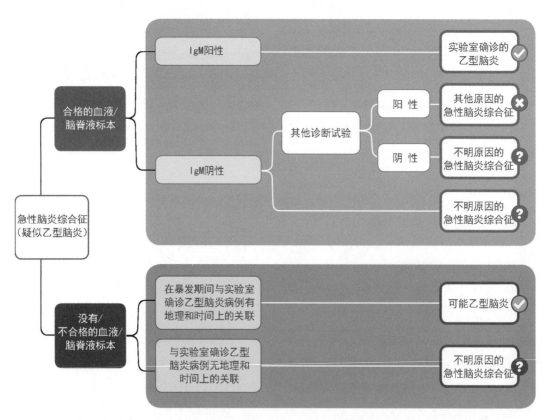

*合格标本是指标本量>0.5ml,并在逆向冷链（reverse cold chain）情况下送到实验室的标本。
来源:WHO manual for the laboratory diagnosis of Japanese encephalitis virus infection, 2007 [5]

图1 急性脑炎综合征病例最终分类流程图

病例调查

主治医生、护士和监测人员共同对满足急性脑炎综合征病例定义的病例进行确认。应填写病例调查表，尽快采集标本。重要的是要排除其他原因引起的急性脑炎综合征，如需要及时特异性治疗的细菌性或结核性脑炎或脑型疟疾。

 标本采集

### 标本类型

脑脊液是流行性乙型脑炎实验室确诊的首选标本，应尽可能采集每例患者的标本。而且，脑脊液也是确定其他病因导致急性脑炎综合征和脑膜炎的重要标本。主治医生应尽可能在入院或病例确定后进行腰椎穿刺。根据医院的程序，应该将脑脊液分配到至少 3 支不同的带螺旋盖的灭菌采集管。实验室确认流行性乙型脑炎需至少 0.5~1mL 脑脊液。脑脊液标本必须在采集后 1 小时内送到实验室，或在运送前置 2~8℃ 储存，长期储存需置 –20℃。如果在采集后 1 小时以上才送达，会导致假阴性结果。

如果不能采集脑脊液标本，可采集血液标本。入院后尽快采集静脉血，因流行性乙型脑炎特异性 IgM 抗体在采集第一份血标本时可能还未出现，第二份血标本必须在发病后第 10 天采集（通常在住院第 7 天采集），而此时正值出院时或死亡时。这些血液标本要在医院实验室进行处理，以获取检测流行性乙型脑炎抗体的血清。对年长儿童和成人采集至少 3~5mL 血液，而对婴幼儿要采集 1~2mL 血液。

如果第一份血液或脑脊液标本 IgM 抗体阳性，则不需对第二份血液标本检测抗体。然而，在采集标本所在地以外的地区实验室（如国家实验室或省实验室）经常采用 ELISA 检测 IgM。考虑到标本运送和检测时间，在出院或死亡之前往往难以获得结果，因此通常应采集第二份标本。

### 储存和运输

如果标本在 1~3 天内运送，应在运送前将脑脊液和血清标本保存在冰箱（2~8℃）。然而，如要长期保存标本，应将其置 –20℃ 或以下储存。避免反复冻融标本。应该送至少 2 管到医院实验室做微生物检测（革兰氏染色和细菌培养）、脑脊液葡萄糖、蛋白测定和细胞计数。这些检验结果有助于病人的诊断和临床处理。如果哨点医院不能进行流行性乙型脑炎检测，应将另一管脑脊液标本送国家或地区的参考实验室做流行性乙型脑炎的特异性检测。

### 实验室检测

### 确认方法

推荐的流行性乙型脑炎病毒感染实验室确认方法是从单份脑脊液或血清标本中检出流行性乙型脑炎病毒特异性 IgM 抗体，如用 IgM 捕获法 ELISA 检测流行性乙型脑炎病毒抗体[5]。用 IgM 捕获法 ELISA 检测脑脊液或血清中的流行性乙型脑炎病毒特异性 IgM 抗体，在出现症状后 10 天敏感度可到 >95%。重要的是，要区分真正的流行性乙型脑炎病毒感染与假阳性的流行性乙型脑炎结果，因黄病毒属中的几种病毒存在交叉反应的表位会导致假阳性。例如，登革病毒感染的病人会出现流行性乙型脑炎病毒 IgM 阳性结果，因黄病毒属中的几种病毒可有交叉反应。目前商用的流行性乙型脑炎 IgM 检测方法对流行性乙型脑炎的特异度低。因此，为了排除假阳性结果，对所有流行性乙型脑炎阳性标本要使用验证的登革热特异性方法进行检测。

此外，对流行性乙型脑炎的确认可根据下列任何一种实验室标准：

➤ 使用免疫组化法或免疫荧光法在脑组织中检出流行性乙型脑炎病毒抗原

或

➤ 用逆转录聚合酶链反应（RT-PCR）或敏感度和特异度相同的核酸检测法，如环介导等温扩增技术（Loop-mediated isothermal amplification, LAMP）或全基因测序，从脑脊液、血清、血浆、血液或脑组织中检出流行性乙型脑炎病毒基因组

或

➤ 在脑脊液、血清、血浆、血液或脑组织中分离到流行性乙型脑炎病毒

或

➤ 用蚀斑减少中和试验（PRNT）在疾病急性期和恢复期采集的血清中检出流行性乙型脑炎病毒特异性 IgG 抗体，并有 4 倍或以上升高。两份 IgG 标本的采集时间应间隔至少 14 天。

在血清、血浆或血液中检测病毒基因组或病毒分离的特异性高，但敏感性不高，因为临床上发病的流行性乙型脑炎病例病毒含量低，往往难以检出。因此，这些方法的阴性结果不能排除疑似病例

的流行性乙型脑炎。同样，脑脊液中病毒基因组或分离的病毒通常仅在死亡病例检出，因此敏感度不高，不能排除流行性乙型脑炎的诊断。如果标本是在发病后 7 天内采集，IgM 阴性的病例也不能排除流行性乙型脑炎，因 IgM 可能还没有上升到可检出的水平，因此应采集第二份标本。

**实验室的特殊考虑**

➤ 大多数流行性乙型脑炎感染无症状，因此在流行性乙型脑炎高度地方性流行的地区，可能有由流行性乙型脑炎病毒以外的原因而导致的急性脑炎综合征病例，并在最近感染或可能亚临床感染的患者血清中检出流行性乙型脑炎病毒特异性 IgM 抗体。因此，如果可行的话，建议对所有脑炎病人检测脑脊液标本。即使脑脊液标本检测阳性，在下列情况下也应做进一步的确认试验（如检测与地区中循环的其他黄病毒有无交叉反应）：

» 登革热或其他黄病毒疾病暴发正在发生

» 流行性乙型脑炎免疫接种率很高

» 没有流行病学和昆虫学数据来证实流行性乙型脑炎传播的地区

➤ 在发病后 6 个月内接种流行性乙型脑炎疫苗的个体，检测单份血清标本的流行性乙型脑炎 IgM 抗体还不能做出诊断，因检出的 IgM 抗体可能与疫苗相关，而与疾病无关。在这种情况下，只能通过检测脑脊液中的流行性乙型脑炎 IgM 抗体、流行性乙型脑炎病毒分离、核酸扩增试验阳性、免疫组化法或急性期和恢复期血清标本的 4 倍或以上升高来确诊。

➤ 引起急性脑功能损害疾病的其他病因有多种，如脑膜炎（病毒性和细菌性，包括结核

病）、由毒素导致的脑病、脑型疟疾、由单纯疱疹病毒导致的病毒性脑炎、流行性腮腺炎病毒或神经毒性肠道病毒（如肠道病毒68型或引起手足口病的肠道病毒71型）或感染后脑膜脑炎（如麻疹后脑膜脑炎或水痘后脑膜脑炎）。脑炎与脑病以及脑病与脑膜炎的区分需要做脑脊液的细胞计数、细胞形态学和标准生化检测。当脑脊液细胞计数 <10 个细胞 $/mm^3$，尤其是 <6 个细胞 $/mm^3$ 时，提示脑病或早期细菌感染。当脑脊液细胞计数 10~100 个细胞 $/mm^3$，且主要是淋巴细胞时，提示脑炎或病毒性脑膜炎。当脑脊液细胞计数 >100 个细胞 $/mm^3$，且主要是多形核白细胞时，提示细菌性脑膜炎。当脑脊液细胞计数 >100 个细胞 $/mm^3$，且主要是淋巴细胞时，提示病毒性脑膜炎。蛋白含量高（>100mg/dL）和 / 或葡萄糖低（<40mg/dL）必须提醒临床医生有可能为结核性脑膜炎或其他细菌感染。

**实验室网络**

2008—2009 年建立了流行性乙型脑炎实验室网络，以增强 WHO 西太平洋地区和 WHO 东南亚地区已知或怀疑为流行性乙型脑炎地方性流行的国家流行性乙型脑炎病例确诊的能力。根据 WHO 脊髓灰质炎和麻疹 – 风疹多层次实验室网络模型，建立了流行性乙型脑炎实验室网络。流行性乙型脑炎网络的目的是改进流行性乙型脑炎地方性流行国家的流行性乙型脑炎诊断能力并使其标准化，并确定疾病负担以便再引入目标疫苗。WHO 西太平洋地区的网络包括在日本的 1 个全球专业实验室，在中国和韩国的 2 个地区参考实验室，以及在柬埔寨、老挝、马来西亚、巴布亚新几内亚、菲律宾和越南（北部和南部）的 7 个国家实验室。在 WHO 东南亚地区，流行性乙型脑炎实验室网络包括在印度的 1 个地区参考实验室，在 9 个国家 [ 孟加拉国、不丹、印度（6 个）、印度尼西亚、缅甸、尼泊尔、斯里兰卡、泰国和东帝汶 ] 的 14 个国家实验室。

 **数据收集、报告和使用**

**推荐的数据元素**

➤ 唯一病例识别码

➤ 出生日期（如果未获得出生日期，可使用年龄）

➤ 性别

➤ 住址（省,市,区）

➤ 近 2 周旅行史

➤ 流行性乙型脑炎疫苗接种史

➤ 流行性乙型脑炎疫苗接种剂次数

➤ 流行性乙型脑炎疫苗各剂次的接种日期（如果有接种卡）

➤ 如有接种,请注明流行性乙型脑炎疫苗类型（最近接种的疫苗）

➤ 症状（发热、精神状态改变和惊厥）

➤ 首发症状的日期（发热、精神状态改变和惊厥）

➤ 采集的标本类型（脑脊液、血清、尸检）

➤ 检测方法的类型（IgM、PRNT、PCR、病毒分离等）

➤ 标本采集日期（包括第 1 份和第 2 份血清标本）

➤ 实验室收到标本的日期

- 标本检测日期（各种不同类型的检测）
- 实验室报告检测结果的日期
- 每份标本的实验室结果
- 最终分类：实验室确诊流行性乙型脑炎、可能流行性乙型脑炎、不明原因急性脑炎综合征、其他原因急性脑炎综合征。
- 出院状态：存活、死亡、不详
- 死亡日期或出院日期

**报告要求和建议**

用于追踪发病负担的流行性乙型脑炎（确诊病例和可能病例）汇总病例数，可确定聚集性发病和监视发病趋势。应该至少每月向公共卫生当局报告汇总病例数。在已达到流行性乙型脑炎高控制水平的国家，应该报告基于病例的数据。应该每周或每月报告，并包括"零报告"（报告表上不留空白，即如果没有发现病例，也应标注零）。

虽然国际卫生条例（IHR）不要求报告流行性乙型脑炎病例，但 WHO/UNICEF 联合调查表包括了该病，故该调查表应该每年上报。

**推荐的数据元素**

- 按周、月、年、年龄组、地区和免疫接种状

况报告疑似流行性乙型脑炎（急性脑炎综合征）病例数和确诊流行性乙型脑炎病例数
- 按周、月、年、年龄组、地区报告疑似流行性乙型脑炎（急性脑炎综合征）和确诊流行性乙型脑炎的发病率（如果有开展基于人群的监测或全国性监测）
- 病死率
- 对所有疑似流行性乙型脑炎（急性脑炎综合征）病例的最终分类
- 急性脑炎综合征归因于流行性乙型脑炎的比例

**将数据用于决策**

用于决策的监测数据主要有以下几种用途：

- 为制定控制流行性乙型脑炎的政策和策略提供依据
- 评估免疫接种的影响
- 确定高危地区和高危人群，以进一步指导免疫接种应改善之处
- 监督监测的绩效
- 监督实验室的绩效
- 监督疫苗效果

 **监测绩效指标（表1）**

表1　流行性乙型脑炎／急性脑炎综合征的监测绩效指标

| 监测属性 | 指标 | 目标 | 计算方法（分子／分母） | 评论 |
| --- | --- | --- | --- | --- |
| 报告完整性 | 监测机构向国家层面报告（即使无病例时）的百分比 | ≥80% | 国家监测机构报告数／国家监测机构数 ×100 | 无 |
| 报告及时性 | 监测机构向国家层面及时报告（即使无病例时，如按月）的百分比 | ≥80% | 国家监测机构在截止时间前的报告数／国家监测机构数 ×100 | 应该至少按季报告。各级报告应在规定日期或之前收到 |

续表

| 监测属性 | 指标 | 目标 | 计算方法（分子／分母） | 评论 |
|---|---|---|---|---|
| 标本采集率 | 所有疑似病例被采集至少 1 份标本的百分比 | ≥90% | 被采集标本的急性脑炎综合征病例数／急性脑炎综合征病例数 ×100 | 无 |
| | 所有疑似急性脑炎综合征病例被腰椎穿刺的百分比 | ≥90% | 被腰椎穿刺的疑似脑膜炎病例数／疑似脑膜炎病例 ×100 | 无 |
| | 发病后 10 天内采集血清标本的百分比 | ≥80% | 在发病后 10 天内采集的血清标本数／实验室收到的血清标本数 ×100 | 这适用于检测方法是 IgM 捕获 ELISA 的地区 |
| 标本合格率 | 脑脊液和血清标本送达实验室的合格百分比 | ≥80% | 脑脊液和血清标本送达实验室的合格数／脑脊液和血清标本送达实验室的总数 ×100 | 合格定义为：1. 标本用逆向冷链运输；2. 标本量 >100μL |
| 实验室结果的报告及时性 | 收到标本后 7 天内向国家公共卫生当局报告实验室结果的百分比 | ≥80% | 收到后 1 个月内报告实验室结果的标本数／实验室收到的标本数 ×100 | 该指标仅用于公共实验室 |
| 敏感性 | 每 10 万人中最低急性脑炎综合征发病率 | >2/10 万 | 监测发现的急性脑炎综合征病例数／国家某目标人群 ×10 万 | 该指标适用于强化监测（全国性监测）和非最低程度监测（哨点监测） |

 **临床病例处理**

治疗流行性乙型脑炎患者无特异性抗病毒疗法，但与其他急性脑炎综合征病例相似，通常需要住院，给予支持性治疗和密切观察。与死亡往往相关的潜在可预防因素包括颅内压增高、癫痫持续状态、低血糖、吸入性肺炎和继发性感染[6]。治疗为支持性。休息、补液和使用解热镇痛药可减轻一些症状。支持性疗法，如静脉补液和血管加压药，对严重病例可能是必要的。

 **接触者追踪和管理**

因流行性乙型脑炎通过生物媒介传播，对该病不需进行接触者调查。

## 暴发情况下的监测、调查和应对

### 暴发的定义

流行性乙型脑炎的暴发可定义为在某个地区某个时间段某个特定人群中发生的疾病超过期望的频率，或在短时间内发生2例或以上流行病学相关的病例[7]。在地方性流行区，尤其在流行性乙型脑炎接种率低的地区，每2~5年会发生流行性乙型脑炎大暴发。在雨季，生物媒介生长繁殖增加时，流行性乙型脑炎传播一般也会随之加剧。研究显示在农业耕作（包括水稻种植）与流行性乙型脑炎媒介蚊子的密度之间有密切相关。因此，稻田面积增加或新地区实行水稻种植可能会增加流行性乙型脑炎的危险性[8]。

### 暴发期间监测的变化

仅暴发早期的5~10例需要通过实验室检测来确证。如果暴发延续一段时间，应该每2~3个月再采集5~10份标本，以确定暴发仍由流行性乙型脑炎所引起。如果暴发不是预期的季节性暴发，或有异常的流行病学特征，如病例的年龄分布不符合流行性乙型脑炎感染的模式或缺乏典型的媒介或宿主，则进行脑脊液检测尤其重要，因脑炎暴发可能由其他原因所引起。

### 公共卫生应对

流行性乙型脑炎的公共卫生应对应该包括以

下几项：

➤ **免疫接种** 在流行性乙型脑炎被认为是公共卫生重点的所有地区，流行性乙型脑炎免疫接种应该纳入国家免疫规划。对流行性乙型脑炎暴发期间应急免疫接种运动的价值尚未进行研究。如果在未进行流行性乙型脑炎免疫接种的国家或地区发生暴发，评估实施即时应急免疫接种是否合适时，要考虑到许多因素，如暴发规模、采取应对措施的时间表、受累人群和规划能力（programmatic capability）等。由于需要迅速产生保护性抗体，应使用减毒活疫苗或重组活疫苗。当进行暴发应急免疫接种时，应该制定引入常规免疫程序的计划[3]。

➤ **健康教育和社区参与** 业已观察到发病时滞与启动治疗之间有直接关系。对病例的及时支持性疗法可明显降低死亡率。

➤ **阻断传播** 几乎无证据支持对人免疫接种以外的其他干预措施（如对猪的免疫接种、对媒介控制的环境处理和对媒介的化学控制）可以减低流行性乙型脑炎的疾病负担[3]。

## 对流行性乙型脑炎监测的特殊考虑

### 综合性症状监测

急性脑炎综合征病例定义强调在侦查疑似流行性乙型脑炎病例时的敏感性甚于特异性。然而，

如上所述，一些流行性乙型脑炎病例，尤其是儿童，可能仅表现为假性脑膜炎或急性弛缓性麻痹的体征，而急性脑炎综合征则无这些表现。相反，许多

其他疾病（包括细菌性脑膜炎）和其他黄病毒感染，可以表现为急性脑炎综合征。由于临床综合征的重叠，有理由考虑将流行性乙型脑炎的急性脑炎症状监测与脑膜炎（和可能为急性弛缓性麻痹）监测相结合，以便将监测的敏感性和效率最大化。脑炎和脑膜炎的监测方法是相似的，均为采集脑脊液标本进行确诊。整合多种症状监测有助于精简后勤，并可充分利用现有资源，尽可能确保发现所有病例（参见肺炎球菌、脑膜炎奈瑟菌和流感嗜血杆菌疾病章节）。例如，综合性脑膜脑炎监测可使收集多种中枢神经系统感染资料成为可能，从而可以采取有效的公共卫生控制措施（如免疫接种），这些感染的示例包括流行性乙型脑炎，以及由 b 型流感嗜血杆菌、脑膜炎奈瑟菌和肺炎球菌引起的脑膜炎。

整合流行性乙型脑炎和细菌性脑膜炎监测的挑战是确认病毒和细菌需要不同的实验室能力。从实验室观点来看，流行性乙型脑炎监测可能更易于与其他病毒性疫苗可预防疾病的监测相结合。因此，流行性乙型脑炎监测已成功地与脊髓灰质炎和麻疹监测相结合，包括在中国使用与急性脑膜炎－脑炎监测相同的实验室网络，在印度使用与急性脑炎症状监测相同的网络[9]。国家的公共卫生优先事项，病毒和细菌诊断试剂的可获得性以及检测的可及性，都可决定综合性方法的合适性。

（周祖木　译）

 **参考文献**

引用

1.　Campbell GL, Hills SL, Fischer M, Jacobson JA, Hoke CH, Hombach JM, et al. Estimated global incidence of Japanese encephalitis: a systematic review. Bull World Health Organ. 2011;89(10):766-74, 774A-774E. doi: 10.2471/BLT.10.085233.

2.　Heffelfinger JD, Li X, Batmunkh N, Grabovac V, Diorditsa S, Liyanage, JB, et al. Japanese encephalitis surveillance and immunization – Asia and Western Pacific Regions, 2016. Morb Mortal Wkly Rep. 2017;66(22);579–83 (https://www.cdc.gov/mmwr/volumes/66/wr/mm6622a3.htm).

3.　World Health Organization. Japanese encephalitis vaccines: WHO position paper - February 2015. Weekly Epidemiological Record. 90(9):69-88; 2015. (http://www.who.int/wer/2015/wer9009.pdf?ua=1)

4.　Solomon T, Thao TT, Lewthwaite P, Ooi MH, Kneen R, Dung NM, White N. A cohort study to assess the new WHO Japanese encephalitis surveillance standards. Bull World Health Organ. 2008;86:178–86 (http://www.who.int/bulletin/volumes/86/3/07-043307/en/).

5.　World Health Organization. Manual for laboratory diagnosis of Japanese Encephalitis virus infection. Geneva: World Health Organization; 2007 (http://www.wpro.who.int/immunization/documents/Manual_lab_diagnosis_JE.pdf).

6.　Halstead SB, Jacobson J. Japanese encephalitis. Adv Virus Res. 2003;61:103–38.

7.　Japanese encephalitis: a manual for medical officers of health. Epidemiology Unit of the Ministry of Health Care and Nutrition of Sri Lanka and PATH. Colombo, Sri Lanka: JK Enterprises Maradana. (http://www.epid.gov.lk/web/attachments/article/141/JE%20book.pdf).

8.　Takagi M, Suwonkerd W, Tsuda Y, Sugiyama A, Wada Y. Effects of rice culture practices on the abundance of Culex mosquitoes (Diptera:Culicidae) in northern Thailand. J Med Entomol. 1997;34(3):272–6 (https://www.ncbi.nlm.nih.gov/pubmed/9151489).

9.　Cavallaro KF, Sandhu HS, Hyde TB, Johnson BW, Fischer M, Mayer LW, et al. Expansion of syndromic vaccine preventable disease surveillance to include bacterial meningitis and Japanese encephalitis: evaluation of adapting polio and measles laboratory networks in Bangladesh, China and India, 2007–2008. Vaccine. 2015;33(9):1168–75. doi: 10.1016/j.vaccine.2015.01.004 (https://www.ncbi.nlm.nih.gov/pubmed/25597940).

**推荐**

10. Hills S, Dabbagh A, Jacobson J, et al. *Evidence and rationale for the World Health Organization recommended standards for Japanese encephalitis surveillance. BMC Infect Dis. 2009; 9:214.*

11. Centers for Disease Control and Prevention. *Symptoms and treatment. Japanese Encephalitis [website]. Atlanta, USA: Centers for Disease Control and Prevention; 2015 (*https://www.cdc.gov/japaneseencephalitis/symptoms/*).*

12. World Health Organization. *Japanese encephalitis laboratory network –overview [website]. Manila: World Health Organization Regional Office of the Western Pacific (*http://www.wpro.who.int/immunization/laboratory/je/overview/en/*).*

# 麻　疹

 **疾病与疫苗特性**

麻疹由副黏病毒引起,表现为发热出疹性疾病,是人类传染性最强的疾病之一。麻疹从感染到发病的潜伏期通常为10~14天(7~23天)[1]。最初症状(前驱症状)通常为发热、全身不适、咳嗽、结膜炎和鼻炎。特征性的斑丘疹通常出现在前驱症状后2~4天。患者出疹前后4天均具有传染性。确切的传播源通常不得而知,因为病人通常被处于出疹前的前驱期患者所传染。约30%患者可发生麻疹并发症,如肺炎、腹泻和脑炎,但是否发生并发症还取决于年龄和其他诱发因素,如年幼、营养不良和免疫缺陷等。这些并发症通常发生在出疹后2~3周。麻疹可感染任何年龄人群,但全球疾病负担最重的仍是5岁以下儿童。

麻疹疫苗是病毒减毒活疫苗。世界卫生组织推荐接种2剂次麻疹疫苗来预防麻疹。目前,世界卫生组织六个区域都有在2020年或之前消除麻疹的目标,监测是实现消除麻疹的关键因素[2]。

 **监测的理由和目标**

### 全球或区域层面

麻疹监测的主要目标是识别麻疹病毒传播和免疫空白的区域。这将有效地指导采取公共卫生应对措施,实现消除地方性麻疹和保持消除后该地区的消除状态。

### 国家或地方层面

在这些层面麻疹监测的目标是:

➤ 发现并确诊病例以确保合适的病例处理和实施恰当的公共卫生策略,控制麻疹的进一步传播。

➤ 调查病例以确定传播来源,包括谁感染了个体,感染是否是输入性、输入相关或地方性。

➤ 确定疫苗接种率低、暴发风险较高并需加强疫苗接种的人群和地区,并确定每个麻疹病例发生的原因:

　》 推荐接种疫苗但无法获得疫苗(免疫程序失败)

　》 根据推荐的免疫程序接种疫苗(接种疫苗失败)

　》 未接种疫苗,因为通常不是推荐的接种对象(例如,小于第2剂疫苗接种的常规年龄)。

➤ 证实无地方性麻疹病例,为消除地方性麻疹病毒提供依据。

2003年疫苗可预防疾病监测标准中的监测理由指出,因各国目标不同,以及麻疹预防连续谱的不同节点(控制、加速控制、降低死亡率和消除)而有不同的标准。但是,目前所有区域有消除麻疹的目标,各国应努力开展消除标准监测。本书为各国迈向或保持消除状态提供监测标准。关于如何从降低死亡率地区监测转变为消除地区监测的指南参见相关文献[2]。

 **推荐的监测类型**

### 最低限度的监测

在消除模式中,麻疹监测须是基于病例的监测。监测系统应及时做到以下几点:侦查、报告并调查麻疹疑似病例和暴发;准确地将病例归类为确诊病例或排除病例;确定是否由于实施免疫程序失败(例如,应当接种而未接种疫苗)、疫苗接种失败或发生在不建议接种疫苗的人群;为采取行动提供依据,减少麻疹发病率和死亡率;防止进一步传播[2]。

在卫生机构开展主动监测,例如定期核查门诊日志查找漏报病例,这是非常重要的,从而不遗漏任何病例。主动监测应该在全国范围内进行,应包括所有卫生机构(私立和公立机构),且有零报告系统(没有病例时也要报告零病例)。如有需要和有资源的情况下,在有麻疹风险的地区、暴发期间以及在并非所有麻疹病例都到卫生机构就诊的人群中,应考虑实施基于社区的监测(例如,由社区卫生工作者或教师报告病例)。

### 与其他监测的联系

麻疹监测应与风疹监测一并进行(框1)。如果麻疹的病例侦查定义宽广,还应考虑将其他出疹性疾病(如登革热)整合到监测系统中。

| 框1 | 麻疹与风疹联合监测 |
|---|---|

如有可能,麻疹与风疹可同时监测。这两种疾病的皮疹临床上相似,两者都有区域消除目标。因此,两者的监测方式也应相似。对麻疹和风疹疑似病例的检测可同时或分开进行,这取决于当地该病的流行病学和公共卫生的优先顺序。本章节专门介绍麻疹监测,但很多细节也适用于风疹监测。关于风疹的详细信息,见风疹章节。

 **病例定义和最终分类**

### 病例检索的疑似病例定义

疑似病例为有发热和斑丘疹(非疱疹)或卫生保健人员怀疑为麻疹的病例。

### 最终病例分类

➤ 实验室确诊的麻疹病例:麻疹疑似病例通过专业实验室检测为阳性并已排除疫苗相关疾病的病例(见下文,麻疹病例的其他定义)。专业实验室是世界卫生组织认可的或已建立公认的质量保证规划,如国际标准组织(ISO)或临床实验室改进法案(CLIA)认证的实验室[3]。

➤ 流行病学相关的麻疹病例:麻疹疑似病例尚未得到实验室确诊,但在空间和时间上与出疹日期有关,与实验室确诊病例或其他流行病学相关的麻疹病例接触后 7~23 天出现皮疹。

➤ 临床相符麻疹病例:疑似病例有发热和斑

丘疹（非疱疹），且伴有咳嗽、鼻炎或结膜炎中三者之一，但未采集到合适的临床标本，在流行病学上与实验室确诊的麻疹或其他传染病病例无关联。随着越来越多的国家接近消除麻疹，绝大多数麻疹病例应由实验室确诊或有流行病学关联。处于消除或接近消除麻疹的国家，临床相符病例诊断为麻疹的可能性不大（框2）。

▶ 非麻疹排除病例：当具备以下任何一种情况时，疑似病例经调查后可作为非麻疹（和非风疹）排除病例：

» 在出疹后合适时间段内采集到合适的标本，经专业实验室检测结果阴性（图1）

» 与实验室确认的其他传染病（非麻疹）暴发有流行病学关联

» 确诊为其他病原体

» 不符合临床相符麻疹病例定义

如果该病例风疹检测结果阴性，为非麻疹非风疹排除病例。

麻疹和风疹分类过程概要，见图2。

**其他定义**

▶ 地方性麻疹病例：是由麻疹地方性传播引起的麻疹确诊病例。麻疹地方性传播定义为麻疹病毒在一个国家连续传播≥12个月。应根据基因分型的证据和流行病学调查，尽可能确定这个传播链。由于传染性和人群大规模流动，麻疹的传播链往往不太清楚。

▶ 输入性麻疹病例：是出疹前7~23天在其他国家暴露于麻疹，并由流行病学/病毒学证据证实的旅行者或访问者。对于在其他国家的时间仅为出疹前7~23日潜伏期一部分的病例，应调查暴露于另一个麻疹病例可能发生在国内还是国外，以确定传

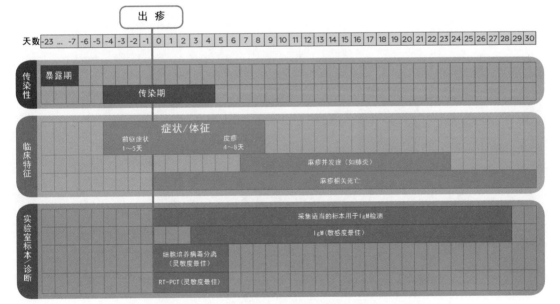

图1 麻疹病毒感染的传染性、临床特征和实验室检测结果时间轴

横条表示可能的天数范围，第0天为出疹日。
对于实验室标本/诊断，条形表示特定检测阳性率最高的天数范围。
在出疹前可以检出病毒。在出疹第5天后仍可检测到病毒，但敏感度会降低。

在已经消除麻疹或接近消除麻疹的国家,在确定最终分类前,应仔细审核每个麻疹病例的 IgM 阳性和阴性结果。随着麻疹流行率的降低,IgM 检测的阳性预测值下降,意味着 IgM 结果会出现假阳性。确诊病例还需其他数据来源,如临床表现、流行病学资料(包括旅行史和病例接触史)以及标本采集的时间和质量。如果标本采集过早(发病后 <4 天)或过晚(发病后 >28 天),一个真正的麻疹病例 IgM 可能阴性。这一点在暴发时尤为重要,因需要确定暴发的传播是否还在持续。在暴发时,应该对最后一例麻疹确诊病例后 46 天(2 个潜伏期)内的排除病例进行审查,以确保这些是真正的阴性病例,从而确保暴发终结。

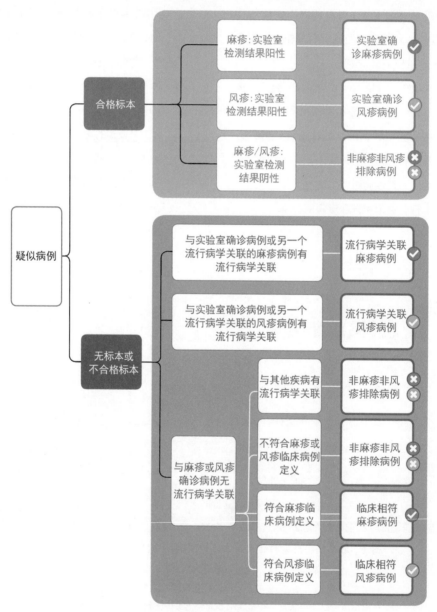

图 2　疑似麻疹和风疹病例分类

染来源以及该病例是否为输入性。输入性病例根据病例感染的地方，而不是病例的居住国或出生国来确定。

➤ 输入相关麻疹病例：流行病学或病毒学证据表明，发生的当地获得性感染作为输入性病例导致的传播链的一部分。在基因分型数据丰富的国家，与输入性病例无流行病学关联的病例，其病毒基因证据显示可能与输入性麻疹病例导致的传播链有关。如果与输入相关麻疹病例导致的麻疹在一个国家传播 ≥12 个月，就不再认为是输入相关麻疹病例，而是地方性麻疹病例。

➤ 不明来源麻疹病例：经过全面调查后，与输入性或地方性传播没有流行病学或病毒学关联的确诊病例，可以确定为不明来源麻疹病例。

➤ 麻疹疫苗相关反应病例：

疑似病例并符合以下 5 条标准：

1. 病人有皮疹，但无咳嗽或与皮疹相关的其他呼吸道症状；

2. 接种含麻疹组分疫苗后 7~14 天出现皮疹；

3. 疫苗接种后 8~56 天采集的血液标本，麻疹 IgM 检测结果阳性；

4. 全面调查后未发现任何二代病例；

5. 现场调查和实验室检测均未确定其他病因，或从疑似病例中分离到基因型 A（基因型 A 仅与疫苗相关，不会以野生型病毒感染出现）。

➤ 急性麻疹相关死亡病例：麻疹病例（实验室确诊病例、流行病学关联病例和临床相符病例）出疹后 30 天内发生的任何死亡，且与麻疹并发症有关（如肺炎）。麻疹感染后数月到数年可发生罕见的感染后脑炎和亚急性硬化性全脑炎死亡，但通过急性麻疹监测则无法发现。

 **病例调查**

接近消除麻疹的国家应调查所有疑似麻疹病例，并采集标本做实验室检测。对所有疑似麻疹病例，应在发现后 24 小时内向公共卫生当局报告，并在发现后 48 小时内进行调查。应收集病例调查表上最低限度的数据元素。此外，应收集接触者中暴露和传播的潜在风险数据，以确定麻疹传播模式和阻断麻疹传播链的方法。传染源可能是从源头病人（source patient）传染期到病人出疹前 7~23 天与麻疹病人有接触的那个人。然而，有时源头病人可能还无法得知，例如传染与旅行有关时。

一旦完成病例调查表和有实验室检测结果，疑似病例应根据确认状态（实验室确诊、流行病学关联、临床相符和排除）和传染来源（输入性、输入相关、地方性和来源不明）进行分类。归类为临床相符或来源不明的病例要尽可能减少，由于源头病例未报告，对这些病例的调查不符合标准或监测不达标。在某些情况下，实验室结果的解释具有挑战性（如最近有疫苗接种史者、与其他感染有交叉免疫反应或其他病原体导致的非特异性免疫系统刺激反应、不确定的检测结果或麻疹和风疹检测结果同时阳性）。在消除麻疹的地方，随着麻疹发病率趋于零，阳性预测值降低，血清学结果假阳性率相对较高。世界卫生组织麻疹和风疹病毒感染实验室诊断手册对这些情况进行了详细阐述[3]。

可根据调查的时间不同,对麻疹疑似病例采集几种标本[3]。首次接触病例时就应采集标本,不要等待理想的采集时间点才采集标本,否则病例可能会失访。用于抗体检测的合格标本是指在出疹后 28 天内采集 ≥0.5mL 血清的标本。要采集的全血量根据年龄来确定,见表 1。在某些有合适检测方法的地区,也可以使用口腔液标本或滤纸上(≥3 个完全渗透的圈)的干血检测。

至少应采集所有病例的标本用于抗体检测(除非他们与实验室确诊病例或另一个流行病学相关病例有流行病学关联)。此外,如果病例不属于已知传播链的一部分,则首次接触时采集传播链早期 5~10 例病例标本做病毒检测(基因分型),如果此后持续传播,应每 2 个月采集标本。根据实验室检测和流行病学关联做出病例确诊,同时持续地使实验室资源最大化。尤其在地方性流行地区,在病例调查期间作为常规病例确认时、在确认暴发时、在标本采集或运输极其困难的时间和地区,例如在灾害期间和偏远地区,流行病学关联应优先考虑。

在接近消除或已经消除的国家,尽量在合适的时间采集每例病例的血清标本和用于病毒检测的标本(咽喉、鼻腔或鼻咽拭子;口腔液、尿液或鼻咽抽吸物)。

**表 1　用于诊断麻疹(和风疹)的标本类型**

| 标本类型 | 检测项目 | 采集量 | 采集时间 |
|---|---|---|---|
| 全血/血清(静脉穿刺) | 抗体检测*(麻疹特异性 IgM,急性期恢复期双份血清显示 IgG 血清学转化或有显著升高) | 年长儿童和成人 4~7mL 幼儿 1mL 婴儿 0.5mL | 出疹后 ≤28 天 双份血清通常间隔 10~20 天 如果在第 1 份血清未检出病毒特异性 IgG,则双份血清标本之间的间隔可以更短 |
| 备选标本: 干血斑(DBS)(全血) | 抗体检测*(麻疹特异性 IgM,双份血清显示 IgG 血清学转化或有显著升高) 通过 RT-PCR 检测病毒 RNA | 在滤纸采集设备上至少有 3 个完全填充的圆圈 | 出疹后 ≤28 天 |
| 咽喉拭子(推荐),或鼻拭子、鼻咽拭子或鼻咽抽吸物** | 通过细胞培养进行病毒分离; 通过 RT-PCR 检测病毒 RNA*** | 拭子或鼻咽抽吸物 | 标本最好在出疹后 5 天内采集,但在出疹后 14 天也可采集以做病毒检测 |
| 口腔液 | 抗体检测*(麻疹特异性 IgM) 通过 RT-PCR 检测病毒 RNA | 使用海绵采集设备沿牙龈擦拭 >1 分钟,以确保采集设备完全湿润(约 0.5mL 龈沟液) | 标本最好在出疹后 5 天内采集,但在出疹后 14 天也可采集以做病毒检测 如做抗体检测,可在发病后 28 天内采集 |
| 尿液 | 通过细胞培养进行病毒分离; 通过 RT-PCR 检测病毒 RNA | 最少 10mL(首选晨尿) 尿量多检出率高 | 标本最好在出疹后 5 天内采集,但在出疹后 14 天也可采集以做病毒检测 |

*抗体检测。出疹后 28 天内采集合适的标本。然而,如果在出疹后 4~28 天采集标本,用酶免疫法检测麻疹 IgM 更敏感。出疹后 72 小时内,麻疹病例中麻疹 IgM 阴性结果可高达 30%。如出现下列情况,需采集第 2 份血清标本进行检测:

● RT-PCR 检测病毒特异性 RNA 难以获得或结果尚无定论;

● 第 1 份血清标本在出疹后 ≤3 天采集,麻疹 IgM 检测阴性,或出疹后 ≤5 天采集的血清标本,酶免疫法检测风疹 IgM 阴性;

● 重复检测最初血清标本仍不能确定 IgM 结果。

**表 1　用于诊断麻疹（和风疹）的标本类型（续）**

| 储存条件 | 优点 | 缺点 | 评价 |
|---|---|---|---|
| 全血：4~8℃（绝不能冷冻全血）可达 24 小时，或在 20~25℃可达 6 小时，然后通过离心将血清与凝血分离。血清应储存在 4~8℃直至送达实验室，最好不超过 7 天 | » 采集和检测的最常见标本，技术简单和标准化<br>» 有世界卫生组织的保护相关指标 | » 出疹后 3 天内检测的敏感度低 *<br>» 在消除地区 IgM 阳性预测值低 | 实验室应在收到标本后 4 天内报告 IgM 结果 |
| 不需要冷链<br>在湿度高时储存前应干燥 | » 不需要冷链<br>» 可能运输成本低<br>» 可针刺手指或足跟采集标本<br>» 用同一份标本同时分离病毒 RNA 和检测抗体 | » 如果未干燥／储存不当，敏感度会降低<br>» 实验室工作量增加<br>» 提取过程没有质量控制<br>» 现场采集的血液量不足<br>» RT-PCR 的敏感度较低 | 首选采集血清。静脉血难以采集（如婴儿），不能保持逆向冷链，或者无法加速运输时，可保留干血斑 |
| 4~8℃ | » 如用于病毒分离，优于口腔液<br>» 在头 3 天采集用于确诊，可能比血清更敏感 | » 需要冷链<br>» 最好在 48 小时内送达实验室 | 鼻咽和口腔液标本固定在 FTA® 卡上，可在环境温度下运输。在这种情况下，不能检测抗体，但可以用 RT-PCR 检测病毒 RNA |
| 如果室温 <22℃，并在 24 小时内运达实验室，则不需要冷链<br>在温度较高时，口腔液标本应保持在 4~8℃，直至标本用冷藏包运输 | » 比采集血液侵入性小<br>» 不需要冷链<br>» 运输成本可能较低<br>» 同一标本可同时用于病毒检测和抗体检测 | » 如早期采集，抗体检测敏感度比血清略低<br>» 不适合病毒分离（细胞培养）<br>» 尚未建立外部质量控制规划<br>» 检测口腔液的经验证的酶免疫法试剂盒数量不多<br>» 如果在室温下储存，需在采集后 24 小时内将标本送达实验室 | 鼻咽和口腔液标本固定在 FTA® 卡上，在环境温度下运输。在这种情况下，不能检测抗体，但可以用 RT-PCR 检测病毒 RNA |
| 尿液储存在 4~8℃，直至离心<br>离心前不应冷冻初始尿标本 | | » 通常难以采集、运输和处理<br>» 比咽拭子标本敏感度低<br>» 可能含有抑制 RT-PCR 的物质 | |

　**一些实验室仍然认为采集合适血清标本检测 IgM 是排除麻疹最为恰当的方法。上呼吸道标本 RT-PCR 阴性并不能认为能排除麻疹，因为采集标本的时间和质量至关重要。然而，由于采集血标本比较困难，一些国家对婴儿仅采集上呼吸道标本。在一些麻疹流行率非常低的国家，这些标本占标本总数的绝大部分。

　***病毒检测（通过细胞培养或 RT-PCR）。如果采集标本时间早，更容易分离到病毒（并且 RNA 检出率更高），因此用于病毒检测的标本应尽早采集，不要等到疑似病例检出抗体并做出实验室确诊才采集标本。首次接触疑似病例时，就应采集标本做抗体和病毒检测。

**储存和运输**

➤ 全血 / 血清　使用无添加剂的无菌普通采集管或凝胶分离管通过静脉穿刺采集全血。全血可以在 4~8℃（全血不能冷冻）储存 24 小时或在 20~25℃储存 6 小时,然后通过离心将血清与凝血分离。因此,全血必须运送到有分离血清设备的机构以避免溶血。

血清应储存在 4~8℃直至运送,但在 4~8℃储存时间最好不超过 7 天。如需储存较久,如预期运输或检测会有延误,血清标本必须在 −20℃或更低温度下冷冻,并在充分隔热的容器中用冷冻的冰袋运送到实验室。避免反复冻融,否则会对 IgM 抗体完整性产生不利影响。重要的血清标本应在冷冻前制备多个等分标本。一般情况下,应将血清标本尽快送到实验室,不能因采取额外标本而延误运送。

如果不能进行静脉穿刺,或运输血清的冷链或费用不能解决,血液可以在滤纸上晾干(干血斑,或 DBS )。虽然采集静脉血可用于干血斑,但通常采用毛细血管的血制备干血斑。使用无菌刺血针采集手指或足跟血液,最好使用一次性刺血针。可让滴在滤纸上的血液标本完全晾干。用蜡纸包裹各个卡片,并放置在带有干燥剂包的可密封塑料袋中。干血斑标本应储存在 4℃直到运达实验室。如果标本可在 3 天内送到实验室,在环境温度 42℃运送干血斑标本也是可以接受的。

➤ 口腔液　轻轻擦拭牙根和牙龈至少 1 分钟,用海绵吸收龈沟液 0.5mL,采集合格的口腔液标本。如果每日环境温度低于 22℃,口腔液标本应在 24 小时内送达实验室。如果环境温度超过 22℃,口腔液标本应保存在 4~8℃用冷藏包运送到实验室。口腔液标本不是生物危害物品,从采集地

运送到实验室无需特殊文件。

➤ 鼻咽拭子、鼻拭子或咽喉拭子　麻疹疑似病例的病毒检测和病毒分离可采集口咽(咽喉)拭子标本。鼻咽拭子适合病毒的分离和检测,但标本采集较为困难。鼻咽抽吸物和鼻拭子现已成功用于麻疹病毒的检测。采集标本时只能使用有塑料柄的合成纤维拭子,不能使用海藻酸钙拭子或带木柄的拭子,因它们可能含有灭活病毒的物质和 / 或抑制 PCR 的物质。

通过擦拭咽后壁采集咽喉拭子,避免擦拭舌头。鼻咽拭子有可弯曲的柄。将患者头部向后倾斜,然后拭子与鼻孔平行插入其鼻孔,接触黏膜表面。将标本放在含 2~3mL 病毒运送培养基( VTM )或磷酸盐缓冲液( PBS )的无菌试管中。重要的是,要防止拭子变干。咽喉和鼻咽拭子在 2~8℃冷藏 48 小时,可以用冰或冷冻的冰袋运送。如果标本无法在 48 小时内送达,最好将标本保存在 −70℃。在 −70℃冷冻后,标本用干冰运送。避免反复冻融。如果无法在 −70℃储存,可将标本储存在 −20℃;虽病毒活性会丧失,但可保留病毒 RNA 的完整性,通过 RT−PCR 仍可检出病毒 RNA。

➤ 尿液:尿液采集后放在合适的无菌防漏容器中。离心前尿液标本应储存在 4~8℃,且不应冷冻初始尿液标本。全尿液标本可在 4℃密封容器中运输,但建议在采集后 24 小时内进行离心。尿液最好在 4℃以 500 × g( 约 1 500 转 /min )离心 5~10分钟,除去上清液。将无菌病毒运送培养基、组织培养基或磷酸盐缓冲液加入沉淀物中,使最终容积达到 2mL。如果肉眼看不到颗粒,则除去离心管底部 1mL 以外的所有物质,并与等量病毒运送培养基混合。

将处理过的尿液标本保存在 4℃并在 48 小时内运送。此外，尿液标本可在病毒转运培养基中置 –70℃冷冻，并用干冰运送。如果无法在 –70℃冷冻，标本也可在 –20℃储存；

虽病毒活性会丧失，但可保留病毒 RNA 的完整性，通过 RT-PCR 仍可检出病毒 RNA。

无论采集何种类型的标本，除口腔液外的所有标本都应在采集后 5 天内送达实验室。

## 实验室检测

### 确认方法

麻疹实验室确诊病例可以出现以下检测结果：

➤ 通过酶免疫法检出麻疹 IgM 抗体，这是检测的金标准。标本送到实验室后 4 天内报告 IgM 检测结果（图 3b/ 图 3c ）。

➤ 急性期恢复期血清 IgG 抗体滴度出现有诊断意义的显著变化，或出现血清转化（IgG 抗体由阴性变成阳性 ）( 见图 3b/ 图 3c )。

➤ 逆转录聚合酶链反应（RT-PCR ）或细胞培养病毒分离结果阳性（图 3a ）。

有关更多信息，请参见图 3a、图 3b 和图 3c。

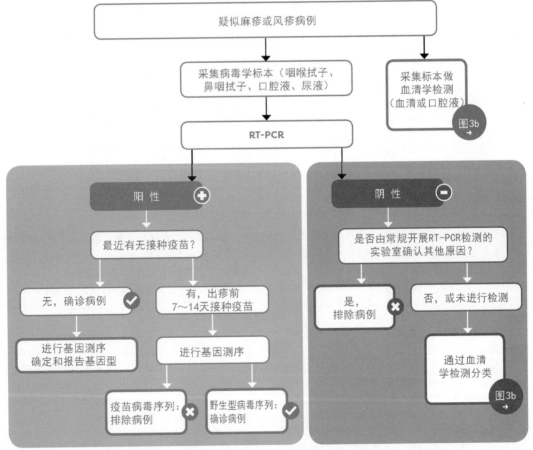

图 3a　在消除或接近消除的国家疑似麻疹或风疹病例的实验室检测，第一部分

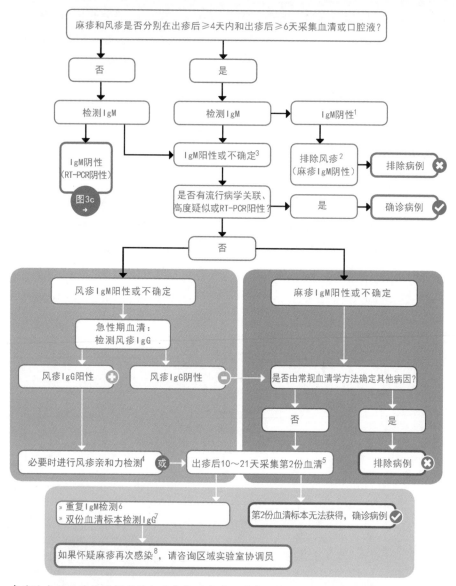

图 3b 在消除或接近消除的国家疑似麻疹或风疹病例的实验室检测（最佳时间段采集标本），第二部分

[1] 麻疹重复感染病例 IgM 结果可能阴性。如果怀疑为麻疹重复感染病例，请咨询区域实验室协调员。可通过 RT-PCR、IgG 滴度升高或蚀斑减少中和试验检出高滴度的麻疹中和抗体（≥40 000mIU/ mL）来确诊重复感染病例。

[2] 应根据可获得的资源和区域监测建议，开展同时检测或先后检测。

[3] 重复检测后 IgM 结果仍为不确定性。认证实验室的验证试验显示 IgM 结果阳性或不确定。

[4] 风疹 IgG 结果阳性和 IgM 结果不确定与原发性风疹不一致。如果急性期血清 IgM 阳性，可能需要风疹亲和力检测或双份血清标本 IgG 滴度检测来确认。低亲和力与近期原发性风疹感染有关；高亲和力与既往感染、疫苗接种或再感染相关。

[5] 如果急性期血清 IgG 结果阴性，则出疹后 ≥10 天采集的第 2 份血清标本检测为无血清转化。

[6] 在大多数情况下，疑似病例急性期 IgM 结果不确定，第 2 份血清 IgG 结果阳性可确诊病例。然而，IgG 滴度测定对于支持 IgM 结果也是必要的。

[7] 如果可以进行检测（半定量酶免疫法），对合适时间内采集的双份标本同时检测 IgG。如出现血清转化或有诊断意义的显著升高，可以确诊病例；如无血清转换（两份 IgG 阴性），可以排除病例。注：对未能检出抗体滴度有诊断意义的显著上升的解释需慎重，因为显示滴度上升的理想时间节点可能因人而异。

[8] 麻疹重复感染病例急性期血清 IgG 滴度通常会迅速出现显著的升高。建议咨询区域实验室协调员，以确定开展其他检测有无必要以及是否可行

疫苗可预防疾病监测标准

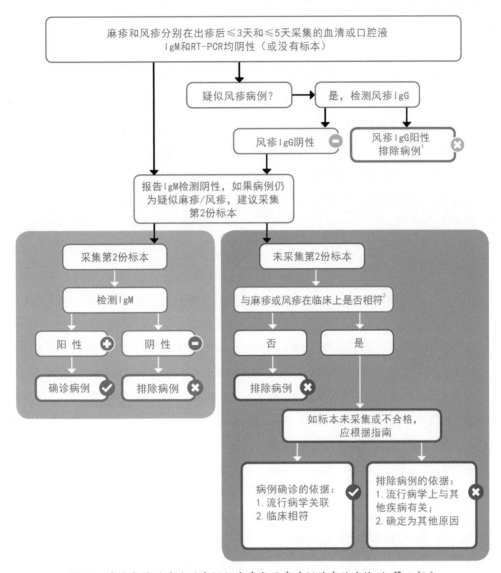

图 3c 消除或接近消除国家疑似麻疹或风疹病例的实验室检测,第三部分

[1] 风疹 IgM 阴性和风疹 IgG 阳性的病例与急性感染不一致。

[2] 必要时进行专家审查

**基因型检测**

所命名毒株的麻疹基因型检测和利用可帮助识别病例所属的传播链。实验室确诊的麻疹暴发中 80% 以上已确定了基因型。在某些情况下,通过延长检测时间窗或采用全基因组测序来评估是暴发持续发生还是新输入的结果。应在标本送达实验室后 2 个月内报告基因分型结果。

**实验室的特殊考虑**

➤ 风疹的实验室检测 根据当地疾病的流行病学特征和可获得资源,实验室可使用不同检测方法对疑似麻疹 / 风疹病例的标本进行检测。如有可能,最好整合麻疹和风疹的检测。如果资源充足或两种疾病的发病率相近,应进行麻疹和风疹平行检测,对所有标本同时进行麻疹和风疹检测。如果资源有限或麻疹疾病负担很重,可进行串行(先后)检测,优先检测麻疹;如标本的麻疹检测结果阴性,再进行风疹检测。如果风疹的疾病负担比麻疹重,则先进行风疹检测;如标本的风疹检测结果阴性,再开展麻疹检测。

➤ 其他发热性出疹疾病的实验室检测 使用发热－皮疹病例定义且其他发热－皮疹疾病(如登革热,寨卡病毒病和基孔肯雅热)负担重的国家,除检测麻疹/风疹外,还应开展其他疾病检测。在确定合适的检测方法时,要权衡疾病负担和延迟诊断的风险。

➤ 在疾病消除地区的实验室检测 在疾病消除地区,要严格评价 IgM 阳性和阴性检测结果。随着麻疹发病率降低以及 IgM 检测阳性预测值的降低,假阳性会越来越多。流行病学数据可以增加支持或反对 IgM 阳性结果表示真病例的证据。如果第 1 份血清标本在出疹后 4 天内采集且麻疹检测结果阴性,需采集第 2 份标本以确保病例为真阴性。图 3a, 3b 和 3c 显示一个国家处于疾病消除或接近消除时,对麻疹和风疹疑似病例的实验室检测流程。应根据所有实验室检测结果和流行病学数据,对低发病率地区的疑似病例进行评价和分类。

**实验室网络**

世界卫生组织协调全球麻疹和风疹实验室网络(GMRLN),该网络有国家和次国家层面的实验室 700 多个,这些实验室符合严格的标准,能提供准确的检测结果[4]。区域和全球参比实验室为那些在实验室无法开展专项检测的国家提供专项检测(如亲合力检测)和病毒分离分子生物学技术。应确保标本在 WHO 认证的专业实验室或全球麻疹和风疹实验室网络国家实验室提供质量保证支持的实验室进行检测。如果无法做到这一点,检测的实验室应具有认可的质量保障体系,如 ISO 15189 或 ISO 17025 认证或临床实验室改进修正法案认证。

 **数据收集、报告和使用**

建议对麻疹和风疹监测进行整合,麻疹和风疹病例的调查表、数据库和数据报告通常也可共同使用。以下是两种疾病一般数据元素的列表,风疹特定数据项用 * 表示。

**推荐的数据元素**

➤ 人口学信息

　》 姓名(如果涉及隐私,可以省略,但需有唯一身份标识码)

　》 唯一身份标识码

　》 住址(省,市,区)

　》 感染地(如果知道的话,至少到第三级行政层面)

　》 出生日期(如果无法提供出生日期,可使用年龄)

　》 性别

　》 种族和/或民族(如果适合于国情)

　》 出生地

➤ 报告来源

　》 报告地点(例如,县或区)

- » 报告日期
- » 调查日期
- » 怀疑麻疹（或风疹）的临床医生姓名

▶ 临床表现

- » 出疹日期
- » 症状
  - 发热
  - 斑丘疹
  - 咳嗽
  - 结膜炎
  - 鼻炎
  - 淋巴结肿大 *
  - 关节痛或关节炎 *
- » 严重并发症
  - 肺炎
  - 持续性腹泻
  - 脑炎
  - 血小板减少症 *
  - 其他
- » 住院情况
  - 出疹前 23 天内有无住院史？
  - 住院日期
  - 是否因目前诊断为发热 – 出疹而住院？
- » 结局（患者存活或死亡）
  - 死亡日期
- » 育龄妇女
  - 既往的妊娠次数 *
  - 妊娠状况 *
    - 发病时的妊娠周数 *
    - 以前风疹血清学免疫证据或日期，或两者兼有 *
    - 以前妊娠的次数和日期以及这些妊娠所在的地点（第二级行政级别

或国家）*
    - 如果可以获得的话，妊娠结局（正常婴儿、终止妊娠、婴儿、先天性风疹综合征婴儿等）*

▶ 实验室检测方法和结果

- » 采集的标本类型
- » 标本采集的日期
- » 送标本到实验室的日期
- » 实验室收到标本的日期
- » 实验室报告结果的日期
- » 实验室检测结果（血清学、病毒检测、基因型）

▶ 疫苗接种情况

- » 含麻疹组分疫苗的接种剂次数
  - 疫苗所有剂次的接种日期（如果接种卡可获得）
- » 含风疹组分疫苗的接种剂次数 *
  - 疫苗所有剂次的接种日期（如果接种卡可获得）

▶ 接触者追踪

- » 在症状出现前 7~23 天与病例接触的人（病例的传染源），确定他们有无皮疹伴发热。
- » 在出疹前后 4 天与病例接触的人（病例的潜在暴露者）。

▶ 流行病学资料

- » 传播地点（在家庭、卫生保健机构、日托机构、学校、工作场所等获得感染）
- » 是否上学？
  - 如果已上学，则学校名称是什么？
- » 在出现症状前 7~23 天有无医院就诊史？
  - 如果有，则医院名称是什么？
- » 过去 7~23 天有无旅行史？

》 与暴发的关系（是暴发的一部分还是
  散发？）

➤ 分类

》 最终病例分类（实验室确诊病例、流
  行病学关联病例、临床相符病例、排除
  病例）

》 传染来源（输入性、输入相关、不明来
  源、地方性感染）

注：7~23天通常包括麻疹和风疹的暴露期。

**报告要求和建议**

应报告和分析所有疑似病例的基于病例的数据，无论是最终分类，还是从地方到国家层面，都应有详细的流行病学分析。定期向上级卫生部门报告麻疹病例（至少每月1次，最好每周1次），包括零报告（即使在指定的报告时间段内没有发现疑似病例，也要报告零病例）。

世界卫生组织各成员国每年使用联合报告表（JRF）报告麻疹确诊病例。此外，世界卫生组织建议各国按月向世界卫生组织报告基于病例的数据。麻疹目前不是《国际卫生条例》（IHR）规定的法定传染病。然而，麻疹暴发可被认为是特定国家或地区关注的易流行疾病相关的事件，并"已证明能造成严重公共卫生影响并迅速蔓延至全球"。因此，麻疹暴发可通过国际卫生条例机制报告。

**推荐的数据分析**

➤ 按年龄、发病日期（最低要求按月和年，暴发时按周）和地区的疑似和确诊病例数

➤ 按年和地区的发病率（每100万人）（由于季节性因素，计算短期发生率是不恰当的）

➤ 特定年龄、性别和地区的发病率

➤ 按年龄组和免疫状况分层的确诊病例的比例。建议的年龄组为<6月龄、6~8月龄、9~11月龄、1~4岁、5~9岁、10~14岁、15~19岁、20~24岁、25~29岁、30~44岁、≥45岁，但年龄组应根据疾病流行病学、免疫程序和疫苗规划史而定。

➤ 按年份和地区的麻疹确诊病例和排除病例的疫苗接种情况

➤ 流行病学曲线显示不同时间的基因型/命名菌株（见图4a，4b和4c）

➤ 按最终分类和病例来源的病例之比例

➤ 病例地图

➤ 按年龄分层的并发症和死亡的比例

➤ 可预防的病例之比例（例如年龄≥推荐首剂接种的年龄），疫苗接种失败和免疫规划失败的病例之比例，不能通过疫苗接种预防的病例之比例（年龄<推荐首剂接种的年龄）

➤ 地方性和输入性病毒基因型和谱系特征的数据概要

图4a、图4b和图4c是如何呈现基因型数据和流行病学数据的示例。

关于麻疹病例计算的注意事项：麻疹病例总数通常为实验室确诊病例、流行病学关联病例和临床相符病例之和。然而，当麻疹发病率非常低，或一个国家已经达到或接近消除麻疹时，临床相符病例定义的阳性预测值会降低，而且绝大多数可能不是麻疹病例。因此，在消除和接近消除的地区，总病例数通常为实验室确诊病例和流行病学关联病例之和。输入性病例通常包括在一个国家的总例数中，除非输出国将该病例作为本国麻疹病例来计算。输入性病例应纳入分析，但需进行单独分析。

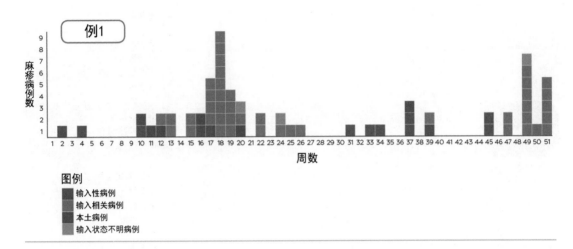

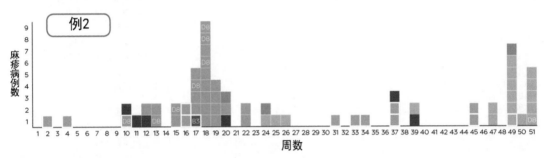

| 图例 | 说明 |
|---|---|
| 输入性病例 | 潜伏期内有旅行史 |
| 输入性D8病例 | 潜伏期内有旅行史，并确定了基因型 |
| 与输入性D8病例/传播链有病毒学关联的输入相关病例 | 根据流行病学关联和/或与上述D8病例同一基因型和序列，病例属于同一传播链 |
| 与输入性D8病例/传播链有流行病学关联的病例 | 根据与上述D8病例或传播链有流行病学关联，病例属于同一传播链 |
| 与D8病例有流行病学关联的输入性病例 | 根据潜伏期内有旅行史以及与后来（下述）确定的D8病例或传播链有流行病学关联，病例属于同一传播链 |
| 与D8病例/传播链有流行病学关联的病例 | 根据与后来（下述）确定的D8病例或传播链有流行病学关联，病例属于同一传播链 |
| 与D8病例/传播链有流行病学关联的输入相关病例 | 潜伏期内无旅行史，但已确定基因型，且与其他病例有流行病学关联 |
| 输入性B3病例 | 潜伏期内有旅行史，并已确定基因型 |
| 输入状态不明病例 | 缺乏输入状态的数据，无基因型数据，与病例/传播链无流行病学关联 |
| 与任何病例/传播链无关联的非输入性散发病例 | 潜伏期内无旅行史，无基因型数据，与病例/传播链无流行病学关联 |

图 4a 麻疹暴发来源、发病周和基因型的流行曲线示例图

| 序列变异 | 2016-9 | 2016-10 | 2016-11 | 2016-12 | 2017-1 | 2017-2 | 2017-3 | 2017-4 | 2017-5 | 2017-6 | 2017-7 | 2017-8 | 2017-9 | 2017-10 | 2017-11 | 2017-12 | 联邦州 |
|---|---|---|---|---|---|---|---|---|---|---|---|---|---|---|---|---|---|
| B3-4686 | | 1 | | | | | | | | | | | | | | | 萨克森-安哈特州 |
| B3-4686 | | 1 | 14 | 2 | 1 | | | | | | | | | | | | 图林根州 |
| B3-4686 | | | | 2 | 2 | | | | | | | | | | | | 莱茵兰-普法尔茨州 |
| B3-4686 | | | | | | 1 | | | | | | | | | | | 汉堡市 |
| B3-4686 | | | | | 8 | 5 | 1 | | | | | | | | | | 萨克森州 |
| B3-4686 | | | | | 2 | 1 | | | | | | | | | | | 巴登-符腾堡州 |
| B3-4686 | | | | | | | 1 | | | | | | | | | | 萨克森-安哈特州 |
| B3-4299, MVs/DUBLIN.IRL/08.16 | | | | | 2 | 1 | 8 | | 1 | | 1 | | | | | | 巴登-符腾堡州 |
| B3-4299, MVs/DUBLIN.IRL/08.16 | | | | | | 1 | 1 | | | | | | | | | | 萨尔州 |
| B3-4299, MVs/DUBLIN.IRL/08.16 | | | | | | 5 | 7 | 16 | 27 | 9 | 5 | 4 | | | | | 北赖茵威斯特法伦州 |
| B3-4299, MVs/DUBLIN.IRL/08.16 | | | | | | 1 | | | 2 | | | | | | | | 萨克森州 |
| B3-4299, MVs/DUBLIN.IRL/08.16 | | | | | | 1 | | | | | 5 | 2 | 2 | | | | 柏林市 |
| B3-4299, MVs/DUBLIN.IRL/08.16 | | | | | | | 1 | | | | | | | | | | 汉堡市 |
| B3-4299, MVs/DUBLIN.IRL/08.16 | | | 1 | | | | 1 | | 6 | | | | 1 | | | 6 | 巴伐利亚州 |
| B3-4299, MVs/DUBLIN.IRL/08.16 | | | | | | | | | | | 1 | 1 | 1 | | | | 勃兰登堡州 |
| B3-4299, MVs/DUBLIN.IRL/08.16 | | | | | | | | | | | | 3 | | | | | 萨克森-安哈特州 |
| B3-4299, MVs/DUBLIN.IRL/08.16 | | | | | | | | | | | | 1 | | | | | 梅克伦堡-前波莫瑞州 |
| B3-4299, MVs/DUBLIN.IRL/08.16 | | | | | | | | | | | 2 | 7 | | | 1 | | 下萨克森州 |
| B3-4299, MVs/DUBLIN.IRL/08.16 | | | | | | | | | | | | | 1 | | | | 黑森州 |
| D8-4221, MVs/OSAKA.JPN/29.15 | | | | | 2 | 4 | | | | | | | | | | | 黑森州 |
| D8-4221, MVs/OSAKA.JPN/29.15 | | | | | 1 | | | | | | | | | | | | 巴登-符腾堡州 |
| D8-4221, MVs/OSAKA.JPN/29.15 | 1 | | | | | | 1 | 1 | | | | | | | | | 巴伐利亚州 |
| D8-4221, MVs/OSAKA.JPN/29.15 | | 1 | | | | | | | | 1 | | | 1 | | | | 北赖茵威斯特法伦州 |
| D8-4221, MVs/OSAKA.JPN/29.15 | 3 | | | | | | | | | | 1 | 1 | 1 | | | | 柏林市 |
| D8-4221, MVs/OSAKA.JPN/29.15 | | | | | | | | | | | | | 1 | | | | 莱茵兰-普法尔茨州 |
| D8-2283, MVi/HULU LANGAT.MYS/26.11 | | | 2 | | | | | | | | | | | | | | 萨尔兰州 |
| D8-2283, MVi/HULU LANGAT.MYS/26.11 | | | | 1 | | | | | | | | | | | | | 勃兰登堡州 |
| D8-2283, MVi/HULU LANGAT.MYS/26.11 | | | | | 6 | 6 | 1 | | | | | | | | | | 柏林市 |
| D8-2283, MVi/HULU LANGAT.MYS/26.11 | | | | | | 3 | | | | | | | | | | | 巴登-符腾堡州 |
| D8-4807 | | | | | | 9 | 12 | 1 | | | | | | | | | 黑森州 |
| D8-4807 | | | | | | 2 | 1 | | 1 | | | | | | | | 莱茵兰-普法尔茨州 |
| D8-4807 | | | | | | 1 | 1 | 1 | | | | | | | | | 北赖茵威斯特法伦州 |
| D8-4807 | | | | | | | | 1 | | | | | | | | | 巴登-符腾堡州 |

**每个格子内数据为发现的病例数**
**标本采集日期截至2017年12月31日**

图 4b　德国按州和发病时间(月)的主要麻疹病毒序列变异图

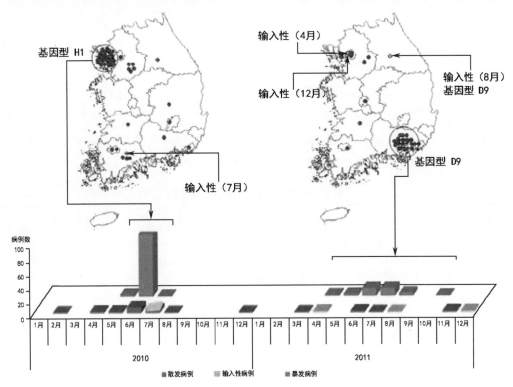

图4c 按传染来源的麻疹病例流行曲线以及强调病例地理分布辅助图

应该对所有确诊病例做进一步分类,以便确定归因于免疫程序失败的比例,即根据国家免疫程序应接种而未接种疫苗的病例。由于麻疹病例数较多,这种分类并不可行,但即使在麻疹暴发时,也要努力进行分类。免疫程序上可预防的麻疹病例是按照国家免疫程序应接种疫苗,但实际上未接种疫苗的病例。程序上不可预防的麻疹病例是按照国家免疫程序已接种疫苗或通常不推荐接种疫苗的麻疹确诊病例。这种区分有助于免疫规划,可确定改进所建议的麻疹疫苗接种或改变国家政策(如改变疫苗接种剂次的时间)的需求。

**将数据用于决策**

根据当地背景知识提供的数据进行定期流行病学分析和综合,以掌握疾病传播模式和免疫空白。这种分析为今后流行是否需要采取行动提供依据,并提出控制和消除状态是否会持续。数据综合和解释应包括谁感染谁的流行病学描述,尤其是有关婴儿的传染源、出生队列及服务不足人群的免疫空白最为突出。这种数据综合应来源于对监测数据的分析,并以分析为依据。数据最重要的用途如下:

➤ 确定由地方性循环还是输入引起的比例;

➤ 确定的传播模式特征包括:哪些年龄组人群是婴儿感染的主要传播者,以及阻断传播方法的有效性;

➤ 确定感染、并发症和死亡的危险因素;

➤ 确定病例无免疫的主要原因并采取措施填补免疫空白或修改免疫规划;

➤ 证实消除及其可持续性;

➤ 识别出生队列的免疫空白、评估暴发传播的风险和保护邻近地区;

➤ 确定病例和暴发,采取适当的措施,防止进一步传播。

**监测绩效指标**

国家和次国家/地方各个层面应定期开展麻疹监测评估，且麻疹监测对国家和区域证实委员会的决策往往很重要。在国家接近、实现并维持消除麻疹时，建议各国每年对其国家麻疹监测系统进行评审。此外，应每5年至少进行一次综合性疫苗可预防疾病监测审查的范围内开展麻疹监测的审查。

表2列出了世界卫生组织制定的对麻疹监测系统进行评价的指标，以帮助查明问题并做出改进。

**表2　麻疹（和风疹）监测质量指标**

| 监测属性 | 指标 | 目标 | 计算方法（分子/分母） | 评价 |
|---|---|---|---|---|
| 报告及时性 | 即使无病例，监测机构仍及时向国家层面报告的比例 | ≥80% | 截止日期前报告的全国监测机构数/该国的监测机构数×100 | 各级监测单位应在规定日期或之前收到报告 |
| 报告及时性（世界卫生组织区域） | 即使无病例，国家仍及时向世界卫生组织区域办事处报告的比例 | 100% | 截止日期前向世界卫生组织报告的国家数/该区域的国家数×100 | 各级监测单位应在规定日期或之前收到报告 |
| 调查的及时性和完整性 | 麻疹和风疹疑似病例报告后48小时内开展合格调查的比例 | ≥80% | 报告后48小时内开展合格调查的麻疹和风疹病例数/麻疹和风疹疑似病例数×100 | 注1：麻疹或风疹疑似病例合格调查应包括所有以下数据元素：姓名或身份标识码、居住地、感染地（至少到区层面）、年龄（或出生日期）、性别、出疹日期、标本采集日期、麻疹-风疹疫苗接种状况、麻疹-风疹疫苗或麻疹-流行性腮腺炎-风疹疫苗接种日期、报告日期、调查日期和旅行史。注2：通过流行病学关联确定的病例，有些变量可能不需要（例如，标本采集日期） |
| 敏感性 | 国家层面的非麻疹非风疹排除病例报告率 | 每年≥2/10万 | 每年（a）经专业实验室检测诊断为非麻疹和非风疹排除病例的疑视病例数，或（b）与实验室确诊为非麻疹非风疹的其他疾病暴发有流行病学关联，并经调查被诊断为非麻疹非风疹排除病例的疑似病例数/全国总人口×100 000 | |
| 传染来源分类 | 传染来源按地方性、输入性和输入相关确诊病例分类的确诊病例百分比 | ≥80% | 传染来源按地方性、输入性和输入相关病例分类的确诊病例数/确诊病例总数×100 | 来源不明病例要尽可能少，但即使经过全面的现场调查，仍会有少量病例。对于大规模暴发，可能无法达到这一目标 |

| 监测属性 | 指标 | 目标 | 计算方法（分子/分母） | 评价 |
|---|---|---|---|---|
| 代表性 | 每年非麻疹非风疹排除病例≥2/10万的次国家行政机构（省级或相等机构）的百分比 | ≥80% | 排除病例率达到≥2/10万人口的次国家机构数/次国家行政机构总数×100 | 注1：如果行政机构辖区的人口数<10万，可将该辖区1年以上数据合并以达到≥10万人年，或者与相邻的行政机构辖区合并来计算。<br>注2：应包括行政机构辖区内报告的所有病例，包括输入性、输入相关以及居住在邻近行政区但在本地报告的病例 |
| 标本采集和检测合格率 | 采集用于检测急性麻疹和风疹的合格标本并经专业实验室检测的疑似麻疹和风疹病例的百分比 | ≥80% | 有合格标本并经专业实验室检测的疑似病例数/疑似病例数×100；疑似病例为：a.实验室未能检出，但与麻疹或风疹病例有流行病学关联；b.与实验室确诊的其他传染病有流行病学关联并确定为非麻疹非风疹的排除病例 | 注1：合格标本为：用无菌试管通过静脉穿刺采集的血液标本，血液量为年长儿童和成人1mL，婴幼儿0.5mL；干燥的血液标本，在滤纸设备采集至少3个填充完全的圆圈；口腔液标本，用海绵采集设备沿牙龈擦拭>1分钟以确保采集设备湿润；正确采集上呼吸道标本用于RT-PCR检测。用于抗体检测的合格标本是在出疹后28天内采集的标本，用于RT-PCR的标本是在出疹后5天内采集的标本。<br>注2：专业实验室是经WHO认可或已建立公认的质量保障体系，如国际标准组织（ISO）或临床实验室改进修正案（CLIA）认证的实验室 |
| 病毒检测 | 经实验室确诊的暴发中有采集合格标本并经认证实验室检测麻疹病毒的百分比 | ≥80% | 有合格标本送到实验室做病毒检测的暴发起数/确定的暴发起数×100 | 如有可能，在传播链早期采集5~10份标本，如果传播持续，则每2~3个月采集一次。用于病毒检测的合格标本是在出疹后14天内采集的标本 |
| 标本运送及时性 | 采集后5天内标本送达实验室的百分比 | ≥80% | 采集后5天内送到实验室的标本数/总标本数×100 | 该指标仅适用于公共实验室 |
| 实验室结果报告及时性 | 收到标本后4天内实验室向国家公共卫生当局报告IgM结果的百分比 | ≥80% | 收到标本后4天内报告IgM结果的标本数/实验室收到的标本数×100 | 该指标仅适用于公共实验室 |

**临床病例处理**

除支持性治疗和维生素 A 外，对麻疹尚无特异性治疗方法。对所有急性病例应给予维生素 A，不管既往何时服用过维生素 A。诊断后应立即给予维生素 A，并在第二天重复给予；<6 月龄婴儿给予 50 000IU，6~11 月龄婴儿给予 100 000IU，≥12 月龄儿童给予 200 000IU。如果儿童有维生素 A 缺乏的眼部临床症状，如 Bitot 斑，应在 4~6 周后给予第 3 剂维生素 A[5]。

对有麻疹并发症（如中耳炎、肺炎和腹泻等）的病例采用儿童疾病综合管理（IMCI）的病例处理方法或根据国家的建议进行处理[6]。严重的麻疹病例，如伴有重症肺炎、脱水或癫痫发作的病例，需要特异性治疗（如抗生素、补液、抗惊厥药），因为出现死亡风险增加，需住院治疗。儿童疾病综合管理法特别推荐对有眼睛和口腔并发症的麻疹患儿进行评估和治疗[6]。在医疗卫生机构，麻疹病例应与非麻疹病例分开，非住院麻疹病例应居家隔离直至出疹后 4 天。

**接触者追踪和管理**

由于有传染性，接触者的追踪对识别麻疹病例的传染来源（地方性、输入性 / 输入相关）和确定麻疹病例随后传染了谁是必要的。在出疹前后 4 天内接触过麻疹病例的任何人可能已被感染，公共卫生机构应对其进行从最后一次接触麻疹确诊病例后连续 23 天的监测。接触是指与病例共处于相同的空间，通常是在病例传染期内与病例有一段时间共处于密闭的空间（例如，居住在同一家庭或在同一房间、学校、卫生机构候诊室、办公室或公共交通工具）。此外，麻疹病毒在空气中或被污染的物体表面上的传染性可达 2 小时。因此，在追踪接触者时应该考虑到这一点，因为接触者与病例虽未在同一时间和同一空间内接触，但仍可发生传播。在一些调查中，接触者被认为是病例逗留后 2 小时内与病例共用过一个密闭空间的

人。由于暴露的密度和非免疫儿童的存在，接触者追踪在学校尤为重要。由于在医疗卫生机构有脆弱的易感人群，如婴幼儿、免疫缺陷者、潜在免疫缺陷疾病患者，故发病的风险增高，麻疹可能会发生扩散。

应接种疫苗而未接种的≥6 月龄接触者，如果可能，应在接触后 72 小时内接种疫苗进行预防。这可预防或减轻麻疹感染的临床症状。应在 9~12 月龄常规接种第 1 剂麻疹疫苗（MCV1），如低于该月龄接种麻疹疫苗，则作为未接种处理，不能算作接种剂次。对于有麻疹疫苗禁忌证的接触者，可在暴露后 6 天内肌注免疫球蛋白。禁忌证包括孕妇、6 月龄以下婴儿和免疫系统缺陷者。如果在暴露后 6 天内给予免疫球蛋白，这种被动免疫可以预防疾病或减轻其严重程度。

**暴发情况下的监测、调查和应对**

### 暴发的定义

在消除麻疹情况下,对单例实验室确诊麻疹病例应积极开展公共卫生调查和应对。麻疹暴发定义为 2 个或以上实验室确认的病例,且这些病例在时间上相关(相隔 7~23 天出现皮疹)并有流行病学或病毒学相关,或两者兼有。

暴发终止是指最后一例发病之日起 2 个潜伏期(46 天)内没有再出现流行病学或病毒学相关的病例。

### 暴发期间监测的变化

在暴发发生前,各国应制定详细的暴发应对计划。该计划应包括如何应对调查需求剧增的能力,以便为流行病学调查和应对提供工作人员,以及为增加实验室检测工作量而增加人员配置。暴发期间应考虑监测的以下变化。

➤ 在暴发期间应加强常规被动监测(例如,增强临床医生和实验室人员的认知和报告意识)。在医疗卫生机构应建立主动监测,通过对医疗卫生机构(公立和私立以及其他机构)定期检查和记录审查发现的病例进行实验室确诊。调查还应包括对报告的首例病例之前的任何病例进行回顾并尽量查找,以帮助确定暴发开始的时间和背景,更好地评估其整个过程。在邻近的村庄、区甚至省,应强化监测,以应对实验室确认的病例或暴发,发现并减少暴发的蔓延。

➤ 当暴发规模太大,无法实施正常的病例调查方案时,不能优先考虑对接触者的追踪,而应考虑大规模的公共卫生应对措施。

➤ 公共卫生机构可以用一览表列出病例,以减少收集每个病例所需的元素数量。然而,应继续收集最低限度的信息,包括唯一身份识别码、姓名、年龄、临床症状、出疹日期、标本采集日期、疫苗接种状况、旅行史和现居住地。如有可能,还要给与暴发相关的所有病例分配暴发的身份识别码。应收集病例标本的更详细信息,如潜在的传染来源(医疗机构、学校等),以帮助确定主要的传染者和传播场所。

➤ 暴发时应采集早期疑似病例标本 5~10 份。在同一村庄或临近地区的这些疑似病例中,至少 80%(5 例中的 4 例或 10 例中的 8 例)获得实验室确认后,才能考虑归类为流行病学关联病例。如果疑似病例实验室确认不到 80%,应继续采集标本。对于符合临床病例定义,且与实验室确诊病例或其他流行病学关联病例有流行病学关联的疑似病例,无需采集标本。流行病学关联应作为在已确诊的暴发期间对新病例进行分类的主要方式。然而,流行病学关联的标准定义必须足够严格,以提高阳性预测值,从而保证流行病学关联病例是真正的麻疹病例。流行病学关联的标准包括已知的接触者,与传染期病例处于同一物理场所(共用密闭的空间,如家庭,学校或工作场所)。在麻疹消除的地区,以及如有可能在地方性流行的地区,不再建议 1 个月内某一地区的所有病例都归类为流行病学关联病例。应该更好地进行调查,以了解病例之间的潜在关系。如果没有流行病学关联，应对疑似病例进行实验室检测。在暴发初步确认后，应该对新地点或以前未受影响群体中出现的疑似病例进行实验室检测。重要的是，现场调查应和实验室检测相结合，以确保实验室检测结果可以结合现场调查进行解释。

➤ 如果暴发持续一段时间，每2个月应再采集5~10份标本，以确定该暴发仍是麻疹所致。在以前已消除麻疹的国家，暴发持续近12个月时，基因分型显得尤为重要，因基因分型可确定病例是同一起暴发的一部分还是由新的不同麻疹病毒株输入所引起。

➤ 在邻近的村庄、区甚至省，应加强被动报告和主动监测，来应对麻疹实验室确诊病例或暴发以确定暴发的程度。

➤ 应及时分析流行病学数据，以确定免疫低下的脆弱人群，并适当地开展有针对性的免疫接种活动。

**暴发调查**

开展当地的风险评估：根据麻疹暴发的程度，在暴发地区、邻近村庄、卫生中心所辖区域、区和可能的省份，开展快速社区调查和卫生机构疫苗接种记录评估，包括确保该区域的第1剂和第2剂麻疹疫苗接种率足够高（≥95%），以防止麻疹传播。对未接种或未全程接种的儿童，应通过常规服务接种疫苗。

在某些情况下，重要的是要开展流行病学研究，如采用病例对照/队列研究来确定疫苗效果或危险因素和传播模式，调查暴发，进行流行病学综合分析并确定需要采取的行动。所有暴发调查应

至少包括哪个年龄组/出生队列最容易发病，以及受影响个体和社区未接种疫苗的原因，以便为将来制定计划提供参考。这可以在暴发终结后进行，而非在暴发期间进行，因此时很多资源已被占用。

暴发时确定潜在的传染源尤为重要。监测通常关注医院报告的病例。然而，并不是所有病例都到卫生保健机构就诊。例如，年龄较大的麻疹患者可能已暴露于学龄儿童，如果仅对到医院就诊的病例进行调查，可能会错过未就诊的该学龄儿童。这类人可能在传播中起主要作用。进入社区并询问麻疹病例的家属在相关时间段内可能暴露于谁，这可以帮助确定作为主要传染源的麻疹患者。在家庭调查中，确定家庭中是否还有其他病例以及指示（初发）病例的特征也非常重要。

**公共卫生应对**

暴发的应对措施通常是接种疫苗。疫苗应急接种的程度取决于流行病学特征。对于散发病例和地理范围有限（同一村）或低风险地区10例以下病例的小规模暴发，在暴发最近的地区以及附近村庄对接触者和6~59月龄儿童进行选择性免疫就足够了。年龄较大儿童也可能需要接种疫苗，这主要取决于当地疾病的流行病学特征。在暴发地区，接种疫苗的年龄应降至6月龄。此外，还应对易感的医务人员进行疫苗接种，以防止在医疗机构中可能传播给高危人群。应该加强常规免疫接种服务。对于大规模暴发，或者风险评估表明存在大面积暴发风险时，应考虑在较大地区开展非选择性的免疫接种活动。接种的目标年龄组应根据疾病流行特征和人群免疫特征来确定。

作为暴发后恢复的一部分，对免疫状况和免疫空白进行评估并制定策略，以确保麻疹控制能得到持续。

**麻疹监测的特殊考虑**

### 血清学调查

高质量有代表性的血清学调查可以提供辅助证据,以证实国家已达到高水平的群体免疫,与实现和维持消除麻疹的目标相一致。在麻疹和风疹消除的背景下,进行血清学调查的主要目的是确定有潜在免疫空白的地区和年龄组。血清学检测无法区分自然麻疹感染的免疫与疫苗衍生的免疫。不应将血清学调查作为监测的替代品,并且该调查费用高且耗时。

### 风险评估

对麻疹暴发地区进行风险评估时,须评价多种因素。世界卫生组织制定了麻疹规划风险评估工具,以帮助国家规划来确定不符合麻疹规划目标的地区,并根据这些结果来指导和加强麻疹消除规划活动,降低暴发风险。该工具利用监测和免疫规划的数据进行三角测量,从而可以绘制更完整的次国家麻疹暴发风险图。该工具的缺点是主要关注低龄儿童的风险。有关此工具的更多信息,请访问:http://www.who.int/immunization/monitoring_surveillance/routine/measles_assessment/en/[7]。

### 人道主义紧急情况

麻疹是一种传染性很强的疾病,在人道主义紧急情况下,特别是在流离失所和营养不良的紧急情况下会产生严重后果。在这些情况下,监测必须能识别麻疹疑似病例,并且可能需要修改,包括诸如每日报告和基于社区的监测。有关急性人道主义紧急情况下疫苗接种决策框架的更多信息,可从 http://apps.who.int/iris/bitstream/10665/255575/1/WHO-IVB-17.03-eng.pdf 获得[8]。

（李万仓 译）

## 参考文献

### 引用

1. World Health Organization. Measles vaccines: WHO position paper - April 2017. Wkly Epidemiol Rec. 2017;92(17): 205-227 (http://apps.who.int/iris/bitstream/10665/255149/1/WER9217.pdf?ua=1).

2. Sniadack DH, Crowcroft NS, (Cantab), Durrheim DN, Rotae PA. Roadmap to elimination standard measles and rubella surveillance. Wkly Epi Record. 2017;92(9-10):97–105 (http://apps.who.int/iris/bitstream/10665/254652/1/WER9209-10.pdf?ua=1).

3. World Health Organization. Manual for the laboratory-based surveillance of measles, rubella, and congenital rubella syndrome, 3rd edition. Geneva: World Health Organization; 2018 (http://www.who.int/immunization/monitoring_surveillance/burden/laboratory/manual/en/)

4. Mulders MN, Rota PA, Icenogle JP, Brown KE, Takeda M, Rey GJ, et al. Global measles and rubella laboratory network support for elimination goals, 2010-2015. MMWR Morb Mortal Wkly Rep. 2017;65(17): 438-442.

5. World Health Organization. E-Library of Evidence for Nutritional Actions (eLENA). Vitamin A supplementation in infants and children 6-59 months of age. Geneva: World Health Organization; 2011 (http://www.who.int/elena/titles/vitamina_children/en/).

6. World Health Organization. Integrated management of childhood illness. Chart Booklet. Geneva: World Health Organization; 2014 (http://apps.who.int/iris/bitstream/10665/104772/16/9789241506823_Chartbook_eng.pdf).

7. World Health Organization. Measles programmatic risk assessment tool. Geneva: World Health Organization; 2017 (http://www.who.int/immunization/monitoring_surveillance/routine/measles_assessment/en/).

8.  *World Health Organization. Vaccination in acute humanitarian emergencies: a framework for decision making. Geneva: World Health Organization; 2017 (*http://apps.who.int/iris/bitstream/10665/255575/1/WHO-IVB-17.03-eng.pdf*).*

**推荐**

9.  *Danet C, Fermon F. Management of a measles epidemic: Practical guide for doctors, nurses, laboratory technicians, medical auxiliaries and logisticians, 2013 ed. Geneva: Medecins sans Frontieres; 2013 (*http://refbooks.msf.org/msf_docs/en/measles/measles_en.pdf*).*

10. *World Health Organization. Guidelines on the use of serosurveys in support of measles and rubella elimination. Geneva: World Health Organization (draft); 2018.*

11. *World Health Organization. Framework for verifying elimination of measles and rubella. Wkly Epidemiol Rec. 2013;88(9): 89-99 (*http://www.who.int/wer/2013/wer8809.pdf*).*

# 脑膜炎奈瑟菌疾病

 **疾病与疫苗特性**

脑膜炎奈瑟菌（Nm）是一种革兰氏阴性菌,通常无害地寄居于人的咽部。在某些情况下,无症状携带可发展为侵袭性脑膜炎奈瑟菌病（IMD）,导致脑膜炎、暴发性败血症,或两者皆有。大多数侵袭性感染由脑膜炎奈瑟菌血清群 A、B、C、X、W 或 Y 荚膜多糖引起。这些血清群可以导致地方性流行病和暴发,但是其流行率随时间和地理位置的不同而有很大差异。在非洲脑膜炎流行地带（从西部的塞内加尔到东部的埃塞俄比亚）,血清群 A 是造成历史上大流行的最重要血清群。最近非洲的脑膜炎奈瑟菌病流行病学正在发生变化,特别是近十年引入了 A 群脑膜炎奈瑟菌结合疫苗,变化更加明显;此外,近年来由血清群 C、W 和 X 引起的暴发较为频繁。在欧洲、北美和拉丁美洲,目前大多数脑膜炎由血清群 B、C 和 W 引起,而在亚洲,尽管监测数据有限,似乎大多数脑膜炎由血清群 A 和 C 引起。

侵袭性脑膜炎奈瑟菌病包括脑膜炎和败血症,但脑膜炎奈瑟菌偶尔也可引起关节炎、心肌炎、心包炎、侵袭性肺炎、坏死性筋膜炎和眼内炎。感染后 2~10 天,通常在感染后 3~4 天发生临床疾病。年龄较大儿童和成人的脑膜炎症状包括发热、恶心、呕吐、颈项强直、头痛、畏光和精神状态改变;而婴儿没有特异性表现,常见症状包括发热、畏食、呕

吐和嗜睡。脑膜炎奈瑟菌败血症通常最初表现为脑膜炎的全身症状和体征,并且通常发展为非褪色性出血性皮疹（瘀点或紫癜）。如不治疗,侵袭性脑膜炎奈瑟菌病往往会发生死亡。即使使用抗生素治疗,病死率仍可超过 10%。10%~20% 的幸存者会留下永久性后遗症,如耳聋、智力障碍和肢体坏死导致的截肢。

对于脑膜炎奈瑟菌血清群 A、C、W 和 Y,都有相应的纯化多糖疫苗和蛋白质 - 多糖结合疫苗。纯化多糖疫苗可以是 2~4 价,并且主要在暴发应急接种运动中对 ≥2 岁人群进行单剂接种。与纯化多糖疫苗相比,蛋白质 - 多糖结合疫苗（以下称为结合疫苗）的免疫原性更强,可诱发免疫记忆,对低至 2 月龄婴儿也有效。此外,重复接种纯化多糖疫苗可能导致反应性低下或免疫应答下降,而重复接种结合疫苗可以加强免疫应答。最重要的是,接种结合疫苗可以防止受种者成为病原携带者。结合疫苗可以是单价或多价。接种年龄和程序取决于疫苗血清群和地区。非洲脑膜炎地带 1~29 岁人群中开展了一项大规模接种单价 A 型脑膜炎奈瑟菌结合疫苗运动,导致 A 型脑膜炎奈瑟菌病大幅度下降。这些国家正把这种疫苗单剂接种纳入常规免疫规划中。血清群 B 疫苗是基于重组蛋白或纯化蛋白。

## 监测的理由和目标

监测系统旨在及时提供可信的数据,以实现以下目标:

➤ 发现并确诊病例,从而采取合适的公共卫生应对措施

➤ 发现并确认暴发

➤ 描述脑膜炎奈瑟菌病的流行病学

　　» 评估疾病负担和发病率趋势

» 监视特定菌株的流行和分布情况

» 监视血清群流行的变化

» 监视药物敏感性

➤ 测量控制措施的影响,包括疫苗效果和免疫失败

➤ 确定高危地区和高危人群,从而实施和调整合适的控制措施

 ## 推荐的监测类型

所有国家最低限度的监测应是全国性和基于病例的,并应包括所有年龄组。发现病例的机构应包括以下两项:

➤ 基于实验室:实验室应该基于其检测结果,报告确诊和可能病例。

➤ 基于机构:临床医生也应报告脑膜炎或败血症的可能病例,定义如下。重要的是要对临床医生进行有关侵袭性脑膜炎奈瑟菌病临床综合征的培训,包括紫癜性皮肤损伤的特异性识别。

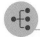 **病例定义和最终分类**

### 侵袭性脑膜炎奈瑟菌病确诊病例

通过培养或聚合酶链反应（PCR）从紫癜性皮疹或任何正常无菌部位（血液、脑脊液或滑膜液等其他体液）检出脑膜炎奈瑟菌来确定。

### 侵袭性脑膜炎奈瑟菌病可能病例

临床诊断为脑膜炎或败血症，并有下列至少一项：

➤ 紫癜性皮疹，且侵袭性脑膜炎奈瑟菌病被认为是最可能的原因（应排除由其他原因导致的出血性皮疹确诊病例，或认为其可能性很低）

➤ 从任何正常无菌部位（血液、脑脊液）或紫癜性皮疹检出革兰氏阴性双球菌

➤ 从任何正常无菌部位或紫癜性皮疹检出脑膜炎奈瑟菌抗原（如通过乳胶凝集试验）

需要注意的是，因为侵袭性脑膜炎奈瑟菌病监测是基于实验室发现或者典型的出血性皮疹，所以没有疑似病例定义。

 **病例调查**

对所有侵袭性脑膜炎奈瑟菌病可能和确诊病例应进行全面的流行病学调查和实验室检测，最好在接到报告后 24 小时内进行。这种情况下进行调查的目的是确保病人能获得治疗或转诊到其他医院接受合适的治疗，搜索其他病例，确定密切接触者，以采取控制措施，如免疫接种或化学性预防。

### 标本采集

用来诊断侵袭性脑膜炎奈瑟菌病的标本应根据临床表现从任何正常无菌部位进行采集，如脑膜炎或败血症采集血液或脑脊液，紫癜性皮疹则采集出血性皮疹的抽吸物或活检[1]。在某些情况下，可以从其他类型的标本（如滑膜液）中检出脑膜炎奈瑟菌，但这类标本一般不作为侵袭性脑膜炎奈瑟菌病常规监测的一部分。在操作或分样期间，应注意尽量减少交叉污染的风险。例如，采用无菌分配技术，使用合适的移液管、吸头和试管。

#### 要采集的标本量

➤ 脑脊液

&raquo; 共 3mL：3 支试管，每支试管 1mL

- 试管 1：化学分析：蛋白和血糖检测
- 试管 2：微生物学检测
- 试管 3：记录整体外观；进行白细胞计数

&raquo; 如果只有 1 支试管的脑脊液，应进行微生物学检测。

➤ 血液

&raquo; 成人 5~10mL。儿童 1~3mL，因为从儿童采集超过 3mL 的血液可能很困难。

&raquo; 采集的血液应在血培养基肉汤进行稀释以进行血培养。重要的是，使用血液与

培养基肉汤的比例要恰当，以便获得最佳的细菌生长。应严格遵行血培养基肉汤制造商的建议。对于儿童，在20mL血培养基肉汤中加入1~2mL血液。对于成人，在50mL血培养基肉汤中加入5~10mL血液。

### 采集标本的时间

➤ 标本应尽快采集，最好在使用抗生素之前。然而，不能因为采集标本而延迟抗生素的使用。

➤ 通知实验室以便实验室人员做好准备，尽快处理标本。

### 储存和运输

➤ 脑脊液

» 立即将脑脊液标本送到实验室。

» 如果标本不能在1~2小时内处理好，可将0.5~1.0mL接种到转移 – 分离培养基（T–I培养基），在35~37℃和5%二氧化碳浓度下通气培养过夜或者直到可以运输（最多4天）。如果运输延误超过4天，应在室温下储存直到运输。

» 脑脊液应在采集后2小时内在微生物实验室进行处理。脑膜炎奈瑟菌是一种脆弱的细菌，需要快速培养。如果没有

微生物实验室，接种的T–I培养基应在24小时内从卫生机构送到地区或参比实验室。地区实验室应将接种的T–I培养基送到国家或区域参比实验室，每周至少2次。

➤ 血液

» 标本应立即（1分钟内）接种到血培养瓶中，尽快送往微生物实验室，进行孵育过夜和细菌培养。所有接种的血培养基应配备运输载体和隔热体（如挤压聚苯乙烯泡沫），以防止极端温度（<18℃或>37℃）。

» 接种的血培养瓶不应放在冰箱里。

» 血液放在血培养瓶前不能运输，因为注射器不含任何抗凝剂，血液会在几分钟内凝固。

### 长期储存

➤ 脑脊液和血液 等份的脑脊液标本最好应储存在 –70℃，或者无法达到 –70℃时，可储存在 –20℃，以便转运至国家或区域参比实验室进行PCR检测。

➤ 脑膜炎奈瑟菌分离物 将分离物在 –20℃冷冻，以待进一步检测（血清群分析、分子生物学特性和药物敏感性检测）。不要融解已冷冻的试管。传代培养应通过刮擦冻结材料的表面而不是解冻来进行。

 实验室检测

### 确定确诊病例的方法：细菌培养或者PCR

细菌培养是金标准，但早期使用抗生素或实验室能力弱会导致敏感度下降[1]。

➤ 脑脊液和血液标本应在血琼脂平板（BAP）和巧克力琼脂平板（CAP）上培养，这些培养基平板用5%~10%羊或马血（不是人

血）配制。

➤ 为提高血培养的细菌检出率，所有侵袭性脑膜炎奈瑟病可能病例的阴性培养物，在被排除前，应该再培养 5 天后再丢弃。

对所有临床诊断为脑膜炎或败血症的病人建议做 PCR，因为如果病例已接受抗生素治疗，则细菌培养可能被抑制。因为地区或医院层面并不一定能做 PCR，所以建议任何剩余的脑脊液应该冷冻，并运送至国家或区域参比实验室做进一步检测。

为确保始终以无菌方法来采集和处理任何临床疑似病例的脑脊液和血液，对临床和实验室人员进行培训非常重要。

### 确定可能病例的方法：革兰氏染色和乳胶凝集试验

在一些情况下，可以使用乳胶凝集试验等快速的即时检测试验，因为这些试验可以提高检测效率，为临床治疗和核实暴发迅速提供结果。快速诊断试验（RDTs）可在数小时内确定细菌性脑膜炎的三种主要病原体：脑膜炎奈瑟菌，肺炎球菌和流感嗜血杆菌。一般来说，快速诊断试验只识别细菌的种类，而不能识别血清型或血清群。应该根据制造商的说明书，采用质量控制的菌株，进行乳胶凝集试验。乳胶凝集试验试剂盒的保质期通常较短，过期的试剂盒不应使用。

革兰氏染色可以用于脑脊液、血液、皮疹抽出物或滑液等其他标本。细菌可位于多形核白细胞的胞内或胞外，并显示革兰氏阴性的咖啡豆样奈瑟菌。

### 菌株鉴定

对所有确诊病例应该进行血清群鉴定，以便开展公共卫生应对的疫苗接种工作，了解当地脑膜炎奈瑟菌的流行病学。

对细菌菌株（如果可从培养物获得）或 PCR

阳性的临床标本进行血清学分型。

对确诊或可能病例的标本或分离物应进行存储，以便进一步做菌株鉴定。

菌株鉴定或者全基因组测序应在国家、区域或国际参比实验室（如 WHO 脑膜炎奈瑟菌脑膜炎合作中心）进行，这些实验室有足够的公共卫生调查和科研能力。

### 抗生素耐药性检测

如果实验室能力许可，应该开展抗生素耐药性检测，以监视暴发期间和散发病例中新出现的耐药性。应该按照国家或区域性指南，对用于侵袭性脑膜炎奈瑟菌病治疗和化学预防的抗生素进行耐药性检测。

➤ 如果采用全基因组测序，应该对抗生素耐药性相关基因进行鉴定。

➤ 必要时可根据这些目的在国家和区域参比实验室以及 WHO 合作中心进行鉴定。

### 质量保障体系

所有以上的实验室标准应辅以良好的质量保障和质量控制体系，以确保监测所需的实验室数据质量。WHO 建议实验室应参与外部质量评估项目，向国家、区域或全球实验室选送部分标本和菌株进行验证性检测，以控制质量。

### 实验室网络

全球侵袭性细菌疫苗可预防疾病（IB-VPD）实验室网络是一个全球性网络，拥有 100 多个实验室，可支持侵袭性细菌性疾病的监测，包括侵袭性脑膜炎奈瑟菌病的监测[2]。该网络由 WHO 和英国公共卫生署协调管理。IB-VPD 开发了标准化实验室程序和数据收集指南，并实施质量保障和质量控制体系。

**推荐的数据元素**

➤ 最低限度的数据元素

　》 人口统计学数据

　　● 姓名（如果涉及隐私，可以省去姓名，只需唯一身份识别码）

　　● 唯一病例识别码

　　● 出生日期（如果出生日期无法获得，可填写年龄）

　　● 性别

　　● 居住地（省，市，区）

　》 临床数据

　　● 出血性皮疹

　　● 发病日期

　　● 入院日期

　　● 治疗

　　● 病人转归（幸存且无后遗症，幸存伴后遗症，死亡）

　　● 死亡日期

　》 疫苗接种史

　　● 信息来源

　　● 脑膜炎奈瑟菌疫苗。如果是

　　　– 接种剂次

　　　– 接种日期

　　　– 疫苗的类型和组分

　》 实验室数据

　　● 标本类型（脑脊液、血液，其他正常无菌部位的体液）

　　● 标本采集日期

　　● 实验室接收标本的日期

　　● 鉴定菌种和血清群的实验室方法（培养/抗原/革兰氏染色/PCR）

　　● 结果

　　　– 培养

　　　　＊ 培养结果

　　　– 革兰氏染色

　　　　＊ 革兰氏染色结果

　　　– 乳胶凝集试验

　　　　＊ 乳胶凝集试验结果

　　　– PCR

　　　　＊ PCR 结果

　　　– 脑膜炎奈瑟菌荚膜分型

　　　　＊ 实验室标本确认日期

　》 流行病学数据

　　● 向公共卫生机构报告的日期

　　● 报告人姓名

　　● 调查日期

　　● 与其他病例的流行病学关联（是/否）

　　● 旅行史/大型集会参加情况

　　● 最终病例分类

➤ 其他有用的数据元素

　》 临床表现/症状

　》 采样前的抗生素使用情况

　》 危险因素，如大学生，男男性行为者（MSM），HIV 阳性或其他免疫抑制、无脾、获得性或先天性补体缺乏［包括使用依库珠单抗药物（eculizumab）或其他补体抑制剂治疗］

　》 共病

　》 种族/民族

**报告要求和建议**

侵袭性脑膜炎奈瑟菌病以及确诊和可能病

例应该在 24 小时内向公共卫生机构报告,或遵照国家或区域性指南进行报告。尽管根据世界卫生条例(IHR),侵袭性脑膜炎奈瑟菌病病例不需要向 WHO 报告,但侵袭性脑膜炎奈瑟菌病暴发被认为是国际关注的公共卫生事件时,则需要报告[3]。

### 推荐的数据分析

➤ 按年龄组和地区的确诊和可能病例数,不同血清群应分开

➤ 不同血清群按年龄和地区分组的发病率

➤ 病死率

➤ 病例的免疫接种情况以及病例中受种者的比例

### 将数据用于决策

➤ 确定当地的疾病负担(病例、死亡、失能)

➤ 监视疾病流行趋势

➤ 在其他有公共卫生意义的疾病中优先考虑侵袭性脑膜炎奈瑟菌病

➤ 倡导并实施适当的控制策略,如疫苗接种,包括为高危人群制定有针对性的策略

➤ 评估疫苗接种服务的影响并确定绩效欠佳的地区

 **监测绩效指标(表1)**

### 实验室

每年应该进行实验室外部质量评估(EQA)和质量控制(QC)。

对应该检出脑膜炎奈瑟菌阳性的病例数,没有

设定最低数量的要求,因为不同国家之间有很大差别,同时不同国家脑膜炎奈瑟菌结合疫苗的使用也有所不同。

表 1　脑膜炎奈瑟菌监测的绩效指标

| 监测属性 | 指标 | 目标 | 计算方法(分子/分母) |
|---|---|---|---|
| **实验室绩效指标** | | | |
| 实验室确诊并进行血清群鉴定 | 脑膜炎奈瑟菌病确诊病例中进行血清群鉴定的百分比 | >80% | 进行血清群鉴定的脑膜炎奈瑟菌病确诊病例数/确诊病例数 ×100 |
| 标本运送至参比实验室 | 用合适培养基将标本送到国家参比实验室的百分比 | ≥80% | 国家参比实验室收到用合适培养基运送的标本数/收到的病例标本数 ×100 |
| 标本送到一级实验室的时间 | 采样日期与一级实验室收到标本时间间隔小于 24 小时的病例的百分比 | ≥80% | 24 小时内送到的标本数/标本总数 ×100 |
| 标本送到国家实验室的时间 | 采样日期与国家参比实验室收到标本时间间隔小于 4 天的病例的百分比 | ≥80% | 标本送至国家参比实验室小于 4 天的标本数/标本总数 ×100 |
| 标本送到参比实验室以及出具检测结果的时间 | 从采样到国家参比实验室出具检测结果的时间小于 7 天的病例的百分比 | ≥80% | 从采样到国家参比实验室出具检测结果的时间小于 7 天的标本数/标本总数 ×100 |

| 监测属性 | 指标 | 目标 | 计算方法（分子/分母） |
|---|---|---|---|
| **数据管理绩效指标** | | | |
| 病例报告及时性 | 24小时内报告的病例的百分比（或者根据国家或地区指南） | ≥80% | 24小时内报告的病例数/病例报告总数（或病例总数）×100 |
| 结局完整性 | 有记录结局的登记病例的百分比 | ≥80% | 有记录结局的登记病例数/登记病例总数×100 |
| 免疫接种状况的完整性 | 有报告免疫状况的病例的百分比 | ≥80% | 有报告免疫状况的登记病例数/登记病例总数×100 |

 临床病例处理

尽快治疗所有侵袭性脑膜炎奈瑟菌病病例,依照国家治疗方案合理使用抗生素并采取隔离措施。不建议对每个病例采集咽拭子。

如果可能的话,在抗生素治疗前对侵袭性脑膜炎奈瑟菌病病例进行采样做实验室确诊。然而,可凭经验对患者进行抗生素治疗,无需等待实验室结果。

在非洲一些侵袭性脑膜炎奈瑟菌病流行率高的地区,也存在出血热病毒的地方性流行,该病在临床上可能与侵袭性脑膜炎奈瑟菌病的出血性皮疹相混淆。实验室诊断对鉴别这些疾病非常重要。

 接触者追踪和管理

侵袭性脑膜炎奈瑟菌病病例的密切接触者发生侵袭性脑膜炎奈瑟菌病的风险较高。密切接触者包括同居一屋或有同等水平接触、在同一儿童照护机构或学前机构、旅行接触（如在长途航班上与侵袭性脑膜炎奈瑟菌病病例邻座）以及任何在发病前7天内直接暴露于病例呼吸道或者口腔分泌物的人。应该根据国家指南,对密切接触者进行预防接种和化学预防。如果需要使用抗生素进行化学预防,应尽快实施,最好是在指示病例确定后24小时内,因为大多数二代病例会在出现指示病例后72小时内发生。建议使用可消除咽部携带脑膜炎奈瑟菌的有效抗生素作为化学预防制剂[4,5]。

**暴发情况下的监测、调查和应对**

### 暴发的定义

每个国家的暴发定义不同,这取决于当地侵袭性脑膜炎奈瑟菌病的流行病学特征。暴发可以被定义为如下:

➤ 聚集性疫情:多个病例发生的时间相近,并且发生在限定的地理范围或人群内,如在社区或机构(如大学、学校或监狱),但是没有达到暴发的定义。一起聚集性疫情可以是 2 例或 3 例病例。

➤ 暴发:在规定的时间内发生的最少病例数(如果可以分型,为相同血清群或株)或最低发病率超过规定阈值,通常用每 10 万人口的病例数来表示。不同地方的阈值不同。

➤ 高度地方性流行状态:发生持续高水平的疾病。通常这种情况发生在非洲脑膜炎地带的两次流行之间。

### 暴发期间监测的变化

在侵袭性脑膜炎奈瑟菌病暴发期间应该加强监测。为了提高发现病例和改善病例检索的能力,可以根据出现的主要症状来定义疑似病例。也可以考虑基于社区的监测和主动监测。

### 公共卫生应对

在聚集性疫情和暴发期间,每个国家都应作出决定采取具体行动,包括进一步调查、主动病例搜索和暴发控制措施。这些行动依特定因素(如暴发的程度和不同血清群)而不同。控制措施可包括病例管理的组织结构、高危人群的预防接种以及对密切接触者的抗生素预防。为确保对暴发有稳健和有效的公共卫生应对措施,需考虑实施可操作的阈值策略。在某些情况下,可操作的阈值可根据历史疾病数据的模型来定义,以帮助确定发生流行的高危人群。例如,预测的"警戒"阈值可以促进监测的强化,而超过预测的"流行"阈值可触发群体性预防措施,如预防接种运动[6]。

 **脑膜炎奈瑟菌监测的特别考虑**

➤ 大规模集会易导致侵袭性脑膜炎奈瑟菌病暴发。可根据《国际卫生条例》报告与大规模集会相关的病例。

➤ 血清学调查应仅限于研究行为,并不推荐将其作为监测的一部分。

➤ 细菌携带研究并不是侵袭性脑膜炎奈瑟菌病监测的常规部分,但可能有助于研究流行的荚膜血清群或克隆复合体(clonal complexes),特别是在疫苗引入前后。这些研究还可以提供更多有关年龄组的信息,以便确定潜在的疫苗接种对象。

➤ 在使用脑膜炎奈瑟菌血清群 b 疫苗的情况下,可能对非 b 血清群有交叉保护。

➤ 引入新疫苗时,应考虑疫苗失败的调查。调查应确认疫苗状态和详细的实验室确证信息,包括血清群,也可以包括对疫苗的免疫应答。

> 通过捕获－再捕获研究评估监测系统发现

和报告所有侵袭性脑膜炎奈瑟菌病病例的能力。

## 参考文献

### 引用

1.  Centers for Disease Control and Prevention & World Health Organization. Laboratory methods for the diagnosis of meningitis caused by Neisseria meningitidis, Streptococcus pneumoniae, and Haemophilus influenzae, 2nd edition. Geneva: World Health Organization; 2011 (http://www.who.int/immunization/research/development/WHO_IVB_11.09_eng.pdf?ua=1).

2.  World Health Organization.Invasive bacterial vaccine preventable diseases laboratory network [website]. Geneva: World Health Organization; 2017 (http://www.who.int/immunization/monitoring_surveillance/burden/laboratory/IBVPD/en/).

3.  World Health Organization. International Health Regulations (2005): areas of work for implementation. Geneva: World Health Organization; 2007 (http://www.who.int/ihr/finalversion9Nov07.pdf).

4.  World Health Organization. Meningococcal vaccines: WHO position paper, November 2011. Wkly Epidemiol Rec. 2011;86(47):521–40 (http://www.who.int/wer/2011/wer8647.pdf?ua=1).

5.  European Centre for Disease Prevention and Control. Public health management of sporadic cases of invasive meningococcal disease and their contacts. Stockholm: European Centre for Disease Prevention and Control; 2010 (http://ecdc.europa.eu/sites/portal/files/media/en/publications/Publications/1010_GUI_Meningococcal_guidance.pdf).

6.  World Health Organization. Managing meningitis epidemics in Africa: A quick reference guide for health authorities and health-care workers. Geneva: World Health Organization; 2015 (http://apps.who.int/iris/bitstream/handle/10665/154595/WHO_HSE_GAR_ERI_2010.4_Rev1_eng.pdf).

### 推荐

7.  World Health Organization. Epidemic meningitis surveillance in the African meningitis belt: Deciding on the most appropriate approach. Geneva: World Health Organization; 2014 (http://apps.who.int/iris/bitstream/10665/135934/1/WHO_HSE_PED_CED_14.1_eng.pdf).

8.  World Health Organization. Meningococcal A conjugate vaccine: updated guidance, February 2015. Wkly Epidemiol Rec. 2015; 90(8):57–68 (http://www.who.int/wer/2015/wer9008.pdf?ua=1).

 **A**  ## 附件 A: 细菌性脑膜炎监测

在脑膜炎奈瑟菌病负担非常严重或基于实验室的侵袭性脑膜炎奈瑟菌病监测能力有限的国家,可以进行脑膜炎症状监测。通常这种监测适用于非洲脑膜炎地带国家,是非洲地区综合性疾病监测和应对( AFRO IDSR )的一部分。与侵袭性脑膜炎奈瑟菌病监测不同,脑膜炎监测不仅针对一种病原体,而是包括与细菌性脑膜炎相关的三种疫苗可预防疾病病原体:脑膜炎奈瑟菌、肺炎球菌和流感嗜血杆菌。如需获取更多有关这种监测方法的详细

信息,可参阅有关肺炎球菌和流感嗜血杆菌疾病监测标准的章节。

**主要目标**

脑膜炎监测的目标是:

> 发现暴发以对脑膜炎流行采取快速应对措施

> 评估特定疫苗的效果和影响

## 病例定义

脑膜炎疑似病例：有突然发热（肛温 >38.5℃或腋下温度 >38.0℃）并有意识改变或颈项强直或其他脑膜炎症状（包括婴儿囟门膨出）的任何人员。

脑膜炎可能病例：任何疑似病例伴有肉眼可见的脑脊液浑浊、云絮状或呈脓性；或伴有脑脊液白细胞计数 >10 个 /mm³；或用革兰氏染色发现脑脊液中的细菌；或用免疫层析法或胶乳凝集法检出抗原。

对于婴儿：任何疑似病例伴有脑脊液白细胞计数 >100 个 /mm³；或脑脊液白细胞计数 10~100 个 /mm³ 且蛋白含量升高（>100mg/dL）或葡萄糖水平下降（<40mg/dL）。

脑膜炎确诊病例：通过细菌培养或其他方法（如 PCR）在脑脊液或血液中检出主要细菌性病原体（脑膜炎奈瑟菌、肺炎球菌和流感嗜血杆菌）的实验室确诊的任何疑似或可能病例。未来的实验室能力可包括对导致脑膜炎的其他细菌性病原体（如李斯特菌、B 组链球菌、大肠杆菌等）的诊断。

## 监测方法

细菌性脑膜炎监测是基于对临床疑似脑膜炎病人的识别。临床医生对该病的怀疑是纳入监测的起点，随后进行不同程度的实验室确诊。

为了发现和应对暴发，监测：

➤ 应该是全国性的，或在有暴发风险的次国家地区开展。

➤ 不需要个人层面的数据，因为根据国家所采用的暴发定义（时间和地点），报告的病例可以根据时间和地点进行汇总统计。可以使用不同年龄组的汇总脑膜炎数据。最低要求的年龄分组是 <5 岁组和 ≥5 岁组，但最好可分为 0~23 月龄、2~4 岁、5~14 岁、15~29 岁和 30 岁以上。

➤ 应该包括足够的实验室信息（血清群），为控制暴发选择特异性疫苗提供依据。并非所有病例都需进行实验室确诊；然而，采集标本和实验室确诊时所选的疑似病例标本应能代表暴发的情况。

为了评估特定疫苗的效果和影响，监测：

➤ 应该基于病例，收集的信息应包括流行病学确证数据，包括每个病人的免疫接种史和实验室确诊数据

➤ 应该基于人群，可以根据所确定的地区目标人群计算发病率

➤ 根据国家能力可以是全国性的或者集中在特定的次国家地区，确定重大疫苗影响所需的估计样本量

➤ 可以基于哨点或基于医院，可采用以下标准进行选点：

　》 最高疾病负担

　》 实验室能力（开展 PCR/ 细菌培养确证试验的能力，标本运送到实验室的时效性）

　》 有明确定义的服务辖区

　》 数据管理可允许临床和实验室数据的链接

➤ 可根据监测所针对的主要病原体所侵犯的对象，确定特定目标年龄或所有年龄组。

（王心怡　译）

# 流行性腮腺炎

## 疾病与疫苗特性

流行性腮腺炎由副黏病毒属的腮腺炎病毒所引起。流行性腮腺炎通常症状轻微,主要表现为发热、头痛和唾液腺肿大(腮腺炎)。然而,也可发生并发症,如脑膜炎、脑炎、睾丸炎(男性)、乳腺炎、卵巢炎(女性)等。流行性腮腺炎也是儿童获得性感音神经性耳聋的主要病因。人类是已知的流行性腮腺炎病毒的唯一宿主,病毒通过直接接触或感染者呼吸道排出的空气飞沫等途径而传播。

流行性腮腺炎疫苗是减毒活疫苗,目前已有多种疫苗上市。流行性腮腺炎疫苗往往与麻疹、风疹疫苗联合成为麻腮风疫苗(MMR),推荐2剂免疫程序。世界卫生组织(WHO)关于流行性腮腺炎的立场文件指出:"在儿童免疫规划服务体系健全、运行良好,有能力维持麻疹和风疹疫苗接种高覆盖率(即接种率>80%),并将降低流行性腮腺炎发病率作为公共卫生优先工作的国家,推荐常规免疫接种"[1]。

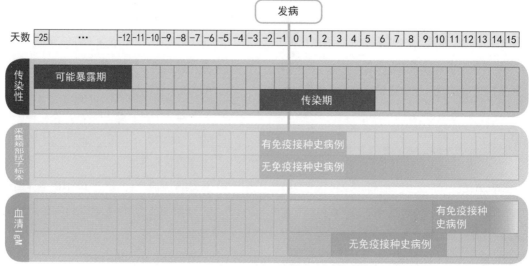

注: 纯色表示最佳时间窗口; 渐变色提示检测可提供准确结果的时间

图1 流行性腮腺炎的传染期和标本采集时间

## 监测的理由和目标

流行性腮腺炎监测的目标包括:

➤ 监视流行性腮腺炎在不同时间以及疫苗引入前后的疾病负担和流行趋势;

➤ 发现并应对流行性腮腺炎暴发;

➤ 确定需要进一步采取控制流行性腮腺炎措施的人群特征。

流行性腮腺炎监测应该根据疫情控制水平进行调整,并与国家规定的目标(如流行性腮腺炎疫苗引入前或后)相适应。在流行性腮腺炎疫苗常规接种率较高,流行性腮腺炎发病水平较低但有周期性暴发的国家,监测应该用于识别高危人群和防止潜在的暴发。对于要完全阻断流行性腮腺炎传播的国家,则需要加强基于病例的监测,从而发现、调查和核实社区中的每例流行性腮腺炎疑似病例。

## 推荐的监测类型

### 最低限度的监测

在流行性腮腺炎呈地方性流行的国家,应收集并报告按地区、年龄组和疫苗接种状况的临床流行性腮腺炎病例汇总数据。流行性腮腺炎监测应该包括所有年龄组。在实施流行性腮腺炎疫苗常规免疫或考虑疫苗引入的国家,应开展流行性腮腺炎的被动监测,并将流行性腮腺炎列为法定报告传染病。可用评估疾病负担的基本汇总病例数来识别聚集性疫情和监视疾病趋势。在这种情况下,这类监测只需对疑似病例的聚集性疫情开展调查和实验室确诊。

### 加强监测

对流行性腮腺炎控制已达到高水平(如维持高水平的疫苗接种率)且病例罕见的国家,应该实施基于机构、基于病例的监测和对散发病例的实验室确诊。虽然一个国家对每个病例做出确认可能达不到,但对每个发现的病例应立即进行调查,并将其纳入周报或月报系统。尽管流行性腮腺炎监测系统大多数是被动监测,但在局部暴发时也可开展主动监测,以确定暴发的规模。

## 病例定义和最终分类

### 病例检索的疑似病例定义

流行性腮腺炎疑似病例指急性起病,单侧或双侧腮腺疼痛,腮腺或其他唾液腺肿胀持续 2 天或以上,而无其他明确的病因(如副流感病毒、EB 病毒、甲型流感病毒、HIV 和其他非感染性因素);或者由于有其他流行性腮腺炎相关症状(如无菌性脑膜炎、脑炎、听力丧失、睾丸炎、卵巢炎、乳腺炎、胰腺炎等)而作为临床疑似病例,但无法用其他更可能的诊断解释。

### 最终病例分类

➤ 实验室确诊病例。符合下列任何一项的病例可以做出实验室确诊:

» 通过培养或反转录聚合酶链反应(RT-PCR)从符合疑似病例定义的病例采集的合适临床标本(颊部拭子、口腔拭子、咽拭子、尿液和脑脊液)中检出流行性腮腺炎病毒。

» 6 周前无流行性腮腺炎疫苗接种史,通过标准的血清学检测显示血清流行性腮腺炎 IgG 抗体从阴性转为阳性。

» 无流行性腮腺炎疫苗接种史的病例,通过标准的血清学检测显示血清流行性腮腺炎 IgG 抗体滴度呈显著(≥4 倍)增长。

➤ 可能病例。符合下列任何一项的病例:

» 符合疑似病例定义且血清流行性腮腺炎 IgM 抗体阳性。

或

» 符合疑似病例定义,且与其他可能病例 或确诊病例有流行病学关联,或与流行 性腮腺炎暴发期间的人群或社区有流行 病学关联的人员。

• 流行病学关联的定义为 2 人之间在 某一时间的接触与流行性腮腺炎病 毒的可能传播模式相关,关联的确诊 需同时满足以下条件:

– 其中某一人具有传染性(腮腺明显 肿大前 2 天到肿大后 5 天);

和

– 另外一个人在这次接触后 12~25 天左右发病;

和

– 在流行病学相关病例的传播链(可 能会涉及多例病例)中至少有 1 例 病例经实验室确诊。

➤ 临床相符病例。符合疑似病例定义,但缺乏 流行病学关联证据和实验室检测,或者检测 结果阴性且无确证的其他病原学检测结果。

➤ 排除病例。不符合上述实验室确诊病例 的标准,并有其他明确的病因学检测结果 (如副流感病毒、EB 病毒、腺病毒等)。

 病例调查

在开展汇总监测的地方不需要进行个案调查。 对于基于病例的监测,要求公共卫生机构在病例 报告后 2 天内开展病例调查,填写个案调查表,并 采集数据用于识别危险因素和确定免疫接种状况。 由于流行性腮腺炎的病例定义无特异性,因此要采 集所有散发病例的标本用于病毒分离和检测。

应该努力确定每个流行性腮腺炎确诊病例的 感染来源;询问病人有关与其他已知病例或人员的 接触情况。如果可以确定可能传播的时间和地点, 则调查的重点应该集中在这些方面。

标本采集

理想情况下,应该采集每个疑似病例的颊部 拭子和血清标本,无论发生腮腺肿大后已有多长时 间。但是,这也要与本国进行病毒分类和血清学检 测的能力相适应,应优先考虑病毒分离的标本(颊 部拭子标本)。应尽早采集颊部拭子,发生腮腺炎 后容易获得阳性检测结果,即使接种过疫苗的病例 也是如此。必要时,各国可推荐在发病后 3 天内采 集病人的颊部拭子标本,而血清标本应在腮腺肿大 后 3 天以上采集。

**拭子用于病毒检测**

颊部拭子是检测病毒的最佳标本,尤其在腮 腺部位(腮腺导管周围)按摩约 30 秒后再采集颊 部标本则更为理想。颊部拭子和咽拭子可用于病 毒检测,可用咽拭子标本采集设备或采用植绒聚酯 棉签拭子,在口腔颊部双侧擦拭 10~15 秒钟来采 集标本。有关如何采集颊部标本的详细信息,可查 看 https://youtu.be/ThvoJBjsUvQ[2]。拭子应放入至 少 2mL 标准病毒运送培养基中,让拭子在病毒运送培养基置 4℃ 至少 1 小时。把拭子在试管的边缘进行挤压，将细胞和液体保留在试管中。也可以把拭子掰断，将其放在试管中，其余部分丢弃。如果标本用于病毒培养或进行 PCR 检测，则标本采集后应立即放入冷藏容器中，并运送至实验室。如果采集的颊部拭子标本用于病毒分离，则应保存在 4℃，且在 24 小时内用冰袋冷藏（4℃）运送。若无法及时送达，最好将标本保存在 –70℃，并用干冰冷冻运送。

### 血清标本用于抗体检测

使用无菌普通试管（无添加剂）或凝胶分离管，通过静脉采集全血标本。建议采集 5mL 血液。全血标本可以在 20~25℃ 保存 6 小时或 4~8℃ 保存最多 24 小时。不要将全血标本进行冷冻。凝血（离心或静置 1 小时）后，分离血清并将其转到无菌冷存管中以免溶血。

血清应保存在 4~8℃ 直至用湿冰袋冷藏运送，在 4~8℃ 条件下保存最好不要超过 7 天。如果需要长期保存，则应将血清标本在 –20℃ 或以下冷冻保存，并用冰袋冷藏运送至实验室检测。血清标本反复冻融会影响抗体 IgM 的稳定性。一般来说，血清标本应尽快送至实验室，不能因为再采集其他标本而推迟标本的送检。

对有脑膜炎症状的患者，可以采集脑脊液标本进行病毒检测。对并发睾丸炎的男性病例，可采集尿液标本进行病毒检测。

### 标本采集时限

对有免疫史的病例，颊部拭子标本应在腮腺肿大后 3 天内采集。对于无免疫史的病例，虽然在唾液腺肿大后 11~15 天可从颊黏膜分离到病毒，但病毒分离率在腮腺肿大前或肿大后最初 3 天内最高。

理想情况下，用于 IgM 抗体检测的血清标本应在腮腺肿大 3 天后采集。如果在腮腺肿大后 3 天内采集的血清标本为阴性，且病例的 RT-PCR 结果阴性或未做 RT-PCR 检测，则应在出现症状后 5~10 天采集第 2 份血清标本，因为在有些病例，直至症状出现后 5 天才检出 IgM 抗体。对于无免疫史的病例，如果进行 IgG 检测，需在发病后尽早采集急性期血清，并在 10~14 天后采集恢复期血清。

## 实验室检测

### 确诊方法

目前有 3 种诊断方法推荐用于流行性腮腺炎的确诊。

➤ 临床标本（颊部 / 口腔拭子、咽喉拭子、尿液、脑脊液）的培养。病毒培养是流行性腮腺炎确诊的金标准。然而，必须保证标本质量以确保病毒存活。可用免疫荧光抗体染色法或标准 RT-PCR 检测来确证病毒的分离成功。病毒分离需要数天到数周才能完成。

➤ 临床标本（颊部 / 口腔拭子、咽喉拭子、男性睾丸炎患者的尿液，脑膜炎患者的脑脊液）的 RT-PCR 检测。实时或标准 RT-PCR 方法均可用于流行性腮腺炎的确诊。RT-PCR 检测方法快速，可在 1 天内出具检测结果。通过擦拭腮腺管或口腔颊部（按摩 30 秒钟后）采集的颊部 / 口腔标本病毒检出率最高。RT-PCR 在出现腮腺肿大后 1 天病毒检出率最高（>80%），到第 3 天迅速下降（<50%）。病毒标本检测结果的假阳性率非常低。

➤ 血清标本的抗体检测

&raquo; 血清流行性腮腺炎 IgG 抗体从阴性转化为阳性（发病前 6 周无流行性腮腺炎疫苗接种史）

&raquo; 无流行性腮腺炎疫苗接种史的病例：通过标准的血清学检测显示血清流行性腮腺炎 IgG 抗体水平显著升高（≥4 倍）

应该检测急性期和恢复期双份标本的血清 IgG 抗体，恢复期标本在急性期标本采集后至少 10~14 天采集。酶免疫法（EIA）和免疫荧光法（IFA）可用于血清学检测。由于既往感染或疫苗接种后血清可产生 IgG 抗体，所以对单份血清标本检测流行性腮腺炎特异性 IgG 抗体不能用于诊断急性流行性腮腺炎感染。

流行性腮腺炎血清 IgM 抗体可用于确定可能病例，但依然不能作实验室确诊。可以用市场上在售的试剂盒来检测血清标本中的流行性腮腺炎特异性 IgM 抗体，但是尤其是在疫苗受种者中，这些试剂盒检测的敏感度和特异度差异较大。因此，正如前述的监测标准推荐的一样，血清 IgM 抗体阳性应归为流行性腮腺炎可能病例，而不是实验室确诊病例。对于无流行性腮腺炎疫苗接种史的病例，如果在发病后 <3 天采集的急性期血清标本 IgM 抗体阴性，则应在发病后 5~7 天采集第 2 份血清标本。对于有免疫接种史的病例，在发病后 >3 天采集的血清标本可以提高 IgM 抗体的检出率。

**实验室的特殊考虑**

➤ 疫苗接种后的腮腺炎　流行性腮腺炎减毒活疫苗接种后，会出现腮腺炎这一罕见的不良反应（1%~3%）。如果病例在腮腺肿大前 6 周内接种过含流行性腮腺炎病毒组分的疫苗，则血清学检测就无法确证流行性腮腺炎感染。需通过病毒培养或 RT-PCR 检出病毒，并通过基因特征分析来获得野生株病毒，才能做出实验室确诊。

➤ 其他血清学假阳性结果　无论病例是否接种过疫苗，由于检测方法受其他病毒（副流感病毒 1、2、3 型，EB 病毒，流感病毒、腺病毒等）的影响，也可出现假阳性结果。

➤ 假阴性结果　对于有免疫史的病例，实验室检测结果阴性并不一定能排除流行性腮腺炎的诊断，尤其在发生流行性腮腺炎暴发时更是如此。对于既往接触过流行性腮腺炎病毒者，无论是通过疫苗接种（尤其是 2 剂接种者）或自然感染，则血清流行性腮腺炎病毒 IgM 抗体检测结果可能为阴性，而急性期第 1 份血清 IgG 抗体可能为阳性，且由于颊部标本在腮腺肿大后很久才采集或采集不当等因素，导致 RT-PCR 或培养的病毒检出率低。因此，不能因为实验室结果阴性就排除流行性腮腺炎病例，除非有其他病原体检出。

**实验室网络**

目前还没有全球流行性腮腺炎实验室网络。然而，已有一些专业实验室开展流行性腮腺炎病毒分离物的基因分型，以确定病毒是疫苗株还是野生株。

**数据收集、报告和使用**

### 推荐的数据元素

如果要收集汇总数据,则应收集分年龄组、月份和地区的病例数。若已将疫苗纳入国家规划,则应按免疫状况收集总病例数。

如果要收集基于病例的数据,则应收集如下数据元素:

- ➤ 姓名(如果涉及隐私,可以略去姓名,仅标注唯一身份识别码)
- ➤ 唯一病例识别码
- ➤ 出生日期(如果出生日期不详,可以用年龄)
- ➤ 性别
- ➤ 住址(省,市,区)
- ➤ 腮腺开始肿大的日期
- ➤ 症状和体征
  - » 腮腺或其他唾液腺受累及时间
  - » 其他症状(头痛、厌食、疲乏、发热、全身疼痛、颈项强直等)
  - » 并发症(耳聋、脑炎、乳腺炎、睾丸炎、脑膜炎、卵巢炎等)
- ➤ 流行性腮腺炎疫苗接种剂次数
- ➤ 每剂流行性腮腺炎疫苗接种日期
- ➤ 向公共卫生机构报告病例的日期
- ➤ 病例调查日期
- ➤ 实验室检测方法和结果
  - » 有无采集标本?
  - » 标本采集日期
  - » 标本类型(尿液、咽拭子、脑脊液、血液)
  - » 标本送往实验室的日期
  - » 实验室收到标本的日期
  - » 流行性腮腺炎血清检测结果的报告日期
  - » 流行性腮腺炎血清学检测类型(IgM 或 IgG)和结果(阳性、阴性、不确定、无标本、不详)
  - » 流行性腮腺炎病毒培养或 PCR 结果(阳性、阴性、不详)
- ➤ 最终病例分类(实验室确诊病例、可能病例、排除病例)
- ➤ 有无与流行性腮腺炎实验室确诊病例、可能病例或流行病学关联病例的接触情况?

### 报告要求和建议

各级设立的监测机构应定期(每周或每月)报告病例情况,即使没有病例,也要"零报告"。开展汇总数据监测和基于病例监测的地方,都应有这样的要求。WHO 各成员国每年通过联合报告表(JRF)报告流行性腮腺炎病例。根据《国际卫生条例》(2005),流行性腮腺炎目前还不是要求报告的疾病。

### 推荐的数据分析

- ➤ 按月 / 年和地区的发病数、发病率。
- ➤ 按年份的不同年龄组、性别和地区的发病率。
- ➤ 按年龄组和免疫状况(0、1、2 剂)的病例构成比;建议的年龄组为 <12 月龄、1~4 岁、5~9 岁、10~14 岁、15~19 岁、≥20 岁)。
- ➤ 实验室确诊病例、可能病例和排除病例的构成比。

### 将数据用于决策

- ➤ 在流行性腮腺炎呈地方性流行的国家:监视发病率以评估疫情进展,识别高危地区或免疫规划绩效不佳的地区；描述流行性腮腺炎流行病学特征的变化；监视疫苗效果。根据这些数据制定免疫政策。

➤ 流行性腮腺炎得到有效控制的国家：监视流行性腮腺炎的流行病学特征（高危年龄组、免疫状况），促进免疫活动以预防潜在的暴发。

 **监测绩效指标**

对监测指标的常规监视可发现监测系统中有待改进的某些方面。推荐的需监视的监测指标见表1。

表 1　流行性腮腺炎的监测绩效指标

| 监测属性 | 指标 | 目标 | 计算方法（分子 / 分母） | 评论 |
|---|---|---|---|---|
| 报告完整性 | 定点机构报告流行性腮腺炎数据的百分比（即使无病例，也要零报告） | ≥80% | 已报告流行性腮腺炎数据的定点机构数 / 流行性腮腺炎监测的定点机构数 × 100（在某个时间段） | |
| 报告及时性 | 及时将流行性腮腺炎数据报告给国家层面的指定机构的百分比（即使无病例，也要零报告） | ≥80% | 及时报告数据的国家指定报告机构数 / 国家指定报告机构数 × 100 | 各级报告应在规定日期或之前收到 |
| 调查及时性（仅适用于基于病例的监测） | 所有流行性腮腺炎疑似病例在报告后 48 小时内开展病例调查的百分比 | ≥80% | 报告后 48 小时内开展病例调查的流行性腮腺炎疑似病例数 / 流行性腮腺炎疑似病例数 × 100 | |
| 标本采集率（仅适用于基于病例的监测） | 流行性腮腺炎疑似病例中采集至少 1 份标本的百分比 | ≥80% | 采集至少 1 份标本的流行性腮腺炎疑似病例数 / 流行性腮腺炎疑似病例数 × 100 | 在暴发调查期间，如果流行病学关联的病例多，则可将流行病学关联病例从分母中删除。该指标仅适用于大多数病例有实验室检测的情况下 |
| 标本送检及时性 | 标本采集后 4 天内送达实验室的百分比 | ≥80% | 标本采集后 4 天内实验室收到的标本数 / 总标本数 × 100 | 该指标仅适用于公共实验室 |
| 实验室结果报告及时性 | 实验室收到标本后 5 天内进行标本检测并报告结果的百分比 | ≥80% | 实验室收到后 5 天内报告培养结果的标本数 / 进行培养的标本数 × 100 | |

疫苗可预防疾病监测标准

**临床病例处理**

目前对流行性腮腺炎尚无特异性治疗方法,通常给予对症治疗。流行性腮腺炎是一种自限性疾病,一般可持续数周。建议对流行性腮腺炎病例进行隔离,与其他病人分开,隔离持续到发病后 5 天。采用标准接触防护和呼吸道防护措施。

 **接触者追踪和管理**

应该评估进一步传播的可能性。从腮腺肿大前 2 天到肿大后 9 天的病例接触者应被认为是潜在感染(详见病例定义部分的"流行病学关联的定义")。对所有接触者应告知流行性腮腺炎的症状和体征。

 **暴发情况下的监测、调查和应对**

### 暴发的定义

目前没有流行性腮腺炎暴发的标准定义。国家应将发现和应对流行性腮腺炎暴发作为优先考虑的事项,定义应与之相适应。在流行性腮腺炎呈地方性流行的国家,发病水平超过基线可以考虑为暴发;而对于已有效控制流行性腮腺炎的国家,发生 3 例及以上并有时间和空间上关联的病例可认为是暴发。在麻疹 – 流行性腮腺炎 – 风疹联合疫苗(MMR)已经广泛使用的国家,发生麻疹、风疹或先天性风疹综合征暴发提示免疫接种率不高,有发生流行性腮腺炎暴发的潜在风险。

### 暴发期间监测的变化

在暴发期间,要将原来开展的汇总监测改为基于病例的监测,将病例以一览表形式列出,并增加收集与特定暴发相关的数据元素。采集 5~10 份病例标本,一旦大多数标本被确诊为流行性腮腺炎,则其他病例与实验室确诊病例有流行病学关联。为了确认疫情是持续发生的流行性腮腺炎暴发,应每隔 2 个月再采集 5~10 份标本做实验室检测。

### 公共卫生应对

控制流行性腮腺炎暴发的主要策略是确定高危人群和传播场所,快速确定有可能缺乏免疫证据的人群并对其进行免疫接种,以防暴露和传播。应根据当地暴发的流行病学特征,对缺乏免疫证据和未接种人群进行含流行性腮腺炎成分疫苗的接种。

(何寒青 译)

参考文献

### 引用

1. *World Health Organization. Mumps virus vaccines. WHO Position Paper. Wkly Epidemiol Rec. 2007;82(7):51–60* (http://www.who.int/wer/2007/wer8207.pdf?ua=1*).*

2. *Centers for Disease Control and Prevention. Illustration of parotid gland and instructions for collection of buccal fluid. Mumps [website]. Atlanta, USA: Centers for Disease Control and Prevention; 2010 (*https://www.cdc.gov/mumps/lab/detection-mumps.html*).*

### 推荐

3. *Centers for Disease Control and Prevention. Questions and answers about mumps lab testing. Mumps [website]. Atlanta, USA: Centers for Disease Control and Prevention; 2017 (*https://www.cdc.gov/mumps/lab/qa-lab-test-infect.html*).*

4. *Centers for Disease Control and Prevention. Specimen collection, storage, and shipment. Mumps [website]. Atlanta, USA: Centers for Disease Control and Prevention; 2017 (*https://www.cdc.gov/mumps/lab/specimen-collect.html*).*

# 新生儿破伤风

 疾病与疫苗特性

世界卫生组织（WHO）估计，2015 年全世界有 34 000 例新生儿破伤风（NT）死亡病例[1]。与 1988 年以来的 787 000 例新生儿破伤风死亡病例相比，死亡数减少了 96%，表明孕产妇和新生儿破伤风消除（MNTE）目标取得了重大进展。然而，该疾病仍然是一个重要的全球公共卫生问题，特别是在新生儿死亡率高的地区以及世界上一些最贫穷和最边缘化的群体中。

破伤风由革兰氏染色阳性的破伤风梭菌的产毒菌株引起。破伤风梭菌的芽孢在环境中无处不在。未使用无菌技术切割脐带，或使用非无菌药物处理脐带切割处，往往会导致新生儿破伤风，但脐带切割处感染并不一定明显。用不洁双手进行接生或在污染物体表面进行分娩，都是产妇和新生儿破伤风（MNT）的危险因素。破伤风不会在人与人之间传播。

破伤风梭菌产生的毒素作用于中枢神经系统，引起破伤风典型的肌肉强直和痉挛。新生儿破伤风患者在出生后 3~28 天（平均 7 天）出现症状。新生儿破伤风的最初表现通常是无法吸吮、无法喂乳以及过度哭闹。破伤风的特征是牙关紧闭或无法张嘴、苦笑面容（强迫咧嘴与眉毛抬起）和角弓反张（脊柱向后拱起），见图 1 和图 2。自主神经系统功能障碍（血压升高、脉搏异常）、呼吸肌和喉部痉挛可导致呼吸衰竭。如不治疗，新生儿破伤风的病死率接近 100%，但在重症监护下治疗，病死率可以降到 10%~20%[1]。

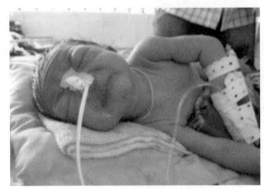

来源：*Cambodia Ministry of Health*

图 1　新生儿破伤风婴儿表现出牙关紧闭和苦笑面容

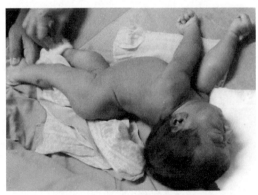

来源：*Cambodia Ministry of Health*

图 2　新生儿破伤风婴儿显示角弓反张

WHO 推荐含破伤风类毒素疫苗（TTCV）的免疫程序为 6 剂：3 剂婴儿基础免疫程序和 3 剂加强免疫程序（分别为 12~23 月龄，4~7 岁和 9~15 岁）。如果产妇已在儿童时期接种过 6 剂 TTCV，或者在 1 岁后开始按照强化免疫程序接种过 5 剂，则产妇及其新生儿可获得疫苗保护而免患破伤风。在 MNT 仍然是公共卫生问题的国家，对没有可靠疫苗接种记录的孕产妇应接种至少 2 剂 TTCV，首选 Td（含有破伤风类毒素和低剂量白喉类毒素的疫苗，适合年龄较大的人群），每剂之间的间隔至少 4 周。在随后的每次妊娠中，应给予 1 剂 TTCV 以达到长期保护，直到程序完成。

实现 MNTE 的策略包括在高危地区的育龄妇女中，孕妇有高 TTCV 接种覆盖率与强化免疫活动（SIAs），以及倡导洁净分娩和脐带护理实践。高质量的新生儿破伤风监测是 MNTE 策略的重要组成部分。

 **监测的理由和目标**

每例新生儿破伤风病例都是一起标志着各级卫生系统失败的事件。新生儿破伤风监测的关键目标是发现新生儿破伤风病例，以监视达到并维持 MNTE 的目标，并将目标定为每个地区每年每 1 000 名活产儿中 <1 例新生儿破伤风（框 1）。新生儿破伤风监测数据可用于识别新生儿破伤风的高危区域和群体，并指导对 MNTE 进行有效的公共卫生应对。应当在国家和次国家（地区）层面使用高质量的监测数据和其他关键项目指标，以监视干预措施的影响以及 MNTE 的实现和维持。

| 框 1 | MNTE 中孕产妇破伤风及其与新生儿破伤风监测的关系 |
| --- | --- |

孕产妇破伤风定义为妊娠期间或妊娠结束后 6 周内（出生、流产或堕胎）发生的破伤风，与新生儿破伤风具有相同的危险因素和预防措施。因此，消除新生儿破伤风的指标（每 1 000 例活产儿中 <1 例新生儿破伤风）被认为是消除孕产妇破伤风的一个替代指标。对非新生儿破伤风的监测应发现孕产妇破伤风病例，但在大多数国家这种监测通过汇总报告来进行，但汇总报告缺乏所需的年龄、性别和妊娠状况等信息，故不能用于识别孕产妇破伤风。有关更多信息，请参阅非新生儿破伤风章节。

 **推荐的监测类型**

推荐的最低标准的新生儿破伤风监测是全国性的、基于病例的监测，这意味着对每个疑似新生儿破伤风病例应进行调查，并归类为确诊病例或排除病例。新生儿破伤风监测基于人群，应包括所有 0~28 天的新生儿。实验室确诊并不是新生儿破伤风监测的必需内容，因为破伤风的诊断是基于临床而非实验室的。

**病例发现**

➤ 基于医院的监测 通过提高监测联络点和关键的临床工作人员（如儿科病房和特殊护理托儿所工作人员）的敏感度，在指定的报告地点开展基于医院的监测，并立即向指定的监测人员报告每例新生儿破伤风病例。报告网点应包括公立和私立医院。

➤ 被动监测 在指定报告机构发现的新生儿破伤风病例数按规定的频率（每周或每月）向上级报告，即使零病例，也要报告（称为"零报告"）。监测人员应定期监督和核实医疗机构的报告。

➤ 主动监测 定期访视最有可能收治新生儿破伤风病例的报告机构（在大型医疗机构每周1次），或作为主动搜寻急性弛缓性麻痹（AFP）和麻疹－风疹工作的一部分。在访视期间，核查医疗机构登记本上未报告的新生儿破伤风病例，并询问关键临床工作人员自上次访视以来有无发现新发的新生儿破伤风病例。每个医疗机构至少应每年核查新生儿破伤风病例的登记本。在外展服务、强化免疫活动或病例调查期间，也可在社区开展主动监测。

➤ 基于社区的监测 应通过传统接生员、社区领袖、传统治疗师或其他社区成员的网络在高危地区开展基于社区的监测，这些人员应知道如何向医疗机构报告新生儿破伤风病例和死亡病例。

**与其他监测的联系**

在理想情况下，新生儿破伤风监测应与AFP、麻疹－风疹的主动监测以及含有零报告的常规汇总监测相结合，将其作为综合性疾病监测和应对系统（IDSR）的一部分。与生命事件监测和新生儿死亡监测的结合有助于提高新生儿破伤风监测的灵敏度[2]，并有利于节约资源。

##  病例定义和最终分类

应调查所有疑似新生儿破伤风病例。病例分类完全基于临床，不依赖于实验室确诊。

### 病例检索的疑似病例定义

疑似新生儿破伤风病例应符合下列2项标准中的任一项：

➤ 任何新生儿在出生后头两天能正常吸吮和哭泣，并在3~28日龄发生类似破伤风的疾病或死亡

或

➤ 任何新生儿在出生后第1个月内发生不明原因死亡。

**最终病例分类**

**确诊病例** 确诊病例是在病例调查期间发现的任何疑似新生儿破伤风病例，包括以下三项：

➤ 在出生后头2天，能正常吸吮和哭泣

和

➤ 在3~28日龄不能正常吸吮

和

➤ 发生肌肉强直和/或痉挛（抽搐）

**排除病例** 排除病例是经过调查，认为不符合临床确诊标准或具有其他诊断的病例。

**未调查病例** 任何未经调查的疑似病例，或者未获得有关年龄和症状的信息来确诊的病例，都应该最终归为未调查病例。

**病例调查**

最好对每例新生儿破伤风进行调查。然而,在实现 MNTE 之前,重点应放在实施强化免疫活动和社区干预,以减少已知高危地区的新生儿破伤风。

一旦实现 MNTE,每例疑似新生儿破伤风病例或死亡病例应由训练有素的人员进行调查,以确诊或排除病例,最好在接到报告后 7 天内完成。对分娩的母亲和相关人员访谈越早,他们就越有可能提供和记住相关细节。

应使用标准病例调查表对所有报告的病例或死亡病例进行调查,根据病史和症状来确认新生儿破伤风的诊断。调查应确定婴儿感染破伤风的原因,例如母亲未接种疫苗、无人或无专业技术人员来接生、使用不洁切割工具或脐部被不洁物质污染。基于母亲的疫苗接种史,可以使用简化的算法来确定母亲和婴儿在出生时能否获得保护(PAB)(框 2)。

---

**框 2　简化的出生时获得保护(PAB)方法**

在病例调查期间,监测人员可以根据母亲免疫的书面记录,使用简化的 PAB 方法来确定能否获得保护,并询问母亲在最近一次妊娠期间接种 TTCV 的剂次数,以及在学龄期和以前妊娠期间接种的剂次数,或最近一次妊娠前的接种运动和外展服务。如果母亲按下列情况接种,可以预防新生儿破伤风:

» 最近一次妊娠期间接种 2 剂 TTCV(第 2 剂至少在出生前 2 周接种)

　　或

» 在最近一次妊娠期间接种 1 剂 TTCV(出生前至少 2 周接种),并在妊娠前的任何时间接种过 1 剂或多剂

　　或

» 在最近一次妊娠期间没有接种,在妊娠前的任何时间接种过 3 剂或以上的青少年/成人[3]

---

由于新生儿破伤风的诊断完全依靠临床,因此在低发病率国家由于缺乏培训或未接诊过新生儿破伤风病例而可能发生误诊。新生儿破伤风的误诊病例最常见于脑膜炎、败血症(包括脐部脓毒血症)或出生缺陷。在这些疾病中没有牙关紧闭。此外,新生儿破伤风中没有囟门凸出。在破伤风痉挛期间,儿童神志清楚,并且痉挛通常由光和声等刺激引起,而与其他原因(如孩子丧失意识的高热)引起的惊厥不同。除临床表现外,病例调查的

详细信息(如母亲未接种疫苗,接生人员未经培训或将污染的物质用于脐带)有助于新生儿破伤风的诊断。

确保填写的病例调查表包含调查结果和所采取或所建议的措施,并将调查表向上级报告。还要向报告机构和社区提供书面反馈。

**公共卫生应对**

疑似新生儿破伤风病例的母亲和社区中其他

未受保护的育龄妇女应该按照要求接种 TTCV（两剂间隔 4 周）以保护母亲及其将来出生的婴儿。如果可能的话，母亲应该在离开医院前接种 1 剂 TTCV，作为病例调查时组织疫苗补种的一部分，或在确认新生儿破伤风病例后 6 个月内接种。

确诊新生儿破伤风病例的认定可能提示存在更系统的问题。应进行快速的社区评估，以确定是否需要采取干预措施。

➤ 从发生新生儿破伤风确诊病例的住处开始，挨家挨户访视社区内其他最近两年分娩的 10~15 名母亲，了解她们在过去 2 年内疫苗接种情况、分娩地点和接生人员、脐带所用材料，以及他们最后一个孩子的生存和接种状况。

➤ 如果至少 80% 的母亲受到保护（通过清洁分娩和脐带卫生操作，或 PAB 的免疫状态），应对措施可限于对新生儿破伤风病例母亲的接种，促进清洁分娩和脐带卫生操作。

➤ 如果不到 80% 的母亲受到保护，要确定未受保护的原因并制定适当的干预措施。如果母亲通过接种疫苗获得保护不到 80%，则要确保将该社区添加到常规免疫接种的微观计划中，包括对孕妇接种 TTCV 的外展活动。应通过回访，采取一系列干预措施，包括对孕妇接种 TTCV。

➤ 如果最近出生的儿童接种白喉－破伤风－百日咳三联疫苗（DTP3）不到 90%，应加强该地区的常规免疫规划（如将社区纳入外展补充接种的微观计划中，开展外展活动减少漏种机会，开展产前保健访视和患儿访视）。

➤ 根据婴儿新生儿破伤风的高危因素，来调整预防措施。调整的预防措施包括对孕妇的免疫接种、清洁分娩或脐带护理实践的健康教育以及与妇幼保健机构更好的协调。

##  标本采集

对新生儿破伤风病例无需采集标本，也无需对新生儿破伤风做实验室诊断。

## 实验室检测

破伤风完全依靠临床特征来诊断，而不依赖于实验室诊断。仅 30% 病例的伤口中经微生物学培养可检出破伤风梭菌，有时能从非破伤风患者分离到该细菌。由于存在破伤风梭菌非产毒株，目前尚无法进行明确的实验室诊断。

**推荐的数据元素**

➤ 病例报告

&raquo; 姓名（如果考虑到隐私，可以省略姓名，只需唯一身份识别码）

&raquo; 唯一病例识别码*

&raquo; 报告日期*

&raquo; 报告来源（医疗机构地址，报告人姓名）

&raquo; 病例调查日期*

➤ 地理信息

&raquo; 居住地（省，市，区）

&raquo; 报告的医疗机构

➤ 人口统计学特征

&raquo; 出生日期*

&raquo; 性别*

➤ 临床信息

&raquo; 婴儿发病年龄（日龄）

&raquo; 发病日期（牙关紧闭或无法吮吸的发作日期）*

&raquo; 住院日期

&raquo; 症状和体征，至少包括：

&bull; 在出生后头 2 天能吮吸和哭叫*

&bull; 3~28 日龄不能正常吮吸*

&bull; 肌肉强直和 / 或痉挛（抽搐）*

➤ 新生儿结局

&raquo; 患儿最终结局:存活、死亡、不详*

&raquo; 最终分类:确诊、排除、未调查

&raquo; 出院 / 死亡日期

➤ 孕产妇和围生期危险因素

&raquo; 母亲年龄

&raquo; 民族

&raquo; 移民状况（母亲在分娩地点的居住持续时间）

&raquo; 母亲分娩的活产数（包括最近一次）

&raquo; 以前有相似症状的出生数，以及婴儿存活数

&raquo; 在最近一次怀孕期间，母亲与培训过的医护人员在产前保健机构（ANC）的接触次数

&raquo; 产前保健机构的地址（供疫苗漏种后随访补种用）

&raquo; 上次出生的出生时获得保护状况（见框 2）*

&raquo; 出生地:医院、保健中心、家庭、其他或不详*

&raquo; 分娩期间的助产人员:医务人员（熟练的接生员）、传统接生员、家庭成员 / 独自分娩、其他或不详*

&bull; 如果不是医务人员，请询问是否使用清洁的物品和双手助产

&raquo; 用于切割脐带的工具及其消毒情况（清洁和煮沸）*

&raquo; 放在脐带上的物品*

&raquo; 孕产妇转归（死亡，存活；死亡原因）

➤ 公共卫生应对

&raquo; 母亲在病例发现 / 调查时接种 TTCV（如白破二联疫苗），或随后尽快接种（是、否、不需要 / 已经受到保护、不详 / 未获得）

&bull; 如果已接种了达到保护的剂次，则记录接种 TTCV 的日期

\* 指定所需的核心变量，将其作为全面病例调查的一部分。

**报告要求和建议**

每周、每月或以其他规定的频率由指定的机构报告新生儿破伤风病例数,并与非新生儿破伤风分开报告,即使没有病例,也要"零报告"。病例调查表或这些表格的电子数据应发送到国家机构。

每年应通过联合报告表向世界卫生组织和联合国儿童基金会(WHO–UNICEF)报告新生儿破伤风病例,并与非新生儿破伤风分开报告。国际卫生条例(IHR)不要求报告新生儿破伤风。

**推荐的数据分析**

➤ 按月份、年份、性别和地区分析,每1 000名活产儿中确诊新生儿破伤风的病例数和发病率

➤ 确诊的新生儿破伤风病例中其母亲通过接种疫苗在新生儿出生时获得保护的百分比(见框2)

➤ 确诊新生儿破伤风病例中其母亲接受过产前保健的百分比、接受过产前保健但未接种疫苗者中确诊新生儿破伤风病例的百分比(用于分析漏种)

➤ 确诊新生儿破伤风病例按以下分类的分布百分比

　　» 出生场所(医疗机构或家庭分娩)

　　» 助产类型

　　» 脐带切割工具的类型

　　» 脐带敷料的类型

　　» 母亲年龄

　　» 母亲的产次(首次分娩与多次分娩)

➤ 新生儿破伤风确诊病例的转归(死亡、存活、不详)分布

➤ 在病例发现/调查时或此后不久,在新生儿破伤风确诊病例中其母亲在其发病后接种TTCV的百分比

➤ 新生儿死亡者中因新生儿破伤风死亡的百分比(如果作为新生儿死亡监测的一部分)

➤ 风险评估(见下文,将数据用于决策部分)

与其他疾病一样,监测数据应与免疫规划的数据(如免疫接种覆盖率、强化免疫活动史、产前保健覆盖率)和熟练的助产服务(SBA)覆盖率进行三角分析,以了解疾病的整体情况,以便形成结论和制定新的政策或策略。

**将数据用于决策**

➤ 监视达到并维持产妇和新生儿破伤风消除的目标(每个地区每1 000例活产儿中<1例新生儿破伤风病例),记录证实消除的证据。

➤ 将数据输入年度风险评估,以确定高风险的地理区域,以改善产前、产时服务和疫苗接种服务,并为育龄妇女开展有针对性的强化免疫活动。

➤ 确定新生儿破伤风的危险因素,如分娩的场所/类型、脐带护理、母亲的年龄和产次、移民状况和种族,以便确定适当的信息报告方式和干预措施。

➤ 监视干预措施的影响,包括强化免疫活动。

➤ 确定孕产妇错失的接种TTCV机会,如产前保健访视、儿童访视和外展服务。

➤ 记录免疫政策或策略变化所需的证据(例如,如果母亲首次在产前保健访视时没有接种过疫苗时,则应开展WHO推荐的加强接种和基于学校的免疫接种)。

➤ 快速确诊病例,进行适当的病例处理(对新生儿破伤风病例进行治疗并对母亲接种TTCV)。

➤ 监视新生儿破伤风监测绩效指标,确定对有针对性的监测尚需评审或加强的领域

（当与新生儿破伤风的风险比较时,如当监测数据不可靠时,可能需要这样做）。

 **监测绩效指标**

新生儿破伤风监测通过与其他疫苗可预防疾病监测相结合,包括对汇总报告、基于病例的新生儿破伤风报告、对遗漏病例的医疗记录这三方资料进行分析,定期（约每5年1次）对新生儿破伤风监测进行全国性评估。应至少每年对医院和大型医疗诊所的登记册进行回顾性审查,以确定以前未报告的新生儿破伤风病例以及其他疫苗可预防疾病和其他疾病。作为季度扩大免疫规划（EPI）数据审查会议的一部分,应在国家和次国家层面审查监测、覆盖率和项目效绩数据,以帮助确定可能存在监测空白或需要加强监测的潜在区域。应审查表1所列的指标,至少每年1次。

表1　新生儿破伤风监测绩效指标

| 监测属性 | 指标 | 目标 | 计算方法（分子/分母） | 评论 |
|---|---|---|---|---|
| 报告的完整性 | 指定的机构报告新生儿破伤风数据的百分比（即使没有病例,也要零报告） | ≥90% | 有新生儿破伤风报告的机构数/应报告的新生儿破伤风监测机构数×100（某时间段内） | |
| 报告的及时性 | 指定的机构能及时报告新生儿破伤风数据的百分比（即使没有病例,也要零报告） | ≥80% | 在规定日期前报告新生儿破伤风数据的监测机构数/指定的应报告新生儿破伤风的监测机构数×100 | 各级应在规定日期或之前收到报告 |
| 调查的完整性 | 对新生儿破伤风疑似病例已开展调查的比例（仅适用于医疗机构报告的病例） | ≥90% | 新生儿破伤风病例调查数/疑似新生儿破伤风报告数×100 | 如果基于病例的数据库,仅包括开展个案调查的数据,则该指标可以计算为:基于病例的数据集中疑似病例数/汇总报告的疑似病例数×100该指标可反映基于病例的监测的代表性以及病例调查的有效性 |
| 调查的及时性 | 在报告后7天内对所有疑似病例开展调查的百分比 | ≥80% | 在报告后7天内开展调查的疑似新生儿破伤风病例数/开展调查的疑似新生儿破伤风病例数×100 | |
| 调查的充分性 | 调查的疑似病例包含所有核心变量完整信息的百分比 | ≥80% | 已收集12个核心变量并完成全部调查的疑似新生儿破伤风病例数/已调查的疑似新生儿破伤风病例数×100 | 注1:核心变量是:病例身份识别码、出生日期、性别、常住地址、发病日期、报告日期、调查日期、病例定义的症状、结局（存活/死亡）、孕产妇疫苗接种史、分娩地点/类型,切割脐带的工具,以及用于脐带的材料注2:对任何病例,如果缺少任何核心变量的信息,则调查不充分 |

续表

| 监测属性 | 指标 | 目标 | 计算方法（分子/分母） | 评论 |
|---|---|---|---|---|
| MNTE 的实现和维持 | 每 1 000 名活产婴儿中新生儿破伤风病例数 <1 例的地区的百分比 | 100% | 每 1 000 名活产婴儿中新生儿破伤风病例数 <1 例的地区数 / 总地区数 ×100 | 最好应使用确诊的新生儿破伤风病例计算该指标。如果调查疑似病例的完成率 <90%，则可使用疑似病例计算该指标，以强调需要进一步调查、采取有针对性干预措施和强化免疫规划的地区 |
| 病例应对合适性 | 确诊新生儿破伤风病例中其母亲接种 1 剂 TTCV 并有病例发现或调查的百分比 | 100% | 确诊新生儿破伤风病例的母亲接种 1 剂 TTCV 并有病例发现或调查的数量 / 新生儿破伤风病例调查总数 ×100 | |

 **临床病例处理**

新生儿破伤风需要住院进行医疗急救，可立即使用人破伤风免疫球蛋白（TIG）以及控制肌肉痉挛的药物（首选苯二氮卓类药物）和抗生素（首选甲硝唑或青霉素 G）治疗。建议尽快单次肌内注射人 TIG，以防止该病进一步发展。如果没有 TIG，可在皮试后单次静脉注射破伤风抗毒素血清（ATS），或者使用静注免疫球蛋白（IVIG）。

应提供支持性护理，包括让患者处于黑暗和安静的环境，以减少反射性痉挛的风险，以及对新生儿进行鼻饲。如果发生肌肉痉挛，维持气道安全至关重要。如果无法进行机械通气，应仔细监测患者，尽量减少痉挛和自主神经功能障碍，同时避免呼吸衰竭。

 **接触者追踪和管理**

由于破伤风不具有传染性，因此不需要追踪接触者。

 **暴发情况下的监测、调查和应对**

破伤风是不易发生暴发的疾病。一般而言，不会发生新生儿破伤风暴发，但现已发现因临床护理不符合要求而导致单一来源所致的聚集性病例。在已实现 MNTE 的国家，如发生聚集性病例，仍应对每个病例进行调查，但监测过程应该没有变化。在实现 MNTE 之前，应调查聚集性病例以确定危险因素，但主要重点应在已知的高危地区开展强化免疫以减少新生儿破伤风负担。

## 新生儿破伤风监测的特别考虑

### 风险评估

新生儿破伤风的风险评估可用于确定在高危地区开展有针对性的强化免疫、改进免疫规划，以及 MNTE 验证期间的现场评估。对于尚未实现 MNTE 的国家，应至少每隔 1~3 年进行一次新生儿破伤风的风险评估，对地区层面的新生儿破伤风发病率、熟练的接生服务（SBA）、常规和强化免疫的破伤风类毒素/PAB 覆盖率，以及其他替代指标等数据进行三角计算。对于已经实现 MNTE 的国家，仍需投入相同资源进行定期风险评估，详细信息将在即将出版的 WHO 文件"保护所有人：维持孕产妇和新生儿破伤风消除指南"中阐述[3]。

### 道德与公平问题

讨论新生儿死亡可能是一个敏感话题，特别是在某些文化和种族群体中。在免疫规划遗漏的边缘化人群，如移民、无家可归者和城市贫民窟的居民，新生儿破伤风最常发生，这些人群可能对外部政府官员的询问很敏感。根据当地医务人员的指导，以最佳方式应对这些挑战。

### 新生儿死亡调查

如同"统计每个婴儿：审核和审查死产和新生儿死亡"一文所述[2]，新生儿破伤风在新生儿死亡中的比例可通过对卫生机构或社区的新生儿死亡审核进行评估，并作为"每个新生儿：终结可预防死亡的行动计划"的一部分在一些国家得到实施（该计划可从网址 http://www.who.int/maternal_child_adolescent/newborns/every-newborn/en/ 获取）。在一些国家，通过哨点社区的活动可以达到或实现新生儿死亡的实时报告，并应该尝试将新生儿破伤风病例发现与通过病例监测进行调查联系起来。值得注意的是，在 MNTE 验证演练过程中，在确定为新生儿破伤风风险最高的地区也开展新生儿死亡聚集性调查（死因推断）[4]。

### 血清学调查或血清学监测

在可行的情况下，成年女性中破伤风 IgG 抗体的血清学检查应被视为监测 MNT 风险和指导疫苗接种策略的补充。由于抗体不是由自然感染所致，故破伤风血清保护水平反映了免疫接种的群体免疫效果。应密切关注调查目的、抽样策略和实验室方法，以确保结果的有效性和可解释性（见附录 2）。血清学监测不应取代新生儿破伤风监测。

（明小燕　译）

## 参考文献

引用

1. World Health Organization. Tetanus vaccines: WHO Position Paper – February 2017. Wkly Epidemiol Rec. 2017;92(6):53–76 (http://apps.who.int/iris/bitstream/10665/254582/1/WER9206.pdf?ua=1).

2. World Health Organization. Making every baby count: audit and review of stillbirths and neonatal deaths. Geneva: World Health Organization; 2016 (http://apps.who.int/iris/bitstream/10665/249523/1/9789241511223-eng.pdf?ua=1).

3. World Health Organization. Protecting all: sustaining maternal and neonatal tetanus elimination guide. Geneva: World Health Organization; forthcoming 2018.

4.  World Health Organization & UNICEF. Pre–validation assessment guidelines [for maternal and neonatal tetanus elimination]. Geneva: World Health Organization; 2013 draft. Available upon request from the World Health Organization.

## 推荐

5.  World Health Organization. Field manual for neonatal tetanus elimination. Geneva: World Health Organization; 1999 (http://apps.who.int/iris/bitstream/10665/83323/1/WHO_V-B_99.14_eng.pdf).

6.  World Health Organization. Guidelines for investigating suspected cases of neonatal tetanus. Geneva: World Health Organization; 1993 (http://apps.who.int/iris/bitstream/10665/61474/1/WHO_EPI_TRAM_93.3.pdf).

7.  World Health Organization. Report of the SAGE Working Group on maternal and neonatal tetanus elimination and broader tetanus prevention. Geneva: World Health Organization; 2016 (http://www.who.int/immunization/sage/meetings/2016/october/1_Report_of_the_SAGE_Working_Group_on_Maternal_and_Neonatal_Tetanus_27Sep2016.pdf).

8.  Stroh G, Birmingham M. Protocol for assessing neonatal tetanus mortality in the community using a combination of cluster and lot quality assurance sampling: field test version. Geneva: World Health Organization; 2002 (http://apps.who.int/iris/bitstream/10665/67193/1/WHO_V-B_02.05_eng.pdf). Updated version is forthcoming in 2018 and will be available at http://www.who.int/immunization/diseases/MNTE_initiative/en/.

9.  UNICEF, UNFPA & WHO. Achieving and sustaining maternal and neonatal elimination: strategic plan 2012–2015. Geneva: World Health Organization; 2011 (http://www.who.int/immunization/diseases/MNTEStrategicPlan_E.pdf).

10. World Health Organization. Validation of maternal and neonatal tetanus elimination including a guide to the use of lot quality assurance – cluster sample surveys to assess neonatal tetanus mortality. Geneva: World Health Organization; 2009. Available on request from WHO.

11. World Health Organization. Meeting of the strategic advisory group of experts on immunization, October 2016 – conclusions and recommendations. Wkly Epidemiol Rec. 2016;91(48):561–84 (http://apps.who.int/iris/bitstream/10665/251810/1/WER9148.pdf?ua=1).

# 非新生儿破伤风

 **疾病与疫苗特性**

2016 年全球通过世界卫生组织（WHO）和联合国儿童基金会（UNICEF）的联合报告表（JRF）报告了大约 13 500 例破伤风，其中 85% 的病例在新生儿期后（>28 日龄）发病，以下将其称为非新生儿破伤风（图 1）。这个数字可能被低估，但真正的破伤风发病率尚不确定。

破伤风不会在人与人之间传播。当伤口或受伤组织（例如来自不洁的分娩、烧伤、外科手术、牙齿或耳部感染、恙螨叮咬）被破伤风梭菌芽孢污染时，就会发生破伤风。在某些病例中，当出现症状时，细菌侵入部位尚不清楚或不再被观察到。该病平均潜伏期为 7 天，通常为 3~21 天。破伤风的发病特征是牙关紧闭（无法张嘴）、苦笑面容（强迫咧嘴与双眉上举）和角弓反张（脊柱向后弓）。全身癫痫样痉挛往往因刺激而发生。自主神经系统功能障碍（血压升高、脉搏异常）、呼吸肌和喉部痉挛可导致呼吸衰竭。在儿童和老年人中，如果没有重症监护治疗，病死率接近 100%；如使用重症监护治疗，病死率可降至 10%~20%。

为了保护所有人免患破伤风，WHO 推荐接种含破伤风类毒素的疫苗（TTCV），免疫程序为 6 剂：3 剂为婴儿基础程序，另 3 剂为加强接种（分别在 12~23 个月、4~7 岁和 9~15 岁）[1]。通过加强接种，含破伤风类毒素（TT）和白喉类毒素（DTP、TD、Td）的联合疫苗还可对白喉提供额外的保护。在孕产妇和新生儿破伤风（MNT）仍然是公共卫生问题的国家，未接种疫苗的育龄妇女应接种 5 剂 TTCV（最好是 Td），并以适当的间隔，可以获得终身保护。

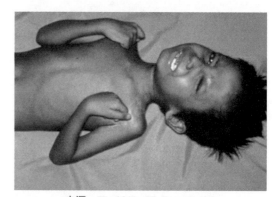

来源：*World Health Organization*

图 1 非新生儿破伤风患儿

 **监测的理由和目标**

由于对全球非新生儿破伤风（包括孕产妇破伤风，见框 1）发病数和死亡数缺乏可靠的估计，故应强调完善破伤风监测的必要性。由于 TTCV 的免疫力随着时间的推移而减弱，并且群体免疫对保护个体免患破伤风起不到作用，因此每个人必须全程接

种 TTCV 以预防该病。如果从婴儿期开始接种疫苗，则需要接种 6 剂 TTCV；如果在 1 岁后开始疫苗接种，则需接种 5 剂 TTCV 并应有适当的时间间隔。非新生儿破伤风监测的一个关键目标是监视疾病负担以及随着时间推移的流行病学变化，以评估疫苗

接种的影响并确定免疫规划的薄弱环节。这些信息可以为有针对性地加强常规免疫服务提供依据,优化策略和免疫程序,包括开展加强接种以及时间安排。另一个关键目标是发现和调查罕见的聚集性病例。最后,及时发现病例有助于挽救生命和进行适当的治疗(包括开始使用破伤风抗毒素)。

---

**框1  孕产妇破伤风**

孕产妇破伤风可定义为在妊娠期间或妊娠结束后6周内(分娩、流产)发生的破伤风,并与新生儿破伤风的危险因素和预防措施相同。因此,消除新生儿破伤风(每1 000例活产儿中<1例新生儿破伤风)被认为是消除孕产妇破伤风的替代指标。育龄妇女在分娩以及提前终止妊娠期间可能因不洁操作而有感染破伤风的风险,因此应特别注意对孕产妇病例和聚集性病例的调查,以查明根本原因并采取适当的补救措施。如果国家规划确定孕产妇破伤风作为特别优先考虑的疾病,则孕产妇破伤风的报告处理可以类似于新生儿破伤风的报告,包括病例调查,快速社区评估和公共卫生应对(见新生儿破伤风章节)。在可行的情况下,育龄妇女的破伤风免疫血清学调查可作为监视MNT风险和指导疫苗接种策略的补充工具(见附录2:破伤风血清学调查)。

---

 **推荐的监测类型**

**最低限度的监测**

推荐的最低限度的破伤风监测是全国性的,是根据医院的常规报告和对任何异常的聚集性病例进行调查的汇总性监测。非新生儿破伤风监测基于人群,包括所有年龄>28日龄的人。实验室确诊并不是非新生儿破伤风监测的一部分,因为破伤风诊断是基于临床而非实验室。

**强化监测**

非新生儿破伤风强化监测包括基于病例的监测,以帮助了解该病的流行病学和感染原因、并对治疗实践和疾病结局进行监视。根据疾病负担、就医行为和国家可用资源,建议采用全国性监测或者哨点监测(哨点监测需要的资源较少)。

**病例发现**

➤ 建立一个由公立和私立医院组成的非新生儿破伤风的正式监测报告网络,使监测联络点和重要临床人员(如重症监护病房的医务人员)能增强识别意识,并根据国家指南报告发现的非新生儿破伤风病例。

➤ 对指定报告机构按规定的频率(每周或每月)报告的最终诊断为非新生儿破伤风的住院病例汇总数也要上报,即使无病例,也要"零报告"。应由监测人员定期检查和核实卫生机构的报告。如某个月份报告的病例数特别多,可能表示数据输入错误,需要纠正,或出现聚集性病例,需要调查。

➤ 对于决定为非新生儿破伤风开展基于病例监测的国家,在非新生儿破伤风负担较高的地区,应将有重症监护能力的公立和私立转诊医院优先作为哨点机构,以发现大多数非新生儿破伤风病例。然后,可以扩大监测范围,以包括代表更大范围人群的其他哨点。

**与其他监测系统的联系**

非新生儿破伤风监测最好通过 IDSR 和 EWARN

等系统与其他疾病的汇总监测系统相关联。在某些情况下,HMIS 报告可用在基于医院的破伤风病例汇总报告。在一些国家,与孕产妇死亡监测应对系统(MDSR)以及其他母婴健康产后监测系统的联系可能是至关重要的。

 ## 病例定义和最终分类

**病例检索的疑似病例定义**

疑似病例是指任何 >28 日龄的人,并至少有下列一种表现的急性发作:牙关紧闭、苦笑面容(持续的面部肌肉痉挛)或全身性肌肉痉挛(收缩)。

**最终病例分类**

➤ 确诊病例:符合疑似病例定义并由临床医生 / 经过培训的医生临床确认为破伤风的病例。

➤ 可能病例:符合疑似病例定义但未经临床医生 / 经过培训的医生临床确认的病例。

➤ 排除病例:经过调查并且不符合临床诊断

标准或有其他诊断的病例。

注意:病例分类完全基于临床,而不依赖于实验室确诊。在发病率低的地区,许多临床医生可能从未见过破伤风病例,这使临床诊断更具挑战性。在发生破伤风痉挛期间,患者通常意识清楚,且痉挛通常由诸如光和声等刺激所引起,与患者无意识时出现的其他惊厥不同。虽然破伤风诊断通常包括有受伤史,但破伤风也可能发生在无法回忆特定受伤的患者。破伤风最常见的鉴别诊断是低血钙性抽搐、药物诱发的肌张力障碍(吩噻嗪类药物引起)、脑膜脑炎、士的宁中毒和牙齿感染引起的牙关紧闭。

 ## 病例调查

对于进行汇总监测的国家,应从指定的医疗机构收集最终诊断为非新生儿破伤风的患者住院病历信息,并根据国家监测指南报告给上级。除了异常的聚集性病例外,不需要做进一步的调查。

在开展基于病例监测的国家,应使用标准的病例调查表对每个疑似破伤风病例进行调查。最好

在接到报告后 7 天内,对病例进行确诊,并确定感染的原因。将有关发现和采取或建议的行动填入病例调查表,发送给上级机构,并书面反馈给报告的机构和社区。

应立即注射破伤风免疫球蛋白(TIG)或破伤风抗毒素血清(ATS),即使不能及时进行调查,也应注射。

## 标本采集

由于不需实验室诊断,故不必采集非新生儿破伤风病例的标本。

## 实验室检测

破伤风诊断完全依靠该病的临床特征,而不依赖于实验室确诊。在约30%病例的伤口标本中,细菌学培养可发现破伤风梭菌,有时能在非破伤风患者分离到该细菌。由于也存在破伤风梭菌的非产毒株,故目前尚无法进行实验室确诊。

##  数据收集、报告和使用

**推荐的数据元素**

➤ 汇总监测

　　» 年龄组(对破伤风流行病学的合适年龄组为29天~4岁、5~14岁、15~44岁、45~64岁和>65岁,但应与汇总监测系统的需求相适应)

　　» 性别

　　» 月份

　　» 地理区域

　　» 免疫状况(如有可能)

➤ 基于病例的监测

　　» 病例报告

　　　• 姓名(如果考虑到隐私,可以省略姓名,只需唯一身份识别码)

　　　• 唯一病例识别码

　　　• 报告日期

　　　• 报告来源(医疗机构地址,报告人姓名)

　　　• 病例调查日期

　　» 人口统计学特征

　　　• 性别

　　　• 出生日期(如果出生日期不能获得,请填写年龄)

　　　• 种族/民族(如果有关的话)

　　　• 移民状况

　　　• 教育状况

　　　• 居住地(省,市,区)

　　» 临床信息

　　　• 发病日期

　　　• 住院日期

　　　• 症状和体征(至少包括)

　　　　– 牙关紧闭

　　　　– 苦笑面容

　　　　– 肌痉挛

　　» 免疫状态

　　　• 破伤风疫苗接种的剂次数(最好有接种记录,如果没有则需回忆)

　　　• 疫苗接种的日期,特别是最后1剂

　　　• 接种破伤风结合疫苗[如b型流感嗜血杆菌(Hib)、A群流行性脑膜炎、C群流行性脑膜炎、肺炎、伤寒,依组

分而异 ]

» 危险因素

- 职业

- 受伤史（包括恙螨叮咬和静脉注射
  毒品）

- 手术或医疗操作史（例如男性包皮环
  切术）

- 牙齿或耳部感染史

- 孕产妇破伤风

  – 近 6 周内近期的妊娠情况

    * 妊娠期间产前保健访视（ANC）
      次数

    * 妊娠结果（活产 / 健康儿童、活
      产 / 新生儿破伤风病例、死产、
      流产）

    * 出生 / 终止妊娠的信息（日期、
      地点、助产者、清洁的物体表面 /
      手 / 工具）

  – 胎次

- 在伤口使用不洁物品

» 治疗

- 给予破伤风免疫球蛋白（TIG）、破伤
  风抗毒素血清（ATS）、静注免疫球蛋
  白（IVIG）

  – 接种日期

- 使用抗生素（类型）

  – 使用日期（开始日期）

» 结果

- 结局（患者存活、死亡、不详）

- 最终分类（确诊、可能、排除）

- 出院 / 死亡日期

**报告要求和建议**

应每周、每月或规定的其他频率由指定的报告

机构报告发现的非新生儿破伤风病例数，并与新生
儿破伤风病例分开报告，即使没有病例，也要"零
报告"。病例调查表或这些表格的电子数据应向国
家层面报告。

就病例数而言，仅对向国家报告的可能和确诊
住院病例进行统计，因为非新生儿破伤风病例是基
于住院病人进行管理的。如果包括门诊病人在内，
可能会因小型医疗机构的误诊、误报或门诊病人转
为住院病人导致重复计数等问题，导致病例数估计
过多。

应每年通过联合报告表（JRF）向 WHO 和
UNICEF 报告发现的非新生儿破伤风病例，并与新
生儿破伤风分开报告。国际卫生条例（IHR）不要
求报告破伤风。

**推荐的数据分析**

➤ 按月、年和地区的非新生儿破伤风病例数
  和发病率

➤ 按性别和年龄组的发病率（29 日龄~4 岁、
  5~14 岁、15~44 岁、45~64 岁和 >65 岁）

➤ 不同时间非新生儿破伤风的性别比趋势

➤ 获得保护的破伤风病例的比例（表 1）

➤ 病例具有危险因素的比例

➤ 病例接种 TIG/ATS/IVIG 的比例

➤ 病死率（非新生儿破伤风死亡数 / 非新生
  儿破伤风病例数 ×100）

➤ 孕产妇破伤风病例的比例

与其他疾病一样，监测数据应与免疫规划的数
据（如免疫接种覆盖率和免疫程序史）进行三角相
关分析，以了解疾病的全貌，以便形成结论和制定
新政策。

**将数据用于决策**

➤ 监视疾病负担和疫苗接种的影响，包括针

表 1　接种含有效破伤风类毒素疫苗（TTCV）所提供的预计保护期限

| 如果从婴儿期开始接种，累积的 TTCV 剂次数 | 如果从 ≥1 岁开始接种，累积的 TTCV 剂次数 | 两剂间被认为有效的最小间隔 | 接种最后剂次后的保护期限 |
| --- | --- | --- | --- |
| TTCV1 | TTCV1 | — | 无 |
| TTCV2/TTCV3 | TTCV2 | 4 周 | 3 年 |
| TTCV4 | TTCV3 | 6 个月 | 5 年 |
| TTCV5 | TTCV4 | 1 年 | 10 年 |
| TTCV6 | TTCV5 | 1 年 | 20~30 年 |

"有效剂次"是指在两剂之间所需的最短间隔之后所接种的剂次。只有通过查验婴儿或学校免疫接种等书面记录并得到证实，才能将青少年和成人在儿童时期接种的 TTCV 剂次包括在内。

对育龄妇女的 TTCV 运动或针对男女多个年龄组的接种破伤风类毒素结合疫苗（如 A 群流行性脑膜炎疫苗）运动。

➤ 确定并调查发现的非新生儿破伤风聚集性病例，以确定危险因素，并提出适当的危险减缓策略，如提供疫苗、改进卫生习惯。

➤ 确定免疫规划的薄弱环节（如区域的覆盖率低，导致 TTCV 冷冻的冷链问题等），以便为有针对性地加强常规免疫服务或需要补种疫苗提供依据。

➤ 确定破伤风感染的高危人群（育龄妇女、学龄儿童、男性成年人、老年人），为改变政策或策略（如加强接种或优化免疫程序）提供依据。

➤ 监视孕产妇破伤风以加强 MNTE 策略并减少漏种机会，例如产前保健、病例访视和外展服务。

➤ 定期评估破伤风危险因素（职业、道路交通事故、不洁分娩/手术、移民状况、种族），以适当地提出和落实信息报告及干预措施。

➤ 快速确定病例，以便进行适当的病例处理，包括提供 TIG/ATS/IVIG。

➤ 如监测数据可能不可靠，应监督监测报告，以确定需要进行有针对性监测审查或加强的地区。

 监测绩效指标

可以通过约每 5 年一次的国家定期审查，以及与其他疫苗可预防疾病的整合，包括对汇总的和基于病例的新生儿破伤风报告，以及对遗漏病例的医院记录审查进行三角测量分析，从而对非新生儿破伤风监测进行评估。可经常开展有针对性的次国家审查和数据质量评估。作为季度扩大免疫规划（EPI）数据审查会议的一部分，应在国家和次国家层面对监测、覆盖率和项目绩效数据进行审查，以帮助确定可能存在监测空白或需要加强监测的潜在领域。定期监督监测指标有助于确定监测系统和报告网络有待改进的具体领域（表 2）。

表 2 非新生儿破伤风监测绩效指标

| 监测属性 | 指标 | 目标 | 计算方法(分子/分母) | 评论 |
|---|---|---|---|---|
| 报告完整性 | 指定报告机构有报告非新生儿破伤风数据(即使没有病例,也有零报告)的百分比 | ≥90% | 有报告非新生儿破伤风的指定报告机构数/非新生儿破伤风监测的指定报告机构数×100(某时间段内) | 非新生儿破伤风监测的指定报告机构可能只包括医院或转诊医院,而不是所有医疗机构 |
| 报告及时性 | 指定报告机构能及时报告非新生儿破伤风数据(即使没有病例,也有零报告)的百分比 | ≥80% | 及时报告非新生儿破伤风的指定机构数/非新生儿破伤风监测的指定报告机构数×100 | 各级机构应在规定日期或之前收到报告 |
| 调查完整性(仅适用于基于病例的监测) | 对非新生儿破伤风疑似病例已开展调查的比例(仅对基于病例监测的医疗机构报告的病例) | ≥90% | 非新生儿破伤风病例调查数/疑似非新生儿破伤风报告数×100 | 如果基于病例的数据库仅包括已开展病例调查的数据,则该指标可以计算为:基于病例的数据集中疑似病例数/汇总报告中的疑似病例数×100 该指标反映基于病例的监测的代表性以及病例调查的有效性 |
| 调查及时性(仅基于病例的监测) | 所有非新生儿破伤风疑似病例在报告后7天内开展调查的百分比 | ≥80% | 在报告后7天内开展调查的非新生儿破伤风疑似病例数/开展调查的非新生儿破伤风疑似病例数×100 | |

## 临床病例处理

非新生儿破伤风需要住院进行医疗急救,立即使用人破伤风免疫球蛋白(TIG),以及控制肌肉痉挛的药物(首选苯二氮卓类药物),进行伤口处理和使用抗生素(首选甲硝唑或青霉素G)治疗。建议尽快单剂肌注入TIG,防止该病的进一步发展。如果没有TIG,经皮试后可单次静注破伤风抗毒素血清(ATS)。也可使用静注免疫球蛋白(IVIG)。

应提供支持性护理,让患者处于黑暗和安静的环境,以减少反射性痉挛的风险。如果发生肌肉痉挛,维持气道安全至关重要。如果无法进行机械通气,应仔细观察患者,以尽量减少痉挛和自主神经功能紊乱,同时避免呼吸衰竭。最后,在出院前应适龄接种TTCV以预防以后的疾病。

## 接触者追踪和管理

由于破伤风不具有传染性,因此不需要追踪接触者。

**暴发情况下的监测、调查和应对**

### 暴发的定义

非新生儿破伤风不会发生传统的传染病暴发，因为不会发生人与人之间的传播，但由于相同的环境暴露，病例可能会在时间和空间上出现聚集性。对应该开展调查的非新生儿破伤风病例数尚未确定具体阈值，但在同一地区在可比较的时间范围内与之前的报告相比有任何实质性增加就应开展调查。非新生儿破伤风聚集性病例可包括在相同地区和相近时间内发生的病例，或者确定为与同一来源或事件有关联的多个病例。应报告在自然灾害（地震、海啸、台风）、男性包皮环切术和注射吸毒后发生的非新生儿破伤风聚集性病例。

### 暴发期间监测的变化

即使在汇总监测的国家，也应定期监视数据，以确定潜在的非新生儿破伤风聚集性病例。应该对聚集性病例进行追踪调查，以确定是否存在共同来源。如果确定了聚集性病例，可考虑使用一些有限变量的病例一览表，以便对病例进行更详细的分析（按年龄、性别、疫苗接种状况、危险因素、治疗等）。这些信息可为减缓危险因素提供依据，包括为个人和医疗机构提供疫苗和促进卫生习惯的改善。

### 调查的特殊方面

如果存在非新生儿破伤风聚集性病例，则确定环境暴露的危险因素（医院、职业、事故）是非常重要的。

 **非新生儿破伤风监测的特殊考虑**

### 血清学调查或血清学监测

在调查时，对破伤风 IgG 抗体水平的血清学评估可用于对破伤风预防的评估。由于免疫不是由自然感染产生，破伤风血清保护水平反映了免疫接种所产生的群体免疫。然而，血清学调查的作用应始终与监测和其他评估方法相结合，调查目标和结果应有明确的界定（见附录 2：破伤风血清学调查）。

### 缺少强化接种而导致的免疫空白

在未按 WHO 建议提供 6 剂 TTCV 给不同性别的国家，调查记录了学龄儿童和男性成人的免疫空白和较重的疾病负担。所有免疫规划应审查规划数据，并调整常规免疫程序，以确保对破伤风的终生保护（婴儿期的 3 剂基础免疫和儿童期/青少年期的 3 剂强化接种）[2]。

### 人道主义紧急情况

应考虑将非新生儿破伤风纳入在人道主义紧急情况期间建立的监测系统中，因为在地震和海啸后有破伤风暴发的记载[3]。

（刘建华　译）

## 参考文献

### 引用

1. *World Health Organization. Tetanus vaccines: WHO Position Paper -- February 2017. Wkly Epidemiol Rec. 2017;92(6):53–76 (*http://apps.who.int/iris/bitstream/10665/254582/1/WER9206.pdf?ua=1*).*

2. *Dalal S, Samuelson J, Reed J, Yakubu A, Ncube B, Baggaley R. Tetanus disease and deaths in men reveal need for vaccination. Bull World Health Organ. 2016;94:613–21 (*http://www.who.int/bulletin/volumes/94/8/15-166777/en/*).*

3. *World Health Organization. Vaccination in acute humanitarian emergencies: a framework for decision making. Geneva: World Health Organization; 2017 (*http://apps.who.int/iris/bitstream/10665/255575/1/WHO-IVB-17.03-eng.pdf*).*

### 推荐

4. *World Health Organization. Current recommendations for treatment of tetanus during humanitarian emergencies: WHO technical note. Geneva: World Health Organization; 2010 (*http://www.who.int/diseasecontrol_emergencies/ who_hse_gar_dce_2010_en.pdf*).*

5. *World Health Organization. Maternal death surveillance and response: technical guidance information for action to prevent maternal death. Geneva: World Health Organization; 2013 (*http://apps.who.int/iris/ bitstream/10665/87340/1/9789241506083_eng.pdf?ua=1*).*

6. *World Health Organization. Report of the SAGE Working Group on maternal and neonatal tetanus elimination and broader tetanus prevention. Geneva: World Health Organization; 2016 (*http://www.who.int/immunization/sage/meetings/2016/ october/1_Report_of_the_SAGE_Working_Group_on_Maternal_and_Neonatal_Tetanus_27Sep2016.pdf*).*

7. *Scobie HM, Mao B, Buth S, Wannemuehler K, Sorenson C, Kannarath C, et al. Tetanus immunity among women aged 15 to 39 years in Cambodia: a national population-based survey, 2012. Clin Vaccine Immunol. 2016;23(7):546-54. doi: 10.1128/ CVI.00052-16.*

8. *World Health Organization. Tetanus toxoid vaccination and voluntary medical male circumcision [website]. Geneva: World Health Organization; 2018 (*http://www.who.int/immunization/programmes_systems/interventions/ TT_and_VMMC/en/*).*

9. *World Health Organization. Vaccination in acute humanitarian emergencies: Implementation guide. Geneva: World Health Organization; 2017 (*http://apps.who.int/iris/bitstream/10665/258719/1/WHO-IVB-17.13-eng.pdf*).*

10. *World Health Organization. Meeting of the strategic advisory group of experts on immunization, October 2016 – conclusions and recommendations. Wkly Epidemiol Rec. 2016;91(48):561–84 (*http://apps.who.int/iris/bitstream/10665/251810/1/ WER9148.pdf?ua=1*).*

# 百日咳

 ## 疾病与疫苗特性

由百日咳鲍特菌引起的百日咳在各国呈地方性流行。据估计2014年全球5岁以下儿童发生百日咳2 410万例,有160 700例百日咳病例死亡[1],该病会发生周期性流行,每2~5年一次。百日咳通过空气飞沫从感染者传给易感者。该病临床过程分为三期。

➤ 卡他期。在卡他期早期,百日咳具有高度传染性,无免疫力的家庭接触者中二代续发率可高达90%。在典型的咳嗽发作后,未经治疗的患者传染性可持续3周或更长时间,但在卡他期后传染性迅速减弱。

➤ 痉咳期。痉咳期的特征是更加频繁的痉挛性咳嗽,并且在此期可以听到典型的鸡鸣声(但不一定存在)。

➤ 恢复期。恢复期的特点有不多的、不太严重的咳嗽。

无症状或轻度症状的感染很常见,特别是在以前接种疫苗的年长者。潜伏期通常为9~10天(可达6~20天)。儿童典型的临床表现是阵发性咳嗽,以特征性鸡鸣声伴咳嗽后呕吐而结束。然而,在年幼婴儿中,百日咳最初可表现为在发生咳嗽前呈现呼吸暂停或紫绀发作。在发达国家,高达6%的未免疫儿童可能出现并发症,如支气管肺炎,该病在婴儿中发病率较高。在发展中国家,尽管百日咳监测数据不太稳定,但<12月龄婴儿的平均病死率估计为4%,1~4岁儿童的平均病死率为1%;百日咳可能占5岁以下儿童死亡数的1%[2,3],且由于婴儿太小而无法接种疫苗,发病风险很高。

接种百日咳疫苗的目的是降低婴幼儿发生严重疾病的风险。有两种类型的百日咳疫苗可以获得:一种是基于灭活百日咳鲍特菌的全细胞疫苗,另一种是基于一种或数种高度纯化的百日咳抗原的无细胞百日咳疫苗。WHO建议为所有婴儿在婴儿期提供3剂百日咳疫苗,对1~6岁儿童加强1剂。一些国家的其他百日咳免疫接种策略包括对青少年和成人的加强接种,以及对孕妇的免疫接种,并通过转移母体抗体来保护因年龄太小而无法直接接种的新生儿。最近,一些长期接种无细胞百日咳疫苗且覆盖率高的国家,即使考虑到诊断和监测实践的变化之后,仍有百日咳死灰复燃的报告[2]。这强调了即使在疫苗引入后多年,监测仍非常重要。

 ## 监测的理由和目标

百日咳监测的目标是:

➤ 监视疾病负担和百日咳免疫规划的影响,特别注重了解5岁以下儿童的发病率和死亡率

➤ 生成数据为制定疫苗程序和接种策略提供依据,优化疫苗接种的影响

➤ 发现百日咳的暴发并指导对其做出公众卫生应对。

表 1 显示为达到各项监测目标而推荐的最低限度的强化监测。

### 表 1　推荐的百日咳监测类型

| 监测目标 | 满足目标所推荐的最低限度的监测 | 为达到目标的强化监测 |
| --- | --- | --- |
| 疾病负担和流行病学 | 基于哨点医院的、基于病例的监测,并实验室确诊限于 5 岁以下儿童 | 基于病例的、全国性的、基于人群的、基于机构的监测,并进行实验室确诊<br>– 重点年龄组可以是 5 岁以下儿童或扩大到所有年龄组<br>– 可以是住院病人或扩大到门诊病人 |
| 疫苗引入 / 政策决定:加强接种(包括孕产妇免疫接种) | 基于哨点医院的、基于病例的监测,并进行实验室确诊,重点关注 5 岁以下儿童的发病率和死亡率 | 基于病例的、全国性的、基于人群的、基于机构的监测,并进行实验室确诊。<br>– 重点年龄组可以是 5 岁以下儿童或扩大到所有年龄组<br>– 可以是住院病人或扩大到门诊病人 |
| 发现暴发 | 基于事件的监测或汇总的症状监测,基于医院的监测;一旦确定聚集性病例,应该对部分病例进行实验室确诊以确认百日咳,并转为基于病例的监测(参见下一部分:暴发情况下的监测、调查和应对) | 基于病例的、全国性的、基于人群的、基于机构的监测,并进行实验室确诊。<br>– 重点年龄组可以是 5 岁以下儿童或扩大到所有年龄组<br>– 可以是住院患者或包括门诊病人 |

鉴于百日咳流行病学和诊断的复杂性,大多数国家建议的最低限度的标准监测是基于病例的监测,并在一个或多个哨点医院进行实验室确诊,重点是 5 岁以下的住院儿童,旨在发现大多数严重疾病。对于哨点选址,应优先考虑在其服务区域内有大量 5 岁以下儿童的机构。哨点选址还应基于多种因素,包括监测目标、病人来源区域的人口、医院专业化(儿科医院与一般人群)、人群就医行为以及实验室诊断检测能力。为普通感染性疾病(如肺炎)儿童提供服务的综合性医院,通常比通过转诊接受大多数患者的专科医院更容易发现百日咳病例。虽然百日咳发病监测应该集中在 5 岁以下儿童,但百日咳死亡则集中于婴儿。当监测包括年龄较大儿童和成人时,哨点机构也可包括门诊部 / 医疗机构,因为年龄较大儿童和成人通常患有较轻

微的疾病,而且往往不太可能住院。值得注意的是,在求医困难地区发生社区暴发时,许多百日咳死亡可能发生在医疗机构之外,因此基于医疗机构的监测会将其遗漏[4]。

发现百日咳暴发所推荐的最低限度的标准监测可以是基于事件,也可以是使用疑似病例定义的汇总监测,只有在确定为临床相符病例的聚集性疫情后才进行实验室确诊。应对所有暴发进行全面调查,包括基于病例的监测(参见下文:暴发情况下的监测、调查和应对)。然而,很难使用这种方法来实现百日咳监测的其他既定目标,即确定疾病负担和为疫苗规划提供依据,因为暴发只是百日咳流行病学全貌的一个部分。

在拥有更多资源或特别关注为制定百日咳免疫规划提供依据的国家,加强监测是从哨点监测转

向基于病例的全国性监测,将年龄组从 <5 岁扩展到所有年龄组,包括监测中的门诊病人。

### 与其他监测的联系

在各个级别,对百日咳的监测可能与其他呼吸道疾病(如流感样病例或肺炎)的监测有关。然而,由于这些其他病例定义通常侧重于急性疾病而非慢性咳嗽,这可能导致发现百日咳病例的敏感性降低。此外,流感和肺炎的病例定义通常包括发热,但这在百日咳病例中并不常见。因此,可能需要修改现有的病例定义以发现疑似百日咳病例。另一方面,使用现有肺炎或流感样疾病的病例定义,在不符合疑似百日咳病例定义的患者中可能会发现百日咳。是否将这些病例作为确诊百日咳病例纳入计算,应根据临床特征和其他可能的诊断逐个评估[3]。

## 病例定义和最终分类

### 病例检索的疑似病例定义

疑似病例是指任何年龄咳嗽持续 ≥2 周,或婴儿持续任何时间的咳嗽,或暴发情况下根据观察或家长报告,有下列一种或以上症状并排除其他更可能的诊断时:

➤ 阵发性(痉挛性)咳嗽

➤ 鸡鸣样吸气声

➤ 咳后呕吐,或无其他明显原因呕吐

➤ 呼吸暂停(仅在 <1 岁)

  或者

➤ 临床医生怀疑为百日咳。

请注意,已免疫或以前感染的个体发生百日咳时,可不出现百日咳的典型表现,因此按照上述病例定义难以发现这些病例。

### 框 1　副百日咳鲍特菌

副百日咳鲍特菌可引起类似于百日咳的症状和体征,对副百日咳鲍特菌的监测可包括对副百日咳鲍特菌的实验室检测,但这取决于国家监测的目的。然而,由于目前还没有副百日咳鲍特菌疫苗,因此认为该病不是疫苗可预防性疾病,本章节不对该病进行讨论。

### 最终病例分类

百日咳病例可通过实验室确认或流行病学关联来确诊。

**实验室确诊病例**　实验室确诊病例为符合疑似病例定义,并经实验室确认下列一项:

➤ 分离出百日咳鲍特菌

  或者

➤ 如果聚合酶链反应(PCR)符合下述标准,可通过 PCR 检出百日咳鲍特菌的基因组序列

  或者

➤ ≥11 岁个体在接种最后 1 剂疫苗后 1 年或以上出现百日咳毒素 IgG 抗体升高。

急性百日咳感染的细菌培养和 PCR 检测具有较高的特异性,是优于血清学的诊断方法。对于咳嗽发作后 ≥4 周的病例,应进行血清学检测;然而,感染或接种疫苗后,IgG 抗体升高有时会持续 1 年以上,从而导致潜在的假阳性。

**流行病学关联病例**　流行病学关联病例是符合疑似病例定义,在咳嗽发作前 3 周与实验室确诊病例(或暴发情况下与另一个流行病学关联病例)有密切接触的人。

> 密切接触的定义是与病例面对面接触,包括住户或家庭接触、与病例在同一房间过夜,以及与实验室确诊病例有呼吸道、口腔或鼻腔分泌物的直接接触。

**可能病例**　符合疑似病例定义但未达到上述确诊病例分类的患者应被视为可能病例。这包括未进行实验室检测和检测为阴性的疑似病例。

 ## 病例调查

对基于病例的监测,应尽快向公共卫生当局报告疑似百日咳病例,以启动病例调查。应在报告后2天内进行个案调查。如果确认为暴发,应在2天内进行调查。对每个疑似病例(散发病例和暴发相关病例),应填写病例调查表并采集标本(标本类型由咳嗽发作后的时间来确定,见下文的标本采集)。应建议疑似病例在咳嗽发作后3周内或完成抗生素治疗后5天内(以先发生为准)避免与婴幼儿、儿童和妊娠后期的孕妇接触。

对每个疑似病例,应进行密切接触者追踪并发现社区中的其他疑似病例。其目的是识别潜在病例,确定问题的大小,减少传染给有严重疾病风险的年幼婴儿,并确定未接种或未全程接种者以填补疫苗接种的空白。如果对病例发现不敏感,且发现病例数较少,则可以列出所有密切接触者和高危接触者的一览表,以确保合适的随访和病例发现。

在基于汇总/事件的监测中,通常不对散发病例进行调查,除非发现暴发,否则不采集标本。然而,鼓励当地卫生部门调查散发疑似病例,并在必要时采取公共卫生行动。

## 标本采集

在基于病例的监测中,应对每个疑似病例采集标本。可根据咳嗽的时间,来确定基于病例的监测所需采集的标本类型(图1)。至咳嗽发作后4周内,应采集标本同时用于细菌培养和PCR检测,此后使用这些方法检出的概率会降低。

**对咳嗽发作后4周内确认的病例采集标本**

> 最好采集2份鼻咽拭子:1份用于培养,另1份用于PCR。不要采集咽喉和前鼻拭子。采样应使用无菌聚酯、人造纤维或尼龙植绒拭子,不要使用棉签。

> 用于培养的标本应直接接种到选择性培养基或置于半固体Regan-Lowe运送培养基

中。不要使用Amies运送培养基或通用运送培养基。Regan-Lowe琼脂或新制备的鲍-金(Bordet-Gengou)培养基通常用于培养细菌;半固体Regan-Lowe琼脂通常用作运送培养基。应在室温下运输标本,并于24小时内在实验室将其涂抹在平板上。

> 仅用于PCR检测的标本应放在无菌试管或通用运送培养基中,并运送到实验室。可以使用一份拭子标本同时进行培养和PCR检测。在这种情况下,应将拭子放入Regan-Lowe运送培养基中,然后送到实验室。

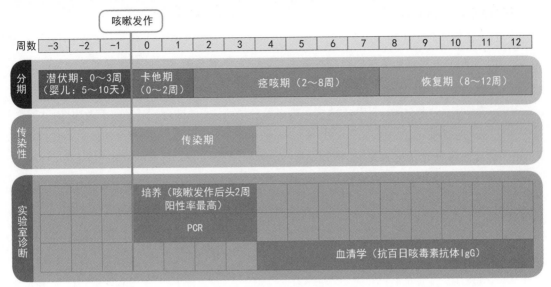

图 1 百日咳鲍特菌实验室诊断的时间点

➤ 作为鼻咽拭子的替代物,可以从疑似病例采集生理盐水鼻咽抽吸物。

经验丰富者应该对采集这些标本的监测人员和其他医务人员在采集鼻咽标本方面进行培训和监督。美国疾病预防控制中心(CDC)制作了两个采集鼻咽抽吸物和拭子标本的培训短视频,可从 CDC 的百日咳网址(www.cdc.gov/pertussis/clinical/diagnostic–testing/specimen–collection.html)获得[5]。

**对咳嗽发作后 4~12 周确认的病例采集标本**

对咳嗽发作后 4~12 周确认的疑似病例,可以采集血清标本用于抗百日咳毒素 IgG 抗体检测。血清学检测对于咳嗽至少 2 周的青少年和成人病例的诊断是最有用的。此外,血清学检测也可用于暴发期间的确诊,因为在暴发中诊断通常是回顾性的,且用于培养或 PCR 的时间也不合适。由于对 ≤10 岁儿童缺乏灵敏度,或者在 1 年内接种疫苗的患者中持续存在 IgG 抗体,故不对其进行血清学检测。

 **实验室检测**

**培养**

➤ 通过细菌培养分离到百日咳鲍特菌仍然是诊断百日咳的金标准。百日咳鲍特菌培养阳性可确诊百日咳。百日咳鲍特菌在培养物中平均生长 3~7 天,但可长达 10 天。细菌培养对于抗生素敏感性试验和分子分型也是必需的。

➤ 虽然细菌培养对诊断具有特异性,但敏感性相对不高(<60%)[6]。如果患者以前已接受对百日咳鲍特菌的有效抗生素治疗、发病后头 2 周之后才采集标本、标本运送到实验室被延误或患者接种过疫苗,则成功分离该细菌的可能性会降低。从婴儿获得的标本阳性率最高。而在青少年和成年人检测的敏感性不高。

## 聚合酶链反应(PCR)

➤ PCR 比培养更敏感、更快速。尽管有这些优点,但 PCR 可以产生假阴性或假阳性结果。

　　» 在标本采集和检测过程中,标本交叉污染可导致假阳性结果。

　　» 假阴性结果随着咳嗽发作(发病后 >4 周)或抗生素治疗(>5 天)后时间的延长而增加。

　　» 由于百日咳鲍特菌没有特异的独特的靶基因,因此可能与其他鲍特菌会产生交叉反应。需要几个 PCR 靶基因的组合对不同的鲍特菌进行鉴定[7,8]。

➤ 许多实验室现在只使用 PCR 来确诊百日咳。然而,不同实验室没有针对百日咳的标准化 PCR 检测方法。此外,实验室之间的检验程序以及灵敏性和特异性可能差异很大。鼓励参考实验室使用外部质量保障(EQA)体系和定期检测。

## 血清学检测

➤ 研究表明,测定百日咳毒素 IgG 抗体滴度是诊断百日咳最特异和最灵敏的方法,但需根据单时间点测定(single time point assays)的参考标准(如 WHO 国际标准)进行校准。应避免使用基于其他百日咳抗原的血清学检测。与其他疾病不同,由于缺乏足够的灵敏性和特异性,IgM 不能用于百日咳病例的诊断。

➤ 单份血清检测结果应结合临床疑似百日咳才考虑为阳性。在咳嗽发作后 4~12 周开始出现 IgG。由于存在母传抗体,血清学检测对婴儿并不可靠,并且对≤10 岁儿童是不敏感的。此外,如果近 1 年内所有年龄组人群接种过百日咳疫苗,会存在疫苗诱导的 IgG,则不应进行血清学检测。

## 直接荧光抗体(DFA)染色

不建议对鼻咽标本进行直接荧光抗体(DFA)染色,因为假阳性率和假阴性率很高。

## 数据收集、报告和使用

### 推荐的数据元素

如果进行汇总数据收集:

➤ 按年龄组(<6 月龄、6~11 月龄、1~4 岁、≥5 岁)、月份、地理区域和免疫状况(0,1~2,3+ 剂次)的总病例数(如果有的话)

如果进行基于病例的数据收集(如果对某些数据元素的应答不详,应进行说明,而不能让变量空白),应包括下列信息。

　➤ 人口学统计信息

　　» 姓名(如果考虑到隐私,可以省略姓名,但需要唯一身份识别码)

　　» 唯一病例识别码

　　» 出生日期(如果出生日期不能获得,请填写年龄)

　　» 性别

　　» 居住地(省,市,区)

➤ 报告信息

　» 向公共卫生机构报告的日期

　» 调查日期

➤ 临床信息

» 咳嗽发作的日期(如果没有咳嗽,则为呼吸暂停)

» 症状和体征(至少包括)

- 阵发性咳嗽
- 鸡鸣样吸气声
- 咳嗽后呕吐
- 呼吸暂停
- 是否用抗生素治疗疾病?
- 治疗开始日期

» 住院状况

» 结局(患者存活、死亡、不详)

» 临床医生是否怀疑百日咳?

➤ 实验室方法和结果

» 采集标本的日期和类型(鼻咽抽吸物、鼻咽拭子、血液)

» 是否在使用抗生素前采集标本?

» 标本送往实验室的日期

» 实验室收到标本的日期

» 实验室检测方法(细菌培养、PCR、血清学检测、无检测)

- 对于血清学检测和PCR,如果已知,使用了哪些试验/指标?

» 每份标本的实验室检测结果(阳性、阴性、不确定)

➤ 疫苗接种状况

» 百日咳疫苗接种的总剂次和接种日期

» 百日咳疫苗各剂次的类型(如果一个国家同时使用无细胞和全细胞疫苗,或者免疫规划程序进行了更改)

» 如果 <1 岁,其母亲妊娠期间的免疫状况,包括接种日期和接种的疫苗类型

➤ 分类

» 在流行病学上与实验室确诊病例有关联吗?

» 最终病例分类(实验室确诊病例、流行病学关联病例、可能病例)

**报告要求和建议**

➤ 指定的各级报告机构应按规定的频率(每周或每月)报告实验室确诊病例、流行病学关联的确诊和可能病例,即使没有病例,也要零报告。

➤ 应将基于病例的数据向上级报告。

➤ 国际卫生条例(IHR)不要求报告百日咳病例。

➤ 应每年通过联合报告表(JRF)向 WHO 和 UNICEF 报告百日咳。

**推荐的数据分析**

可以仅对确诊病例(实验室确诊病例和流行病学关联病例)或对所有病例(实验室确诊、流行病学关联和可能病例)进行分析。在解释数据时,应考虑国家和次国家的免疫覆盖率、含百日咳组分疫苗的免疫程序和类型。

➤ 汇总数据

» 按月份、年份、年龄组和地理区域的发病数和发病率(根据当地的优先顺序建议的年龄组为:<6 月龄、6~11 月龄、1~4 岁、≥5 岁)

» 按地区和年龄组接种剂次划分的病例的比例

» 按百日咳免疫状况(0、1~2、3+ 剂次)划分的病例数(如果有的话)

➤ 除为了汇总数据而列出的数据外,基于病例的数据

» 总体和按地区的粗病死率和年龄别病死率

» 按年龄、性别和地区的病例数,或按月和

年的发病率（如果能确定分母人口数）

» 确诊后接受抗生素治疗的比例

» 最终分类的病例比例（实验室确诊和流行病学关联病例分开报告）

**将数据用于决策**

➤ 如果可以获得的话，可用发病率来监视疾病负担，以评估免疫接种系统和政策产生的影响（例如，免疫接种程序或使用的百日咳疫苗类型）。

➤ 如果可以获得的话，可用按地区的发病率来监测疾病负担，以识别高危地区或免疫系统绩效差的地区，以便采取纠正措施。

➤ 监测病例的年龄分布（年龄别罹患率），以确定可能影响免疫政策的高危年龄组。

➤ 确认暴发并进行调查，以确定原因并了解百日咳的流行病学。

➤ 监视病死率，如果病死率高，要确定原因（诊断水平差/延误诊断、病例治疗不当、治疗条件差/治疗延误、基础疾病）。

 **监测绩效指标**

定期监视百日咳监测指标可确定监测系统需要改进的某些方面。如果未达到绩效指标，要寻找并纠正其原因。建议需监视的一些监测指标，见表2。

表2　推荐的百日咳监测绩效指标

| 监测属性 | 指标 | 目标 | 计算方法（分子/分母） | 评论 |
|---|---|---|---|---|
| 报告的完整性 | 指定报告机构有报告百日咳数据（即使没有病例，也有零报告）的百分比 | ≥80% | 有报告百日咳的指定报告机构数/百日咳监测的指定报告机构数 ×100（在某时间段） | |
| 报告的及时性 | 指定报告机构按时向国家机构报告百日咳数据（即使没有病例，也有零报告）的百分比 | ≥80% | 国家定点机构及时报告的机构数/国家定点报告的机构数 ×100 | 各级机构应在规定日期或之前收到报告 |
| 调查的充分性（仅适用于开展基于病例的监测） | 所有已开展充分调查的疑似百日咳病例的百分比 | ≥80% | 开展充分调查的疑似百日咳病例数/疑似百日咳病例数 ×100 | 注1：充分调查包括填写病例调查表、采集标本和列出小型暴发中的密切接触者一览表<br>注2：对于任何病例，如果缺少上述任何一项，则认为调查不充分 |
| 调查的及时性（仅适用于开展基于病例的监测） | 所有疑似百日咳病例在报告后48小时内开展调查的百分比 | ≥80% | 在报告后48小时内开展调查的疑似百日咳病例数/疑似百日咳病例数 ×100 | |

续表

| 监测属性 | 指标 | 目标 | 计算方法（分子/分母） | 评论 |
|---|---|---|---|---|
| 采集标本的合格率（仅适用于开展基于病例的监测） | 至少采集1份标本的百日咳疑似病例的百分比 | ≥80% | 至少采集1份标本的疑似百日咳病例数/疑似百日咳病例数×100 | |
| 标本运输的及时性 | 采集后2天内实验室收到标本的百分比 | ≥80% | 采集后2天内实验室收到的标本数/总标本数×100 | 该指标仅适用于公共实验室 |
| PCR实验室结果报告的及时性 | 在收到PCR标本后2天内报告PCR标本结果的百分比 | ≥80% | 在收到PCR标本后2天内报告PCR检测结果的标本数/PCR检测的标本数×100 | 该指标仅适用于公共实验室 |
| 报告实验室培养结果的及时性 | 收到标本后7天内报告标本培养结果的百分比 | ≥80% | 收到标本后7天内报告培养结果的标本数/培养的标本数×100 | 该指标仅适用于公共实验室 |

## 临床病例处理

### 抗生素治疗

在潜伏期或卡他期早期给予大环内酯类抗生素，如红霉素，可以预防或减轻百日咳症状。当在疾病痉咳期给予抗生素，不会改变临床过程，但可以消除鼻咽中的细菌，从而减少传播。

### 隔离

疑似病例应避免与年幼儿童和妊娠晚期的妇女接触，尤其是未接种疫苗者，直至使用抗生素至少5天后。未经治疗的病例最好在整个传染期避免与高危人群接触。对住院患者应进行呼吸道隔离，或至少采取接触预防和呼吸道飞沫预防措施（如周围有其他患者时要戴口罩）。

## 接触者追踪和管理

接触者调查和管理至少要关注高危接触者，最好是所有接触者和高危接触者。密切接触者是与感染的病例有面对面接触的人，包括住户或家庭接触者、与病例在同一房间内过夜者，以及与实验室确诊病例有呼吸道、口腔或鼻腔分泌物直接接触的人。高危接触者不一定是密切接触者，但已经暴露于疑似病例，并且其自身患百日咳并发症的风险增加，或者有可能将感染传播给有患严重百日咳风险的其他人群。这些人群包括：婴儿、妊娠晚期的孕妇、从事婴儿或孕妇工作的医务人员，以及从事婴儿工作或与婴儿共用房屋的任何年龄人群。

### 检测

只有当他们的症状与百日咳感染相符时，才对接触者进行检测。不应对确诊病例的无症状接触者进行检测,并且暴露后预防的决定不应包括对接触者的检测。

一些国家还选择对无症状的高危接触者进行暴露后抗生素预防,即使在无症状情况下也使用[10-12]。

### 早期治疗和暴露后预防( PEP )

对于患有呼吸道感染症状的 6 月龄以下婴儿的密切接触者,应使用大环内酯类抗生素(如红霉素)进行早期治疗[9]。除对幼儿进行早期治疗外,

### 疫苗接种

在百日咳调查期间,可以发现接触百日咳病例的未全程接种疫苗的人群。根据推荐的免疫程序,任何未全程接种者应接种含百日咳组分的疫苗。疫苗接种可能无法预防已感染百日咳鲍特菌者的发病。

 ## 暴发情况下的监测、调查和应对

### 暴发的定义

暴发是指在特定地理区域内报告的发病率或病例数增加,且高于基线。这种增加很难准确定义,并涉及某种程度的当地判断。暴发可能发生在学校、医院等机构或较大的地理区域(如某地区)。鉴于百日咳有固定的周期(每 3~5 年发病率增加)和存在引起类似症状的其他呼吸道疾病,百日咳暴发可能难以识别和管理。为了做出有效的反应,重要的是确认百日咳鲍特菌在暴发环境中传播,并确定有无其他病原体导致暴发。流行病学的暴发调查可以提供有关疫苗有效性和百日咳流行病学的有用信息,包括不同年龄组的病例数和病死率分布。婴儿严重病例多的暴发表明免疫覆盖率存在空白,而年长人群的暴发可能预示着流行病学的变化(由于免疫力下降)或监测本身的变化。有关如何进行暴发调查的详细信息,可从其他文献找到[13]。

### 暴发期间监测的变化

如果一个国家出于发现暴发的目的而进行基于事件的监测或汇总的监测,则一旦确定了一批聚集性病例,就应该用病例调查表对病例进行调查(在汇总监测系统中对个别散发病例不进行调查,也不开展实验室检测)。在小规模暴发中,监测应该转向能列出散发病例的一览表。在大规模暴发中,应收集部分病例的信息,以帮助了解暴发演变的流行病学。对个别百日咳病例及其接触者的调查有助于实施暴发的预防控制措施。如果资源有限,只对一部分病例(如发病最早的 5~10 例)采集标本以确认暴发。此后,应进行流行病学关联调查以节省资源。经过 2~3 个潜伏期(大约 1~2 个月)后,可能需要重复该过程以确认是否仍是百日咳暴发。

如果一个国家在哨点机构开展基于病例的监测,可以扩大监测范围以包括更多的报告机构或包括更广泛的年龄范围,以更好地了解暴发的流行病学。但是,在哨点机构监视长期趋势需要前后一致的长期连贯性。此外,一个国家可以选择更多地依靠流行病学方法将尽可能多的病例关联起来,以减轻实验室的负担。

### 公共卫生应对

在暴发期间,免疫接种工作重点应针对未接种或未全程接种的人群。同时,应加强暴发地区的常规免疫接种。接触者的管理如上所述,重点是对

6月龄以上有呼吸系统疾病表现的婴儿进行早期治疗。免疫接种运动不是百日咳暴发应对措施的一部分。在一些国家,对无症状的家庭接触者或百日咳病例的其他密切接触者(这些人群发生临床疾病的风险最高)、严重百日咳的高危人群(如婴儿),以及与严重百日咳的高危人群有密切接触的人,提供大环内酯类药物进行暴露后预防。

随着百日咳发病的增加和广泛的社区传播,大量的接触者追踪以及在接触者中广泛实施暴露后预防可能无法有效利用有限的公共卫生资源。虽然在症状出现前给予抗生素可以预防百日咳,但没有数据表明在接触者中广泛使用暴露后预防措施能有效控制或限制社区百日咳的暴发[14]。当确定

的病例数较少且社区暴发未持续发生时,可在有限的封闭场所广泛使用暴露后预防措施。然而,当出现明显的百日咳持续传播时,不推荐反复使用抗生素。

在学校、托幼机构和医院等机构暴发期间,应对有疑似百日咳症状的患者进行主动筛查。对疑似病例的主动筛查可减少暴露于更多人,特别是脆弱的婴儿。

应通知受暴发影响及其附近地区的所有公立和私立医疗机构,告知他们提高对百日咳病例的警惕。开展健康促进活动并分发健康教育材料,提供有关百日咳及其预防的知识,特别是免疫接种信息。

 ## 百日咳监测的特殊考虑

WHO 就如何利用监测数据估计百日咳负担提供了可能有用的指南[13]。

(燕 虹 译)

## 参考文献

1.  Yeung KHT, Duclos P, Nelson EAS, Hutubessy RCW. An update of the global burden of pertussis in children younger than 5 years: a modelling study. Lancet Infect Dis. 2017;(9):974–80. doi: 10.1016/S1473-3099(17)30390-0 (https://www.ncbi.nlm.nih.gov/pubmed/28623146).

2.  World Health Organization. Pertussis vaccines: WHO position paper. August 2015. Wkly Epidemiol Rec. 2015;90(35): 433–58 (http://www.who.int/wer/2015/wer9035.pdf?ua=1).

3.  Sobanjo-Ter Meulen A, Duclos P, McIntyre P, Lewis KD, Van Damme P, O'Brien KL, Klugman KP. Assessing the evidence for maternal pertussis immunization: a report from the Bill & Melinda Gates Foundation Symposium on Pertussis Infant Disease Burden in Low- and Lower-Middle-Income Countries. Clin Infect Dis. 2016;63(suppl 4):S123–S133. (https://www.ncbi.nlm.nih.gov/pmc/articles/PMC5106619/)

4.  Takum T, Gara D, Tagyung H, Murhekar MV. An outbreak of pertussis in Sarli Circle of Kurung-kumey district, Arunachal Pradesh, India. Indian Pediatr. 2009;46(11):1017–20 (https://www.ncbi.nlm.nih.gov/pubmed/19671950).

5.  Pertussis (whooping cough) [website]. Specimen collection. Atlanta, USA: Centers for Disease Control and Prevention; 2017 (https://www.cdc.gov/pertussis/clinical/diagnostic-testing/specimen-collection.html).

6.  Centers for Disease Control and Prevention. Laboratory manual for the diagnosis of whooping cough caused by Bordetella pertussis/ Bordetella parapertussis. Geneva: World Health Organization; 2014 (http://apps.who.int/iris/bitstream/10665/127891/1/WHO_IVB_14.03_eng.pdf).

7.  Tatti KM, Sparks KN, Boney KO, Tondella ML. Novel multitarget real-time PCR assay for rapid detection of Bordetella species in clinical specimens. J Clin Microbiol. 2011;49(12):4059-66. doi: 10.1128/JCM.00601-11 (https://www.ncbi.nlm.nih.gov/pubmed/21940464).

8. *European Centre for Disease Prevention and Control. Guidance and protocol for the use of real-time PCR in laboratory diagnosis of human infection with Bordetella pertussis or Bordetella parapertussis. Stockholm: European Centre for Disease Prevention and Control; 2012 (*https://ecdc.europa.eu/sites/portal/files/media/en/publications/Publications/Guidance-protocol-PCR-laboratory-diagnosis-bordatella-pertussis-parapertussis.pdf*).*

9. *World Health Organization. Pocket book for hospital care of children: guidelines for the management of common childhood illnesses, second edition. Geneva: World Health Organization; 2013 (*http://apps.who.int/iris/bitstream/10665/81170/1/9789241548373_eng.pdf?ua=1*).*

10. *Australian Government Department of Health. Communicable Disease Network of Australia. CDNA national guidelines for public health units: pertussis [website]. Canberra: Australian Government Department of Health; 2015 (*http://www.health.gov.au/internet/main/publishing.nsf/content/cdna-song-pertussis.htm*).*

11. *Public Health England. Guidelines for the public health management of pertussis in England. London: Public Health England; 2018 (*https://www.gov.uk/government/uploads/system/uploads/attachment_data/file/576061/Guidelines_for_the_Public_Health_Management_of_Pertussis_in_England.pdf*).*

12. *National Institute for Communicable Diseases. Pertussis: NICD recommendations for diagnosis, management and public health response. Johannesburg, South Africa: National Institute for Communicable Diseases; 2017 (*http://www.nicd.ac.za/wp-content/uploads/2017/03/Guidelines_pertussis_v1_20-December-2017_Final.pdf*).*

13. *Halperin SA, De Serres G, Skowronski DM, Simondon F, Marion SA, Halperin B, Crowcroft N. Generic protocol for estimating the burden of pertussis in young children. Geneva: World Health Organization; 2005 (*http://apps.who.int/iris/bitstream/10665/69159/1/WHO_IVB_05.15.pdf*).*

14. *Faulkner A, Skoff T, Cassiday P, Tondella ML, Liang J. Pertussis. In: Manual for the Surveillance of Vaccine-Preventable Diseases [website]. Atlanta, USA: Centers for Disease Control and Prevention; 2017 (*https://www.cdc.gov/vaccines/pubs/surv-manual/chpt10-pertussis.html*).*

# 肺炎球菌疾病

 ## 疾病与疫苗特性

肺炎球菌是造成全球严重肺炎和肺炎相关死亡最常见的病原体。肺炎球菌往往在人（尤其是儿童）鼻咽部定居而不引起症状。细菌可连续传播，引起中耳炎和鼻窦炎，被吸入后可引起肺炎，或侵入到正常情况下无菌的部位，引起败血症或脑膜炎。严重肺炎球菌疾病的发病率和死亡率在儿童和老年人中最高。侵袭性肺炎球菌疾病的病死率可能很高，在发展中国家败血症的病死率高达20%，脑膜炎的病死率高达50%。据估计，2008年有541 000名5岁以下的HIV阴性儿童死于肺炎球菌疾病[1]。肺炎球菌对常用抗生素如青霉素、大环内酯类、头孢菌素和复方磺胺甲噁唑产生耐药性，这在世界某些地区是一个严重的问题。虽然大多数肺炎球菌疾病呈散发性，但在非洲脑膜炎地带曾发生过大规模脑膜炎（通常是1血清型）的暴发。在拥挤的环境中（如日托中心、无家可归者收容所等）会出现较小的暴发。

虽然在引入肺炎球菌结合疫苗前，肺炎球菌有90多种荚膜血清型，但6~11血清型占全世界儿童中所有侵袭性肺炎球菌疾病的70%及以上。现有两种肺炎球菌疫苗。目前可获得的多糖疫苗包括23种血清型；在一些发达国家，推荐接种多糖疫苗来预防老年人和有基础疾病者的肺炎[2]。然而，这些疫苗对2岁以下儿童不具有免疫原性。现有的肺炎球菌结合疫苗（PCV）有两种，含有10种或13种血清型，能有效预防儿童由疫苗所含血清型引起的肺炎球菌疾病。世界卫生组织推荐在世界各地的婴儿中使用。所有肺炎球菌疫苗包含引起疾病的主要血清型。世界卫生组织建议肺炎球菌结合疫苗应接种3剂，在婴儿期接种2剂并加强接种1剂，或在婴儿期接种3剂，而不加强接种。尽管侵袭性肺炎球菌疾病的总发病率在结合疫苗引入后持续减少，但是观察到接种结合疫苗后血清型被非疫苗血清型替代的现象。

 ## 监测的理由和目标

肺炎球菌监测的目标是：

➤ 确定疾病负担和流行病学特征，为制定疫苗引入决策提供依据（接种程序、制品选择）

➤ 描述疫苗引入前血清型的分布情况，并监视疫苗接种后血清型的变化情况

➤ 评估疫苗影响

➤ 监视抗菌药物耐药性（AMR），以指导治疗的选择并改善治疗结局

➤ 确定肺炎球菌疾病的暴发

➤ 确定免疫规划实施的薄弱环节，并提供数据以确定是否需要改变疫苗政策（如加强接种）。

**推荐的监测类型**

**最低限度的监测**

肺炎球菌疾病的最低监测标准是脑膜炎的哨点医院监测，即以前所称的一级侵袭性细菌疫苗可预防疾病（IB-VPD）监测[3]。

➤ 监测可在一家或多家收治脑膜炎和其他严重疾病患儿的医院实施。应该对登记的疑似病例进行主动监测，并进行合适的实验室检测来确证肺炎球菌。

➤ 哨点监测是基于病例和前瞻性的。应在发现病例多的医院（每个机构每年100例疑似脑膜炎病例）进行，从而使得监测更有价值。对规模较小的医院投放资源价值不大，还可能由于病例数较少而得出错误的结论（如血清型分布）。

➤ 哨点监测可能不足以满足所有这些目标。可能需要增加其他的监测或研究方法，如病例对照研究，来评估疫苗的有效性。

**强化监测**

肺炎球菌的强化监测可有两种类型。

1. 扩大的哨点医院监测

脑膜炎哨点监测可以扩大到肺炎和败血症（以前称为二级IB-VPD监测）。肺炎和败血症监测的特征与脑膜炎哨点监测相同，是基于病例的，主动的和前瞻性的。肺炎和败血症监测只在大型医院进行，因这些医院有足够数量的病例（每年每个机构脑膜炎＋肺炎/败血症500例）。虽然很难确定肺炎的病因，但可采用放射学方法来确定世界卫生组织定义的肺炎影像学特征（WHO-defined endpoint pneumonia），这对于细菌性疾病（如肺炎球菌引起的疾病）更有特异性[5]。

2. 基于人群的侵袭性肺炎球菌疾病（IPD）监测

» 为了计算发病率，需要确定区域人口。

» 基于人群的监测可以在一家哨点医院周围进行，也可以在地区层面的多家医院进行。以前，这被称为三级IB-VPD监测。

» 如果在一个特定地区（地区、省等）的多家医院进行，则该地区的大多数医院应采集大多数疑似病例的无菌部位标本，并作为常规临床操作的一部分，对这些标本进行肺炎球菌的检测。这种方法通常是基于实验室的，进入监测系统的入口是对侵袭性肺炎球菌疾病病例的实验室检测。然后，可以随访这些病例来收集更多的流行病学信息。这种监测的示例包括南非的GERMS网络[6]。

» 基于人群的监测实现了与哨点机构监测相同的目标，另外还可采用发病率来评估各年龄组的疾病负担，也可以监视血清型的替代情况，因为监视发病的时间趋势可优先采用特定血清型的发病率。

**目标人群**

➤ 哨点医院监测应包括所有进入哨点医院并符合疑似病例定义的0~59月龄儿童。

➤ 基于人群的IPD监测应包括0~59月龄儿童，并可根据国家的监测目标和资源扩大到年长儿童和成人。将年长儿童纳入监测有助于评估群体保护和血清型替代情况。

**与其他监测的联系**

在可能的情况下,对肺炎球菌的监测应该与由其他原因(如流感嗜血杆菌和脑膜炎球菌)所致的细菌性脑膜炎和肺炎的监测相结合。在对脑膜炎、肺炎或败血症进行哨点监测时,应常规检测这三种病原体。抗生素耐药性的实验室检测可以与其他细菌(如伤寒)的监测相结合。

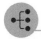 ## 病例定义和最终分类

**病例检索的疑似脑膜炎**

➤ 突然发热(肛门体温 >38.5 ℃ 或腋下体温 >38 ℃)、任何 0~59 月龄的入院儿童,且具有以下体征中的一项:颈项强直、没有其他可选诊断或脑膜炎体征的意识改变。

或者

➤ 任何临床诊断为脑膜炎的 0~59 月龄的住院患者。

**可能细菌性脑膜炎**

疑似脑膜炎病例,且脑脊液检查显示有至少下列一项:

➤ 外观浑浊

➤ 白细胞增多(>100 个细胞 /mm³)

➤ 白细胞增多(10~100 个细胞 /mm³),且蛋白质升高(>100mg/dL)或葡萄糖降低(<40mg/dL)。注意:如果没有蛋白质和葡萄糖的检测结果,则使用前两项进行诊断(外观浑浊或白细胞增多 >100 个细胞 /mm³)

**确诊肺炎球菌性脑膜炎**

疑似或可能脑膜炎病例,并从其与脑膜炎表现相符的临床综合征患儿脑脊液或血液中培养出或检出肺炎球菌(通过抗原检测、免疫层析法、聚合酶链反应或其他方法),可以确诊。

**病例检索的疑似肺炎**

任何 0~59 月龄儿童出现咳嗽或呼吸困难,安静时出现呼吸急促,并根据下列年龄来确定:

➤ 0~2 月龄:呼吸≥60 次 /min

➤ 2~12 月龄:呼吸≥50 次 /min

➤ 12~59 月龄:呼吸≥40 次 /min

**病例检索的疑似严重肺炎**

任何 0~59 月龄儿童,有咳嗽或呼吸困难,并有以下表现之一:

➤ 不能喝水或不能进食

➤ 剧烈呕吐

➤ 惊厥

➤ 虚脱 / 昏睡

➤ 胸廓下陷

➤ 安静时喘鸣

**WHO 定义的肺炎影像学特征**

患者胸部放射学检查显示与肺炎相符的浸润:致密的绒毛状肺泡实变和 / 或胸腔积液。

**确诊的肺炎球菌性肺炎**

任何符合肺炎和严重肺炎病例定义,并从血液或胸腔积液中检出肺炎球菌的病人。

### 病例检索的疑似败血症

任何 0~59 月龄的入院儿童,至少出现以下两种危险症状,且没有脑膜炎或肺炎临床综合征:

➤ 不能饮水或不能进食

➤ 剧烈呕吐

➤ 惊厥(疟疾地方性流行区除外)

➤ 虚脱 / 昏睡

➤ 严重营养不良

➤ 低温(≤36℃)。

### 确诊的肺炎球菌败血症

符合败血症定义的病人,并从正常情况下无菌部位的标本中培养出肺炎球菌。

### 确诊侵袭性肺炎球菌病(IPD)

➤ 从有症状病人任何正常情况下无菌的部位(血液、脑脊液、胸腔积液、关节积液)培养出肺炎球菌。

➤ 通过抗原检测、免疫层析法或聚合酶链反应在脑脊液或胸腔积液中检出肺炎球菌。值得注意的是,只有血液培养能确诊 IPD,因为采用其他检测方法诊断 IPD(尤其是儿童)还缺乏足够的特异性。

##  病例调查

在哨点医院监测中,除非临床上有禁忌,对符合疑似病例定义的疑似脑膜炎的所有 0~59 月龄儿童应进行腰椎穿刺以采集脑脊液。应在使用抗生素前采集脑脊液,否则实验室可能无法培养出病原体,从而无法提供抗生素敏感性的信息。然而,即使在抗生素治疗开始后采集的标本,仍可以检出细菌性病原体,因此对所有疑似病例应该采集标本。对于扩大的监测方法,对疑似肺炎和败血症患者也应采集适当的临床标本。在等待采集标本或实验室结果时,不应延误患者的治疗。在哨点监测和基于人群的监测中,对所有疑似病例应填写病例报告表。在基于实验室的 IPD 监测中,应该对病例进行回顾性报告,并且病例可能已经得到治疗。应审查医疗记录来收集关键的数据元素。

## 标本采集

在操作或分配标本过程中,应注意尽量减少交叉污染的风险。例如,使用无菌分配技术正确操作移液管、拭子末端和试管。可采集的标本类型包括脑脊液(脑膜炎病例)、血液(脑膜炎、肺炎和败血症)和胸腔积液(肺炎病例)。

### 需采集的标本量

➤ 脑脊液

》 共 3mL,分到三支试管,每支 1mL。

• 1 号试管:化学分析:蛋白质和葡萄糖检测

• 2 号试管:微生物检测

• 3 号试管:记录整体外观;进行白细胞计数

》 如果只有一支试管有脑脊液,则应将其送至微生物实验室进行培养 /PCR/ 抗原检测。然而,应从该管中抽取 50~100μL 进行分子学检测。

» 如果脑脊液中混有血液,会影响培养结果(血液中的抗生素可以抑制细菌生长)。如果采集到一支试管以上的标本,第一管标本可能含有腰椎穿刺操作带来的污染血液,因此不应被送往微生物实验室。

➤ 血液

» 一般认为儿童 1~3mL,成人 5~10mL 就足够了。

» 采集的血液应在血液肉汤培养基中稀释以获得血液培养物。重要的是,血液与培养液的比例应适当,从而获得最佳的细菌生长环境。应严格遵守培养基生产商的建议。

- 将 1~3mL 儿童血液添加到 20mL 血液培养肉汤中。
- 将 5~10mL 成人血液添加到 50mL 血液培养肉汤中。

➤ 胸腔积液

» 抽取约 20~40mL 胸腔积液后,立即将其放入含有适当抗凝剂(EDTA 或肝素)的试管中,用于生化(5mL)、微生物学(5~10mL)、细胞学(10~25mL)、PCR(200μL~1mL)检测。使用涂有肝素的注射器进行 pH 值测定。

**标本采集的时间**

➤ 脑脊液

» 入院后尽快采集脑脊液,最好在抗生素治疗开始前采集。

» 通知实验室即将进行腰椎穿刺,以便技术人员做好准备尽快处理标本。

➤ 血液和胸腔积液

» 尽可能在使用抗生素之前采集。

**储存和运输**

➤ 脑脊液

» 将脑脊液立即送往实验室。

» 如果标本不能在 1~2 小时内处理,应将 0.5~1.0mL 标本接种到转运 – 分离培养基中,在 35~37℃含 5% $CO_2$ 条件下过夜培养,或直到可以运送为止(最多 4 天)。如果超过 4 天还不能运送,应在室温下储存直到转运。

» 脑脊液标本不应冷藏,应保存在室温下。

» 脑脊液应在采集后 2 小时内在微生物实验室进行处理。如果无法送到微生物实验室,应尽快将接种脑脊液的转运 – 分离培养基,从卫生机构送至地区实验室或参考实验室。地区实验室应每周至少 2 次向国家 / 州参考实验室运送已接种脑脊液的转运 – 分离培养基。

➤ 血液和胸腔积液

» 血液和胸腔积液应立即(1 分钟内)接种到血培养瓶中,并尽快运至微生物实验室孵育和细菌培养过夜。所有接种的血液培养基均应采用运输载体和热绝缘体(如挤塑聚苯乙烯泡沫)以避免极端温度(<18℃或 >37℃)。

» 接种的血培养瓶不应放在冰箱里。

» 由于注射器不含任何抗凝剂,注射器内的血液在几分钟内就会凝结,因此在血液放入血液培养瓶前,不能使用注射器运输血液。

**长期储存**

➤ 脑脊液、血液和胸腔积液

» 在 −20℃冰冻保存分离物以做进一步检测（血清分型和抗生素敏感性试验），或者如果当地医院没有培养能力，需要在参考实验室进行处理。

» 如果可行，最好将分离物储存在 −70℃的冰箱中。

 **实验室检测**

### 脑脊液

脑膜炎综合征可由各种病原体引起，因此临床症状监测必须要由强有力的实验室来实施。通过细菌培养、PCR 或抗原检测对肺炎球菌性脑膜炎做出实验室确诊[7]。细菌培养是确诊和分离病原菌的首选方法。细菌培养被视为金标准，但由于在采集标本前患者可能使用抗生素，因此敏感度会降低。许多当地医院没有足够的培养条件，需要将冷冻标本送到该地区的参考实验室。

脑脊液标本应在由 5%~10% 的羊或马血制成的血琼脂平板（BAP）和巧克力琼脂平板（CAP）上培养。肺炎球菌生长的最佳培养基是 BAP，但也可以在 CAP（流感嗜血杆菌培养的最佳培养基）上生长。

如果病例已经接受抗生素治疗，细菌培养可能会受到抑制，所以建议对所有疑似病例进行 PCR 检测。由于地区层面或医院层面并不一定具有 PCR 检测的能力，因此可以将剩余的未用过的原始脑脊液冷冻，将其送至国家或地区参考实验室做进一步检测。

可以使用快速诊断试剂盒（RDT），因为这些试剂盒可以提高检测量，并为临床处理和确定疫情迅速提供结果。一般而言，RDT 仅能确定菌种，不能确定血清型或血清群。有两种常用的 RDT 类型。应根据制造商的说明书来解释结果。

➤ 免疫层析法：BinaxNOW® 试剂盒可以用于脑脊液和胸腔积液的肺炎球菌检测和初步鉴定。

➤ 乳胶凝集试验（LAT）：商用乳胶试剂盒的有效期通常很短，而且价格昂贵。

革兰氏染色不能应用于确诊病例，但如果工作人员训练有素而且试剂质量有保障，则这种方法是可靠的，而且相对便宜。革兰氏染色显示，肺炎球菌呈革兰氏阳性，矛头状双球菌，有时呈短链状，可出现在细胞内或细胞外。

### 血液

血培养可用于诊断肺炎球菌性脑膜炎、肺炎和败血症。血培养的实验室方法对所有综合征都是相同的。然而，血培养对肺炎球菌性肺炎的敏感性低于其他综合征，因为只有大约 10%~15% 的肺炎球菌性肺炎病例有菌血症。

➤ 为了提高血培养菌株的阳性率，在所有阴性培养物被丢弃前，应该再培养 5 天。

➤ 由于 PCR 和 RDT 的敏感性和特异性较低，因此不能常规用于血液检测来诊断肺炎球菌。

在检测后 1~2 小时内，将所有快速诊断检测结果报告给临床工作人员。如果是在医院实验室进行培养，则应每天向临床医生报告脑脊液和血培养结果。

### 抗生素耐药性（AMR）检测

哨点机构应尽可能对所有肺炎球菌分离株进

行抗生素敏感性试验,并通过以下方法评估这些数据:

抗生素的种类及给药途径、培养前给药时间、培养所采集的液体量、地区及血清型[7]。应检测肺炎球菌对青霉素、磺胺类和甲氧苄啶以及第三代头孢菌素的敏感性。

推荐的方法是圆盘扩散法(改良的Kirby-Bauer方法)和抗生素梯度纸片扩散法[8]。建议常规进行抗生素敏感性试验,并向国家当局和国际网络如全球抗生素耐药性监测系统(GLASS)(www.who.int/glass/en/)报告。

### 质量保障体系

所有上述实验室标准都应辅以良好的质量保障和质量控制体系,以确保用于监测的实验室数据有良好的质量。世界卫生组织建议实验室应该参与外部质量评估(EQA)规划,并精选一批用于确诊试验的标本和分离物发送到另一级别的实验室(国家、地区或全球)进行质量控制(QC)。

大多数哨点现场实验室没有所需的设备来进行更高水平的鉴定(血清分型、抗生素敏感性试验或PCR),因此应将疑似、可能和确诊病例的分离物和标本送到国家或地区参考实验室。这些实验室能够提供质量保障,可对脑脊液标本进行更高水平的检测。每个实验室都应参加合适的外部质量评估/能力测试项目。虽然这种检测系统不是肺炎球菌(或其他侵袭性细菌性疫苗可预防疾病)监测的明确目标,但可用于构建全球实验室能力,并可确定实验室能力方面存在的薄弱环节。

### 实验室网络

全球侵袭性细菌性疫苗可预防疾病(IB-VPD)实验室网络是一个由100多个实验室组成的全球性网络,致力于侵袭性细菌性疾病的监测[9]。该网络由世界卫生组织和英国公共卫生署协调。IB-VPD制定了标准化实验室程序和数据收集指南,并采用质量保障/质量控制体系。

##  数据收集、报告和使用

### 推荐的数据元素

➤ 哨点医院脑膜炎监测的最低要求的数据元素

》 哨点机构信息 – 哨点机构名称或编码

》 人口学信息

• 姓名(如果涉及隐私,可以省略姓名,只需唯一身份标识码)

• 唯一病例标识码

• 出生日期(如果无法获得出生日期,则可使用年龄)

• 性别

• 住址(省,市,区)

》 临床资料

• 疾病的症状和体征(包括疾病定义中的症状和体征)

• 发病日期

• 入院日期

• 治疗

• 病人结局(存活而无后遗症、存活有后遗症、死亡)

• 出院诊断

》 疫苗接种史

- 信息来源（疫苗接种卡、免疫扩大规划登记表、口头报告）
- 是否接种肺炎球菌疫苗，如果是：
  - 接种次数
  - 接种日期
  - 肺炎球菌疫苗的类型和组分（PCV13、PCV10、PPS）
- 是否接种脑膜炎球菌疫苗，如果是：
  - 接种次数
  - 接种日期
  - 脑膜炎球菌疫苗的类型
- 接种 b 型流感嗜血杆菌（Hib）疫苗，如果是：
  - 接种次数
  - 接种日期
  - Hib 疫苗的类型
» 实验室检测
- 采集脑脊液标本
  - 用于链接临床数据的唯一身份识别码
  - 本地实验室编码
  - 采集日期和时间
  - 是否在使用抗生素前采集标本？
  - 脑脊液外观
  - 将标本送往实验室的日期
  - 实验室接收脑脊液标本的日期和时间
  - 标本状态
  - 如果标本从下级实验室送来，则实验室应提供检测结果（革兰氏染色、白细胞、蛋白质、葡萄糖、细菌培养、快速诊断试验）
    * 结果
      ~ 脑脊液

- 全血细胞计数
- 葡萄糖水平
- 蛋白质水平
- 进行培养
  > 培养结果
- 进行革兰氏染色
  > 革兰氏染色结果
- 进行 BinaxNOW®
  > BinaxNOW® 结果
- 进行 LAT 测定
  > LAT 结果
- 进行 PCR 检测
  > PCR 结果
- 血清分型 / 血清分群
  > 肺炎球菌
  > 流感嗜血杆菌
  > 脑膜炎奈瑟菌

» 流行病学资料
- 调查日期
- 向公共卫生机构报告的日期
- 最终病例分类

➤ 肺炎 / 败血症和 IPD 监测的最低要求的其他数据元素
» 实验室
- 采血
  - 血液标本标识码
  - 采集日期和时间
  - 使用抗生素治疗前采集的标本
  - 标本送往实验室的日期
  - 实验室收到血液标本的日期和时间
  - 进行细菌培养
    * 培养结果
  - 进行革兰氏染色
    * 革兰氏染色结果

- 采集胸腔积液（PF）
  - 胸腔积液标本标识码
  - 采集日期和时间
  - 抗生素治疗前采集的标本
  - 将标本送往实验室的日期
  - 实验室收到胸腔积液标本的日期和时间
  - 进行细菌培养
    * 培养结果
  - 进行革兰氏染色
    * 革兰氏染色结果
  - 进行 BinaxNOW® 检测
    * BinaxNOW® 结果
  - 进行 PCR 检测
    * PCR 结果
  - 生物化学结果
- 基于人群的 IPD 监测的其他数据元素
  - 监测地区的人口按年龄分组（0~5 月龄、6~11 月龄、12~23 月龄、24~59 月龄；儿童和成人的年龄组为 5~17 岁、18~64 岁、>64 岁）

### 报告要求和建议

每月向卫生部报告确认的 IPD 病例。哨点监测机构应执行零报告（无病例）制度。即使已经进行基于病例的监测，但日常报告采用汇总报告（仅含报告病例数）即可。对肺炎球菌没有全球报告（国际卫生条例或世界卫生组织 / 联合国儿童基金会联合报告表）的要求。鼓励各国向 GLASS 报告抗生素耐药性数据。

### 推荐的数据分析

哨点医院脑膜炎监测：

- 确诊肺炎球菌性脑膜炎病例数，按发病日期（周、月、年）、年龄组和性别分层。
- 可能和疑似脑膜炎病例数，分层与确诊病例的分组相同。
- 确诊肺炎球菌性脑膜炎死亡数和病死率。
- 可能和疑似脑膜炎死亡数和病死率。
- 所有疑似脑膜炎住院患者和肺炎球菌引起的脑膜炎患者住院时间的中位数和范围。
- 注：如果对脑膜炎的其他细菌病原体（脑膜炎奈瑟菌和流感嗜血杆菌）进行 IB-VPD 监测，则对实验室确诊为这些病原体的病例应采用类似方式报告。

### 哨点医院 IPD 监测（脑膜炎、肺炎和败血症）

- 确诊的 IPD 病例数，按发病日期（周、月、年）、年龄组、性别和综合征分层。
- 疑似脑膜炎、肺炎和败血症病例数，分层与确诊病例的分组相同。
- 确诊的 IPD 死亡数和病死率。
- 疑似脑膜炎、肺炎和败血症死亡数和病死率。

### 基于人群的 IPD 监测

- 确诊 IPD 的发病率，按发病日期（周、月、年）、年龄组、性别和综合征分层。

### 将数据用于决策

- 确定当地疾病负担（病例、死亡、失能）。
- 监视疾病流行趋势。
- 优先考虑将肺炎球菌疾病列入具有公共卫生意义的其他疾病中。
- 倡导并实施适当的控制策略，如免疫接种。
- 评估免疫接种服务的影响，并确定绩效不佳的地区。
- 评估疫苗的影响和有效性。

**监测绩效指标（表1）**

**实验室**

应每年进行一次实验室的外部质量评估和质量控制。由于各国之间的差异很大，而且肺炎球菌结合疫苗的使用也有不同，因此对检测肺炎球菌阳性病例没有最低数量的要求。

**表1　肺炎球菌监测的绩效指标**

| 监测属性 | 指标 | 目标 | 计算方法（分子/分母） | 评论 |
|---|---|---|---|---|
| 报告完整性 | 全年持续报告 | 至少有10个月报告（包括零报告） | 每年报告的月数 | 最好是12个月，如果没有病例则确认零报告 |
| 核实病例 | 每年报告的最少病例数 | 每年≥80%疑似脑膜炎病例；每年≥400例疑似脑膜炎+肺炎或败血症病例 | 每年报告的病例数 | 最好是每年≥100例疑似脑膜炎病例；每年≥500例疑似脑膜炎+肺炎或败血症病例 |
| 标本采集 | 疑似病例中被采集标本的比例 | ≥80% | 疑似病例中被采集标本的例数/疑似病例数×100 | 脑膜炎监测的标本为脑脊液；肺炎和败血症监测的标本为脑脊液、血液或胸腔积液；最好是≥90% |
| 实验室确诊并进行血清型测定 | 实验室确诊病例中进行血清型测定的比例 | ≥60% | 进行血清型测定的实验室确诊病例数/实验室确诊病例数×100 | 对于进行血清分型或发送分离物进行血清分型的哨点医院；最好是≥80% |

 **临床病例处理**

所有IPD病例应住院治疗，并立即采用静注（或肌注）对细菌敏感的抗生素进行治疗。可能需要支持性治疗，包括补液、给氧和可能需要的机械通气。如果可能的话，在抗生素治疗前采集脑脊液和血液标本。不要等待化验结果，凭经验选择抗生素治疗患者。

 **接触者追踪和管理**

对肺炎球菌的监测不需要开展常规的接触者追踪。

**暴发情况下的监测、调查和应对**

虽然大多数肺炎球菌疾病为散发,但肺炎球菌在拥挤的场所(如军营、无家可归者收容所和监狱)可导致暴发。此外,非洲脑膜炎地带的肺炎球菌性脑膜炎大规模暴发已有报告,主要由 1 血清型引起。哨点现场监测并非旨在确定所有暴发,因为它们在地理上是有限的,因此需要其他类型的监测来覆盖更大的区域以确定暴发。

### 暴发的定义

没有公认的肺炎球菌聚集性疫情或暴发的定义。有些人认为严重肺炎球菌疾病的聚集性疫情是在封闭环境中发生两例或以上并在时间上有关联的病例[10]。如果 IPD 病例的血清型相同,则强化了流行病学上相关聚集性病例的证据。在非洲脑膜炎地带,也没有明确的肺炎球菌脑膜炎暴发的定义。一些人认为,发病率显著高于基线为暴发,

而另一些人则将 10 例疑似脑膜炎病例 /10 万人口作为流行阈值,但该阈值是为应对脑膜炎球菌性脑膜炎暴发而制定的[11,12]。

### 暴发期间监测的变化

将监测范围扩大到可能出现脑膜炎病例以及潜在肺炎和败血症病例的所有地区医院和诊所。应实行每周报告制度,包括所有地区诊所的零报告。

### 公共卫生应对

应急疫苗接种不是应对肺炎球菌疾病暴发的既定策略。然而,一些人认为由于肺炎球菌性脑膜炎后遗症的发生率高,因此在非洲大规模持续暴发时仍可以考虑采用应急疫苗接种[13]。

及时发现病例并及时使用抗生素治疗甚为重要。

 **肺炎球菌监测的特殊考虑**

➤ 无论是哨点监测还是大多数基于人群的侵袭性肺炎球菌疾病监测,皆不具有足够的地理代表性来识别暴发。一些国家可能会选择全国性脑膜炎症状监测,对病例进行实验室确诊。非洲脑膜炎地带的一些国家有严重的脑膜炎球菌性疾病负担,又缺乏确诊疾病的能力,因此应实施这种脑膜炎症状监测。通常情况下,这是非洲综合数据库监视和应对系统(AFRO IDSR)的一部分。脑膜炎监测不是针对某种病原体,而是包括与细菌性脑膜炎相关的三种疫苗

可预防性疾病的病原体:脑膜炎奈瑟菌、肺炎球菌和流感嗜血杆菌。这些需要实验室的识别和鉴别能力。这种监测可以是全国性的,也可以是区域性的,通常是属于汇总的被动监测。这种监测的目的是发现脑膜炎暴发,以便迅速采取公共卫生应对措施。对于脑膜炎奈瑟菌,公共卫生应对措施包括应急免疫接种;对于肺炎球菌疾病暴发,应急免疫接种不是公认的策略。

➤ IB-VPD 监测可用于监测其他疫苗可预防疾病和非疫苗可预防疾病,如伤寒、白喉和

百日咳等，并有助于建立全球细菌学监测能力，特别是在抗生素耐药性有重大公共卫生意义的时候。

➤ 对5岁以下儿童的监测就足以满足大部分肺炎球菌监测的目标。然而，在有些情况下，如在确定和监视暴发或测量疫苗的间接影响时，建议对较大儿童和成人进行监测。值得注意的是，如果对成人进行监测，则尿抗原可作为肺炎的确诊性实验室检测，因为该抗原在成人具有较高的特异性。

➤ 测量肺炎球菌结合疫苗的影响可能具有挑战性。肺炎球菌结合疫苗的影响可通过监测数据和观察性研究（如病例对照研究和二次数据来源的时间序列分析）来衡量[14]。哨点监测不能测量所有情况下的疫苗影响。基于人群的监测对监视肺炎球菌血清型替换较为合适[15]。应根据具体情况来选择测量疫苗影响的最佳方法，可能需要使用多种方法和结果来准确测量其影响。

（陈 浩 译）

## 参考文献

1.  World Health Organization. Estimated Hib and pneumococcal deaths for children under 5 years of age, 2008. In: Immunization, vaccines and biologicals [website]. Geneva: World Health Organization; 2013 (http://www.who.int/immunization/monitoring_surveillance/burden/estimates/Pneumo_hib/en/).

2.  World Health Organization. Pneumococcal vaccines WHO position paper – 2012. Wkly Epidemiol Rec. 2012;87(14):129–44 (http://www.who.int/wer/2012/wer8714.pdf?ua=1).

3.  WHO-coordinated Sentinel Hospital VPD Surveillance Networks. In: Immunization, vaccines and biologicals [website]. Geneva: World Health Organization; 2018 (http://www.who.int/immunization/monitoring_surveillance/burden/vpd/sentinel_surveillance/en/).

4.  World Health Organization. Surveillance tools for meningitis sentinel hospital surveillance: field guide to rapidly estimate the hospital catchment population (denominator) and the annual rate of hospitalisations. Geneva: World Health Organization; 2015 (http://www.who.int/immunization/documents/monitoring/WHO_IVB_15.02/en/).

5.  World Health Organization Pneumonia Vaccine Trial Investigator's Group. Standardization of interpretation of chest radiographs for the diagnosis of pneumonia in children. Geneva: World Health Organization; 2001 (http://apps.who.int/iris/bitstream/10665/66956/1/WHO_V_and_B_01.35.pdf).

6.  von Gottberg A, de Gouveia L, Tempia S, Quan V, Meiring S, von Mollendorf C, et al. Effects of vaccination on invasive pneumococcal disease in South Africa. N Engl J Med 2014; 371:1889–99. doi: 10.1056/NEJMoa1401914.

7.  European Society of Clinical Microbiology and Infectious Diseases. EUCAST guidance documents in susceptibility testing. In: European Committee on Antimicrobial Susceptibility Testing [website]. Basel, Switzerland: European Society of Clinical Microbiology and Infectious Diseases; 2016 (http://www.eucast.org/guidance_documents/).

8.  Centers for Disease Control and Prevention & World Health Organization. Laboratory methods for the diagnosis of meningitis caused by Neisseria meningitidis, Streptococcus pneumoniae, and Haemophilus influenzae: WHO Manual, 2nd edition. Geneva: World Health Organization; 2011 (http://www.who.int/immunization/research/development/WHO_IVB_11.09_eng.pdf?ua=1).

9.  World Health Organization. Invasive Bacterial Vaccine Preventable Diseases Laboratory Network. In: Immunization, vaccines and biologicals [website]. Geneva: World Health Organization; 2017 (http://www.who.int/immunization/monitoring_surveillance/burden/laboratory/IBVPD/en/).

10. Basarab M, Ihekweazu C, George R, Pebody R. Effective management in clusters of pneumococcal disease: a systematic review. Lancet Infect Dis. 2011;11(2):119-30. doi: 10.1016/S1473-3099(10)70281-4.

11. World Health Organization. Meningitis outbreak response in sub-Saharan Africa. Geneva: World Health Organization; 2014 (http://www.who.int/csr/resources/publications/meningitis/guidelines2014/en/).

12. Kwambana-Adams BA, Asiedu-Bekoe F, Sarkodie B, Kuffour Afreh O, Khumalo Kuma G, Owusu-Okyere G, et al. An outbreak of pneumococcal meningitis among older children (≥5 years) and adults after the implementation of an infant vaccination programme with the 13-valent pneumococcal conjugate vaccine in Ghana. BMC Infect Dis. 2016; 16:575.

https://doi.org/10.1186/s12879-016-1914-3.

13. Cooper LV, Stuart JM, Okot C, Asiedu-Bekoe F, Afreh OK, Fernandez K, et al. Reactive vaccination as a control strategy for pneumococcal meningitis outbreaks in the African meningitis belt: Analysis of outbreak data from Ghana Vaccine. Vaccine. 2018;pii: S0264-410X(17)31832-7. doi: 10.1016/j.vaccine.2017.12.069. [Epub ahead of print].

14. World Health Organization. Measuring impact of Streptococcus pneumoniae and Haemophilus influenzae type b conjugate vaccination. Geneva: World Health Organization; 2012 (http://apps.who.int/iris/bitstream/10665/75835/1/WHO_IVB_12.08_eng.pdf).

15. Feikin DR, Kagucia EW, Loo JD, Link-Gelles R, Puhan MA, Cherian T, et al. Serotype-specific changes in invasive pneumococcal disease after pneumococcal conjugate vaccine introduction: a pooled analysis of multiple surveillance sites. PLoS Med. 2013;10(9):e1001517. doi: 10.1371/journal.pmed.1001517.

# 脊髓灰质炎

 疾病与疫苗特性

脊髓灰质炎病毒是一种人类肠道病毒,有1、2和3三种血清型。潜伏期通常为7~10天(4~35天)。大多数人感染脊髓灰质炎病毒后没有出现症状,但可从粪便排出病毒,且可在短期内从唾液中排出。约四分之一的感染者会出现短暂的轻微症状,包括发热、头痛、全身不适、恶心、呕吐和咽喉痛。部分人(约4%)会发生自限性疾病,伴有脑膜刺激征(颈项强直、严重头痛)。麻痹性脊髓灰质炎是罕见的结局,只有病毒进入中枢神经系统并在脊髓或脑干的前角细胞(运动神经元)中繁殖时才会发生。在5岁以下儿童中,脊髓灰质炎病毒感染者中麻痹性脊髓灰质炎占<1%。

灭活脊髓灰质炎病毒疫苗(IPV)是注射疫苗,含有脊髓灰质炎病毒的全部3个血清型。口服脊髓灰质炎病毒疫苗(OPV)含活的减毒脊髓灰质炎病毒,可分为单价(mOPV,型特异性)和二价(bOPV,1型和3型)疫苗。三价OPV(tOPV,所有血清型)近几十年在许多国家使用,但2016年5月开始停止使用,原因是2015年宣布全球已根除2型野生型脊髓灰质炎病毒(WPV),随后从免疫规划中剔除了OPV疫苗2型。由于使用方便(口服滴剂)、能诱导肠道免疫(对减少传播至关重要)、成本低廉、二次暴露时可产生免疫等原因,故在免疫规划中主要使用OPV。然而,在罕见情况下,OPV(Sabin株)中的减毒病毒可重新获得神经

毒性,导致疫苗受种者或密切接触者发生疫苗相关的麻痹性脊髓灰质炎(VAPP)。疫苗衍生的脊髓灰质炎病毒(VDPVs)是指在免疫缺陷个体(免疫缺陷相关的VDPV或iVDPV)或脊髓灰质炎群体免疫水平低的社区(循环的VDPV或cVDPV)中长期复制并重获神经毒性和传播性的Sabin株。VAPP和VDPVs引起的麻痹症状与WPVs导致的脊髓灰质炎在临床上无法区分。全球认证委员会证实在根除野生型脊髓灰质炎病毒其余2个血清型后,所有OPV将以协商一致的方式停止使用。

自1988年以来,全球根除脊髓灰质炎行动(GPEI)开展多项举措,包括脊髓灰质炎病毒疫苗的常规和强化免疫接种,以及快速识别和应对脊髓灰质炎病毒的传播,使全球脊髓灰质炎发病率骤降>99%。此外,2017年脊髓灰质炎地方性流行的国家数从125个降至3个(尼日利亚、阿富汗和巴基斯坦)[1]。2015年宣布WPV 2型被根除(最后一例感染者在1999年发现);2012年分离到最后一份WPV 3型。根据根除和终结脊髓灰质炎的策略计划(2013—2018),全球根除脊髓灰质炎行动提出了旨在根除脊髓灰质炎的策略,包括将至少1剂IPV纳入常规免疫程序中,以减轻2016年全球将tOPV变为bOPV后再次出现脊髓灰质炎病毒2型的潜在后果[2]。

**监测的理由和目标**

➤ 根除的目标是消灭由 WPV 引起的脊髓灰质炎;但终极目标是创造一个没有脊髓灰质炎(包括 VDPV 和 VAPP 引起的脊髓灰质炎)的世界。对急性弛缓性麻痹(AFP)高度敏感性的监测,包括及时进行病例调查,采集标本做标准化检测,这些都对发现脊髓灰质炎病毒的传播至关重要。

➤ AFP 监测对证实无脊髓灰质炎病毒循环,并将其作为根除的证据也是十分重要的。确认无脊髓灰质炎状态要求至少连续 3 年无任何来源(AFP、污水标本、社区标本)导致的 WPV 传播,并且及时和敏感的 AFP 监测达到全球认证委员会的认证标准。

 **推荐的监测类型**

脊髓灰质炎病毒监测推荐的最低标准是全国范围的基于病例的 AFP 症状监测,且对粪便标本的脊髓灰质炎病毒做实验室确证。可以采用主动和被动监测、基于机构和社区的侦查方法,对 AFP 病例进行识别。在特定条件下,AFP 监测需要增加环境监测(检测污水标本中的脊髓灰质炎病毒)(框 1)。

---

**框 1** 环境监测在检测脊髓灰质炎病毒中的作用

在某些情况下,环境监测或污水标本中脊髓灰质炎病毒的检测可以辅助 AFP 监测。环境监测的目的是在未发现 AFP 病例的情况下识别可能存在的脊髓灰质炎病毒传播,因为 WPV 或 VDPV 的新感染者中有 <1% 会导致麻痹。目前有 3 个地方性流行国家(阿富汗、尼日利亚、巴基斯坦)和 34 个最近 WPV 传播不活跃的国家开展了环境监测。如果建立高质量环境监测可行的话,环境监测也可作为脊髓灰质炎暴发调查的一部分。

---

**病例发现**

➤ 建立机构报告网络的被动报告系统,报告网络包括公立和私立医疗机构和诊所,最好包括传统治疗师和社区信息员,如社区领袖和村民志愿者。

➤ 除被动报告外,还对优先选择最有可能治疗 AFP 患者的报告机构(如大型医院、大型儿科诊所、物理治疗中心)进行定期主动监测访视,以确定未报告的 AFP 病例。

➤ 基于社区的监测起关键作用,并依靠训练有素或有报告意识的志愿者网络向公共卫生当局报告 AFP 病例。在卫生系统薄弱或缺乏的地区,例如在缺乏安全的地区,基于社区的监测尤为重要。

**与其他监测的联系**

在理想情况下,AFP 监测应与基于病例的麻疹 – 风疹和新生儿破伤风监测相结合,还应与其他疫苗可预防疾病或易暴发疾病的汇总监测相结合。进行 iVDPV 监测、肠道病毒监测或脊髓灰质炎环境监测的国家,也应将 AFP 监测与这些监测相结合。

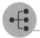
## 病例定义和最终分类

### 病例检索的疑似病例定义
疑似病例是任何出现 AFP 症状的病例。

AFP 病例定义为 15 岁以下儿童由于任何原因近期发生或突然出现弛缓性麻痹或肌无力,或其他年龄患者有麻痹性疾病并被临床医生怀疑为脊髓灰质炎。

### 病例最终分类(图 1)

➤ 确诊病例:从病人或密切接触者采集的粪便中分离出 WPV 或 VDPV 的疑似病例

➤ 临床相符病例:疑似病例但无合格标本的证据(见下文的标本采集部分);从疑似病例或密切接触者未分离出 WPV 或 VDPV;60 天后随访发现仍有残留麻痹症状,并经国家专家评审委员会认定在临床和流行病学上与脊髓灰质炎相符。当临床和流行病学数据不足以排除时,专家评审委员会可以将提交给委员会的相符病例归类为脊髓灰质炎。

➤ 排除病例:对疑似病例进行了充分调查(包括采集足量的粪便标本),并出现以下任何一种情况:

» 无 WPV 或 VDPV 感染的实验室证据

» 采集的标本不足,并在发病后 60 天内麻痹消失

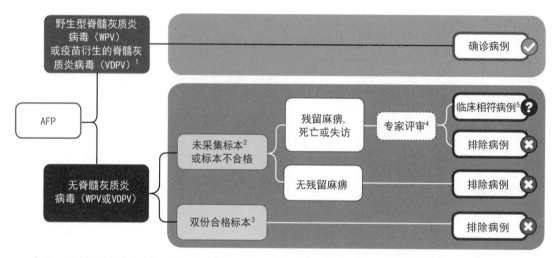

[1] 从AFP病例的接触者中分离出脊髓灰质炎病毒(WPV或VDPV)也可用于确证AFP病例的脊髓灰质炎病毒感染。

[2] 即使未采集粪便标本,仍需对所有在发病后2~6个月报告的病例进行调查,对粪便标本不合格的病例也需进行随访。

[3] 合格标本是指在发生麻痹后14天内采集2份标本(每份至少8克),间隔至少24小时,并且以良好状况送到世界卫生组织认可的实验室(没有干燥或泄漏的证据,且有保持逆向冷链的证据)。

[4] 病例需经过专家评审,然后被归类为"排除病例"或"临床相符病例",并用一览表列出。

[5] 临床相符病例显示监测存在问题,应详细分析空间和时间上的聚集性。

图 1　急性弛缓性麻痹(AFP)病例的最终分类

疫苗可预防疾病监测标准

» 被国家专家评审委员会认定为与脊髓灰质炎不符

### 其他定义

对有除 WPV 外的其他脊髓灰质炎病毒感染实验室证据的 AFP 病例应进一步分类,具体如下:

> 与疫苗相关的麻痹性脊髓灰质炎(VAPP):在接种 OPV 后 4~35 天内发生的 AFP 病例,且同时具备以下几项:

» 从粪便标本分离出 Sabin 株或 Sabin 样株脊髓灰质炎病毒

» 发病后 60 天或以上仍残留麻痹

» 国家专家评审委员会认定在临床上符合脊髓灰质炎,但与正在传播的 WPV 或疫苗衍生的脊髓灰质炎病毒没有关联。

> 疫苗衍生的脊髓灰质炎病毒(VDPV):在 VP1 全基因组区,OPV 衍生的病毒株与亲本株型特异的 Sabin 株 1 型或 3 型差异 >1%(≥10 个核苷酸变化),与 2 型差异 >0.6%(≥6 个核苷酸变化)。参见下列实验室检测部分的 VDPV 分类。

> Sabin 样病毒:从人类或环境标本中分离的任何脊髓灰质炎病毒,且与 Sabin 株的核苷酸差异小于符合 VDPV 定义的数量。

注意:鉴于现已停用 tOPV,如果在采集的粪便、污水或其他标本中检出疑似 Sabin 样 2 型病毒株,或在暴发应对中使用 mOPV2 的某些国家,在最后一次使用后 >4 个月检出 Sabin 样 2 型病毒株,则需进行全面调查。调查应确定 tOPV(或 mOPV2)是否仍在使用或是否存在控制失误。

一个国家内循环的脊髓灰质炎病毒分类定义如下:

> 地方性:本土 WPV 病毒株在一个国家内不断循环。

> 传入性:脊髓灰质炎病毒引入到之前没有该病毒循环的地区,并与发生地方性流行或暴发传播的国家有遗传连锁。

> 再次传播:WPV 引入到无脊髓灰质炎的国家,并有在该地循环超过 12 个月的明确证据。

> 新发:检出基因不同的 VDPV 病毒株。

##  病例调查

应在接到报告后 48 小时内对所有疑似病例展开调查。理想情况下,应在麻痹出现后 14 天内采集粪便标本。应对每个病例填写病例调查表,收集基本人口学和临床疾病的详尽信息,包括神经系统检查结果、疫苗接种史、医疗服务和危险因素信息。为确定可能的暴露来源,重要的是,要收集当地居民外出旅行史或发病后 35 天内外来访客信息。确定在这 35 天内与 AFP 患者的接触者。

对怀疑 WPV 或 VDPV 的 AFP 病例,应进行详细的病例调查。作为详细病例调查的一部分,调查内容包括走访社区主要人员(社区领导人或宗教领袖、学校教师、医务人员及传统治疗师),并询问有无其他儿童出现麻痹。同时对病例邻居逐户访问以搜索其他病例,评估社区其他儿童的免疫状况。一旦出现 AFP 聚集性病例,必须及时警惕暴发。

对每个 AFP 病例,在出现麻痹后尽早采集合格的粪便标本，以供实验室检测脊髓灰质炎病毒。对未能采集到合格粪便标本的所有 AFP 病例，需进行 60 天的随访调查，以评估有无残留麻痹。将采集不合格粪便标本的 AFP 病例完整报告，包括 60 天随访观察结果、病例调查和其他病情检查记录，报告到国家专家评审委员会，以确定病例的最终分类。

对所有在发病后 2~6 个月内报告的病例需开展调查，这些病例通常通过回顾性调查来确定。由于在发病后 60 天之后未采集粪便，对这些病例的调查需要遵循不合格粪便标本对应的调查流程（见图 1）。

## 标本采集

### 病例标本采集

对 AFP 病例应采集 2 份粪便标本，最好在麻痹后 14 天内（最多 60 天）采集，2 份标本间隔至少 24 小时。

➤ 粪便量：8~10 克，大约 2 个成人大拇指指甲大小，这个粪便量在必要时可保证重复检测。

➤ 采集时间：应在发生麻痹后 14 天内采集，因这个时候脊髓灰质炎病毒的检出率最高。然而，标本采集可延长到发生麻痹后 60 天，因在此期间仍可检测到病毒。由于脊髓灰质炎病毒可间歇性排出，故 2 份标本采集的时间应间隔至少 24 小时，以增加检出率。发病 60 天后不再采集病例的粪便标本。

➤ 储存和处理：标本应放在合适的容器中并密封，以确保标本不发生泄漏或变干燥的可能。标本容器需立即放在 4~8℃的冷藏箱中，并放在冰袋之间。标本采集后 72 小时内需运送至 WHO 认证的实验室。如条件不允许，标本必须在 –20℃冷冻保存，然后冷冻运输，最好用干冰或置 –20℃冷冻的冰袋中运输。保持标本处于冷藏或冷冻状态直至运送到实验室的过程称为"逆向冷链"。

➤ 记录：填写实验室检测表并与标本容器一起送至实验室，实验室检测表必须填写正确清楚，表上信息将用于 AFP 病例调查表与实验室报告的关联。

### 接触者的标本采集（接触者采样）

如果发生麻痹后 14 天内无法采集到 AFP 病例的 2 份粪便标本，或者粪便标本在条件差的情况下送至实验室，应从 3 名密切接触者（最好 5 岁以下）采集粪便标本，每人 1 份。应从密切的家庭成员或家庭接触者采集粪便标本，如果做不到，可从邻居或者玩伴中采集。这些粪便标本的采集和运输同 AFP 病例的粪便标本。

**实验室检测**

AFP 病例的实验室检测是 AFP 监测的重要组成部分，可为确诊脊髓灰质炎病例和有价值的基因组序列分析提供重要信息，以指导根除脊髓灰质炎工作。全球脊髓灰质炎实验室网络（GPLN）在全球 WHO 各区域共有 146 个 WHO 认证的脊髓灰质炎病毒实验室。GPLN 成员实验室遵循标准化方案，开展：①分离脊髓灰质炎病毒；②病毒型内鉴别；③基因组测序（在专业实验室）。

➤ 实验室确认是用单层组织细胞（RD 和 L20B）培养分离脊髓灰质炎病毒。在脊髓灰质炎病毒检测过程中，也可分离非脊髓灰质炎肠道病毒（NPEV），并作为独立结果进行报告。

➤ 病毒型内鉴别是采用逆转录聚合酶链反应（RT-PCR）来确定病毒为 WPV、VDPV 或 Sabin 株，以及血清型（1、2、3 型）。

➤ 基因测序结果通过比较脊髓灰质炎病毒分离株 VP1 编码区的核苷酸序列，来帮助监视脊髓灰质炎病毒传播的途径。

孤儿脊髓灰质炎病毒（orphan polioviruses）的发现提示长期未检测到病毒传播和 AFP 监测存在漏洞。孤儿脊髓灰质炎病毒虽是脊髓灰质炎病毒分离株，但与以前分离株相比在 VP1 编码区的基因组测序中核苷酸差异≥1.5%。

所有确认的 VDPV 可根据病毒来源及传播进一步细分。

➤ VDPV（cVDPV）的传播：VDPV 分离株是社区中人与人之间传播的证据。这些分离株在遗传学上需与 VDPVs 有关联，且分离株来自下列来源之一：

》 至少 2 名没有直接接触（家庭）的个体（不一定是 AFP 病例）

》 1 名个体和 1 份或多份环境监测标本

》 如果在至少 2 个不同的环境监测采集点（监测区域无交叉），或者同一采集点采集标本，但间隔超过 2 个月，则采集 2 份或以上环境监测标本

➤ 免疫缺陷相关 VDPV（iVDPV）：从原发性 B 细胞免疫缺陷病（PID）患者分离的 VDPV。

➤ 不明原因 VDPV（aVDPV）：从没有传播证据的个体或环境标本，或从没有已知免疫缺陷的个体，分离出 VDPV。如果调查已排除属于当前传播链（cVDPV）的一部分或发生在免疫缺陷个体，则 VDPV 分离株应仅归为不明原因 VDPV。相关调查应包括加强该地区 AFP 病例的监测、采集直接接触者和社区健康者的粪便标本、采集感染儿童的血液进行免疫球蛋白测定。如果标志性 VDPV 分离株的基因测序结果与持续的非依赖性复制（prolonged independent replication）相一致，则应尽力排除当地的病毒循环。如果随后发现遗传连锁的分离株，则原来归类为不明原因的 VDPV 可能需要重新归类为循环的病毒；如果随后在免疫缺陷患者的分泌物分离出 VPDV，则应重新归为 iVDPV。

**推荐的数据元素**

➤ 病例报告

　　» 姓名和唯一身份标识码（EPID 号码）*

　　» 报告日期

　　» 报告人姓名、联系方式和报告单位

　　» 病例调查日期

➤ 人口统计学数据

　　» 居住地（省,区,村等）

　　» 出生日期

　　» 年龄

　　» 性别

➤ 疫苗接种状况和危险因素

　　» 职业

　　» 种族

　　» 特殊人群（逐一确定各适用条目）：难民、国内流离失所人群、危险地区居民、移民／流动人口

　　» 旅行史（地区外或国外）

　　» 常规免疫接种口服脊髓灰质炎疫苗的剂次总数（包括不详代码,例如 99）

　　» 常规免疫接种灭活脊髓灰质炎疫苗的剂次总数（包括不详代码,例如 99）

　　» 在强化免疫接种期间口服脊髓灰质炎疫苗的剂次总数（包括不详代码,例如 99）

　　» 在强化免疫接种期间接种灭活脊髓灰质炎疫苗的剂次总数（包括不详代码,例如 99）

　　» 最后一次口服脊髓灰质炎疫苗的日期 *

➤ 临床信息

　　» 麻痹发作日期 *

　　» 发生麻痹时有无发热?

　　» 有无不对称麻痹?

　　» 60 天随访检查日期

　　» 60 天随访结果（残留麻痹;无残留麻痹;失访;随访前死亡;不详）

　　» 最终分类（确诊、临床相符、排除）

➤ 标本

　　» 标本编号 *

　　» 粪便标本采集日期 *

　　» 实验室收到粪便标本的日期 *

　　» 粪便状况（好、差、不详）*

➤ 实验室结果

　　» 实验室将最终培养结果发送到扩大免疫规划（EPI）部门的日期 *

　　» 实验室将型内鉴别结果发送到 EPI 的日期 *

　　» 实验室将基因组测序结果发送到 EPI 的日期 *

　　» 是否分离出脊髓灰质炎病毒 1 型?（是、否、标本未处理）*

　　　● 如果是,包括类型（WPV、VDPV、Sabin 样、混合、不确定、不详）*

　　» 是否分离出脊髓灰质炎病毒 2 型?（是、否、标本未处理）*

　　　● 如果是,包括类型（WPV、VDPV、Sabin 样、混合、不确定、不详）*

　　» 是否分离出脊髓灰质炎病毒 3 型?（是,否,标本未处理）*

　　　● 如果是,包括的类型（WPV、VDPV、Sabin 样、混合、不确定、不详）*

　　» 分离出非脊髓灰质炎肠道病毒（NPEV）?（是、否、标本未处理）*

* 带 * 条目为病例调查表和实验室检查表中的必填项。

**报告要求和建议**

立即向公共卫生机构报告所有疑似 AFP 病例。定点报告机构应定期报告（每周或每月），即使没有发现病例，也应"零报告"。

必须根据《国际卫生条例》（IHR）要求，向 WHO 报告人类生物标本和环境标本的所有阳性 WPV、VDPV 和 2 型 Sabin 样病毒结果。

**推荐的数据分析**

➤ 疑似病例按地区、月份、年份、报告来源和医院就诊情况（AFP 治疗的就诊医院名称或传统治疗师姓名）分层进行分析。

➤ 所有疑似病例按病例最终分类和脊髓灰质炎病毒类型（确诊 WPV 或 VDPV、脊髓灰质炎病毒相符、排除）分地域、月份和年份分层进行分析。

➤ 确诊病例按年龄组、性别、免疫状况和危险因素（如移民身份）分层分析。

➤ 发生麻痹后 14 天内和 14 天后采集粪便标本的百分比。

➤ 粪便不合格标本的 AFP 病例接受 60 天随访调查的百分比。

➤ 6~59 月龄非脊髓灰质炎急性弛缓性麻痹（NPAFP）病例按接种脊髓灰质炎疫苗剂次（0、1~2 和 ≥3 剂）分类的百分比。

➤ 各采集点的环境监测采样结果，按脊髓灰质炎病毒特征、月份和年份分层进行分析。

➤ 最终分类状态的流行曲线按地区和年份分层进行分析。

➤ 绘制确认病例的标点地图，按脊髓灰质炎病毒类型（WPV1/3、VDPV1/2/3）、脊髓灰质炎相符病例和环境监测标本阳性进行分层。

➤ 次国家地区满足两个关键监测指标的百分比：

　》 次国家地区达到 NPAFP 率的目标；

　》 粪便合格率。

**将数据用于决策**

➤ 跟踪 WPV 循环和新出现的 VDPV 以及暴发控制。

➤ 根据数据将疑似 AFP 病例分为确诊病例、临床相符病例和排除病例。

➤ 确定高危人群（如移民或某个种族人群）并制定合适的报告和干预措施，调查疫苗漏种的原因。

➤ 纳入年度风险评估以确定高危地区，开展强化免疫接种和其他规划活动。

➤ 监视干预措施（包括强化预防接种）的影响。

➤ 为免疫政策或策略和暴发应对措施的改进提供依据（如在脊髓灰质炎疫苗覆盖率低的地区对 NPAFP 开展有针对性的强化免疫接种或使用 mOPV 与 bOPV 的效果比较）。

➤ 监视监测绩效指标并识别需要有针对性监测审查或需要加强的领域（例如，重新评估报告网络并将主动监测访视作为优先事项）。

➤ 向国家认证委员会（NCC）和地区委员会提供阻断 WPV 传播的证据。

**监测绩效指标**

在无脊髓灰质炎的国家,应通过至少每5年一次的定期全国性审查来评价AFP监测,也可与其他疫苗可预防疾病进行整合,包括数据的三角验证(比较覆盖率,监测情况和其他数据来源)。作为扩大免疫规划数据季度评审会的一部分,应在国家和次国家层面评审监测、覆盖率和规划绩效数据,以帮助确定可能存在监测薄弱环节或需加强监测的地区。

在脊髓灰质炎呈地方性流行的国家,应至少每6个月开展一次国家层面的监测书面审查,并应制定目标地区的现场评审计划(通常每年2次)。

在次国家层面应每月监视监测绩效,包括对网络报告的定期评估、对监测现场的主动访视,调查活动的及时性,对无上报地区(12个月无AFP病例上报)的随访调查。通过常规支持性监督及时纠正对AFP监测系统产生不利影响的任何行为和活动,从而进一步改善监测绩效。

在所有情况下,各级机构应至少每6个月一次审查表1中的各项指标。从AFP监测系统评估中收集的数据应纳入国家认证委员会根除脊髓灰质炎报告中。

**表1　AFP监测绩效指标**

| 监测属性<br>(*关键指标) | 指标 | 目标 | 计算方法<br>(分子/分母) | 评论 |
|---|---|---|---|---|
| 报告完整性 | 指定机构报告AFP数据的百分比(即使无病例,也要零报告) | ≥80% | 报告的机构数/指定报告AFP监测的机构数×100 | 在规定的时间内,如1个月、6个月、12个月 |
| 报告及时性 | 指定机构及时报告AFP数据的百分比(即使无病例,也要零报告) | ≥80% | 截止时间前报告数据的机构数/指定报告AFP监测的机构数×100 | 各级机构在应规定日期或之前收到报告 |
| 敏感性* | 非脊髓灰质炎急性弛缓性麻痹(NPAFP)率 | WHO地方性流行区:NPAFP发生率≥2<br>WHO非地方性流行区:NPAFP发生率≥1<br>暴发地区:NPAFP发生率≥3 | 15岁以下儿童的非NPAFP病例数/15岁以下儿童数×100 000/年 | 达到目标NPAFP率提示在脊髓灰质炎病毒循环时监测系统能足够敏感地发现WPV/cVDPV |
| 报告及时性 | 在发生麻痹后某时间段内(一般≤7天)向公共卫生机构报告病例的百分比 | ≥80% | 在发生麻痹后7天内报告的AFP病例数/报告的AFP病例数×100 | |
| 调查及时性 | 在病例报告后48小时内进行病例调查的百分比 | ≥80% | 在报告后48小时内进行调查的AFP病例数/报告的AFP病例数×100 | |

续表

| 监测属性（˚关键指标） | 指标 | 目标 | 计算方法（分子／分母） | 评论 |
|---|---|---|---|---|
| 粪便标本采集合格率˚ | 在发生麻痹后 14 天内采集 AFP 病例 2 份粪便标本并间隔 24 小时以上，且以良好状况送到 WHO 认证实验室的百分比 | ≥80% | 在发生麻痹后 14 天内采集 2 份粪便标本并间隔 24 小时以上，且以良好状况送达实验室的 AFP 病例数／报告的 AFP 病例数 ×100 | 达到目标粪便合格率提示在脊髓灰质炎病毒循环时能在 AFP 病人中检出脊髓灰质炎病毒良好状态：逆向冷链保存且标本送达后无泄漏和干燥 |
| 粪便采集及时性 | 在发生麻痹后 14 天内采集 AFP 病例 2 份粪便标本并间隔 24 小时以上的百分比 | ≥80% | 在发生麻痹后 14 天内采集 2 份粪便标本并间隔 24 小时以上的 AFP 病例数／报告的 AFP 病例数 ×100 | |
| 良好状态的标本率 | AFP 病例标本以良好状态送达 WHO 认证实验室的百分比 | ≥80% | 2 份粪便标本以良好状态送达 WHO 认证实验室的 AFP 病例数／报告的 AFP 病例数 ×100 | 良好状态：逆向冷链保存且标本送达后无泄露和干燥 |
| 60 天随访完成率 | 发生麻痹后 60 天对 AFP 病例进行残留麻痹随访检查的百分比 | ≥80% | 有不合格标本并有 60 天随访检查的 AFP 病例数／有不合格标本的 AFP 病例数 ×100 | |
| 粪便标本运送及时性 | 标本采集后 3 天内送达 WHO 认证实验室的百分比 | ≥80% | 采集后 3 天内送达 WHO 认证实验室的标本数／采集的标本数 ×100 | |
| 实验室结果报告的及时性 | 在规定时间内将粪便标本检测结果发送到相关机构的百分比 | ≥80% | 在规定时间内相关机构获得实验室结果的标本数／采集的粪便标本数 ×100 | 结果报告的及时性：<br>1. 采集标本后 14 天内有病毒分离结果；<br>2. 收到分离株后 7 天内有型内鉴别结果；<br>3. 型内鉴别后 7 天内有测序结果 |

 临床病例处理

对脊髓灰质炎尚无特异性治疗方法。疑似 AFP 病例应立即转诊至医院进行治疗。提示膈肌受累的任何呼吸疾病需立即关注。对麻痹患者，医生可给予支持性治疗。

**接触者追踪和管理**

为确定 AFP 病例的确证脊髓灰质炎病毒来源及其进一步传播的可能性,需开展暴发调查,追踪在发生麻痹前 35 天至之后 30 天期间的接触者,并特别考虑外出旅行史和外来访客。主动搜索其他病例,以确定暴发的严重程度。

**暴发情况下的监测、调查和应对**

暴发应对规程的一般概述如下。请参阅 GPEI 暴发标准操作规程第一部分(总则)[3]和第二部分(第 2 类)的详细说明[4]。

### 暴发的定义
脊髓灰质炎病毒事件(即当前没有传播证据)和暴发的定义见表 2。

### 暴发期间监测的变化
应加强被动和主动 AFP 监测来提高发现 AFP 病例的敏感性和及时性,包括基于医疗机构和社区的主动病例搜索。可根据每个病例的具体情况,改变接触者采集标本和环境监测采集标本的方案。在监测绩效欠佳的暴发地区,需采集所有 AFP 病例接触者的粪便标本,但不做普遍推荐。

### 公共卫生应对
与其他疫苗可预防疾病暴发相比,脊髓灰质炎暴发应对的相关流程及资源较为独特。因为针对脊髓灰质炎的目标是根除,所以《国际卫生条例》(2005)规定脊髓灰质炎暴发是国际关注的突发公共卫生事件(PHEIC),2014 年召开的《国际卫生

**表 2　脊髓灰质炎病毒事件和暴发的定义[3]**

| 类型 | 来源 | 定义 |
| --- | --- | --- |
| 事件(迄今尚无传播的证据) | 人类 | » 仅在下列人群中检出 VDPV:<br>　– 单个 AFP 病例或无症状者(接触者),或<br>　– 一人或多人[a],且没有在社区进一步传播的证据(iVDPV 或 aVDPV 分离株)<br>　或<br>» 从个体标本中检出 2 型 Sabin 样病毒<br>　或<br>» 检出 WPV2 感染者,并有实验室或疫苗生产机构的 2 型病毒暴露记录 |
| | 环境 | » 只在单份环境标本中检出 WPV,但调查显示无病毒排出的证据[b]<br>　或<br>» 检出 VDPV,但没有进一步传播的证据,如<br>　– 只从单份环境标本中检出,但无持续传播的证据,或<br>　– aVDPV<br>　或<br>» 从环境标本中检出 2 型 Sabin 样病毒 |

| 类型 | 来源 | 定义 |
|---|---|---|
| 暴发 | 人类 | » 检出任何一例 WPV 感染者[a]（另外，对 2 型来说，没有实验室或疫苗生产机构的 2 型病毒暴露记录）<br>或<br>» 检出任何一例 cVPDV 感染者[a] |
| | 环境 | » 2 份或以上单独的[c]环境标本 WPV 阳性，且有提示当地持续传播的基因序列信息<br>或<br>» 仅单份环境标本 WPV 阳性，但调查显示有病毒排出的证据[b]（另外，对 2 型来说，没有实验室或疫苗生产机构的 2 型病毒暴露记录）<br>或<br>» 从任何一份环境标本检出 cVDPV |

缩写：aVDPV，不明原因疫苗衍生的脊髓灰质炎病毒；cVDPV，循环病毒衍生的脊髓灰质炎病毒；iVDPV，免疫缺陷相关的疫苗衍生的脊髓灰质炎病毒。

[a] 感染者可以是 AFP 病例或者无症状 / 健康的人。

[b] 病毒排出证据可以通过对 WPV 或 VDPV 感染者的随访调查来确定。

[c] 单独是指从 2 个或以上不同的环境监测采样机构采集的标本（没有交叉的监测区域），或从同一采样地点采集的标本，但采样时间间隔超过 2 个月。

条例》脊髓灰质炎紧急委员会就曾建议世界卫生组织总干事为各国提供持续监督和指导以遏制国际性传播。GPEI 为各国提供财政、人力、疫苗和其他资源，以及时应对和有效地控制暴发。外部和内部的伙伴机构和部门进行定期正式的暴发应对评估（OBRAs）。脊髓灰质炎紧急委员会根据暴发应对评估的详细信息，最终判定脊髓灰质炎暴发是否终止。然而，与其他疫苗可预防疾病暴发类似，最初基本步骤包括确诊脊髓灰质炎病例的暴发调查、病例的主动搜索、其他加强监测活动和人群免疫的评估。应急疫苗接种活动取决于脊髓灰质炎病毒的特征（WPV 或 VDPV）及 VDPV 的血清型。

 **对脊髓灰质炎监测的特殊考虑**

### 风险评估

WHO 地区办事处指导风险评估工作。根据风险评估工具审查次国家层面的人群免疫状况和监测质量、与脊髓灰质炎病毒传播活跃地区的距离、高危人群及其他因素等指标，来评估脊髓灰质炎病毒的传入、VDPV 出现和暴发传播的风险。无脊髓灰质炎地区每年开展 1 次风险评估，地方性流行地区则每年开展 2 次。对 AFP 监测中发现的麻痹，应及时加强督查，仔细检查导致风险增加的因素，包括监测质量欠佳。

### 免疫缺陷相关的疫苗衍生的脊髓灰质炎病毒（iVDPV）或原发性免疫缺陷监测

建议对原发性免疫缺陷患者进行筛查以发现潜在的 iVDPV 长期排出。目前正在特定地区开展原发性免疫缺陷试点监测，以确定筛查可能原发性免疫缺陷病例的可行性，并采集粪便标本用于检测可能排出的脊髓灰质炎病毒。

### 肠道病毒监测

虽然某些国家已被认证为无脊髓灰质炎状态，但难以维持长期稳健的 AFP 监测，为此可将肠道病毒的长期实验室监测作为脊髓灰质炎病毒监测数据的另一个来源。

### 血清学调查或血清学监测

地方性流行国家的血清流行率调查有助于评估免疫策略的效果。对其他健康人群的血清学调查可对人群免疫进行评估，并与某个社区或地区的疫苗覆盖率评价进行比较。一个地区的保护性免疫水平降低，提示需开展加强接种。

### 人道主义紧急情况

在人道主义紧急情况下，应建立快速的症状监测系统，并应包括 AFP 在内。

（何梦洁　译）

 ## 参考文献

**引用**

1.  Global Polio Eradication Initiative. GPEI tools, protocols and guidelines. Global Polio Eradication Initiative [website]. (http://polioeradication.org/tools-and-library/resources-for-polio-eradicators/gpei-tools-protocols-and-guidelines/)

2.  Global Polio Eradication Initiative. Polio Eradication & Endgame Strategic Plan 2013–2018. Geneva: World Health Organization; 2013 (http://polioeradication.org/wp-content/uploads/2016/07/PEESP_EN_A4.pdf).

3.  Global Polio Eradication Initiative. Responding to a poliovirus event or outbreak part 1: general SOPs. Geneva: World Health Organization; 2017 (http://polioeradication.org/wp-content/uploads/2017/05/POL-SOPs-Part-1-260517.pdf).

4.  Global Polio Eradication Initiative. Responding to a poliovirus event or outbreak part 2: protocol for poliovirus type 2. Geneva: World Health Organization; 2017 (http://polioeradication.org/wp-content/uploads/2018/01/polio-sop-responding-to-event-outbreak-protocol-for-poliovirus-type-2-v-2.4-20180117.pdf).

**推荐**

5.  Global Polio Eradication Initiative. Guidelines on environmental surveillance for detection of polioviruses: working draft, March 2015. Global Polio Eradication Initiative; 2015 (http://polioeradication.org/wp-content/uploads/2016/07/GPLN_GuidelinesES_April2015.pdf).

6.  Maes EF, Diop OM, Jorba J, Chavan S, Tangermann RH, Wassilak SG. Surveillance systems to track progress toward polio eradication — worldwide, 2015–2016. Morb Mortal Wkly Rep. 2017;66:359–65. doi: (http://dx.doi.org/10.15585/mmwr.mm6613a3).

7.  Global Polio Eradication Initiative. Polio laboratory manual, 4th edition. Geneva: World Health Organization; 2004 (http://polioeradication.org/wp-content/uploads/2017/05/Polio_Lab_Manual04.pdf).

8.  World Health Organization. Polio vaccines: WHO position paper – March, 2016. Wkly Epidemiol Rec. 2016; 91(12):145–68 (http://www.who.int/wer/2016/wer9112.pdf?ua=1).

9.  Global Polio Eradication Initiative. Reporting and classification of VDPVs. Global Polio Eradication Initiative; 2016 (http://polioeradication.org/wp-content/uploads/2016/09/Reporting-and-Classification-of-VDPVs_Aug2016_EN.pdf).

# 轮状病毒疾病

 疾病与疫苗特性

轮状病毒是呼肠病毒科的一员,可引起水样腹泻、呕吐和儿童严重脱水。轮状病毒很常见,在没有轮状病毒疫苗的国家,占5岁以下儿童急性严重腹泻病因的35%~60%,是导致婴儿疾病的最主要病原体[1,2]。轮状病毒腹泻普遍存在,与细菌性腹泻不同,轮状病毒腹泻与水源、环境和个人卫生条件差等关系不大。在发展中国家到卫生机构诊治的儿童中,轮状病毒的病死率为约2.5%[2]。在医疗服务不理想的地区,该病病死率更高。2013年,轮状病毒导致全球约215 000人死亡[3]。轮状病毒具有高度传染性,可在粪便中高浓度排出,通过粪–口途径传播,既可以在人与人之间传播,也可以通过环境中的污染物传播。该病潜伏期为1~3天。其临床疾病谱的典型表现为急性水样非血性腹泻,常伴有呕吐和发热。在温带气候的凉爽、干燥季节,轮状病毒疾病达到发病高峰,但在热带环境中无明显的季节性。

已有几种轮状病毒疫苗获得许可,并在市场上可以买到,所有这些疫苗在高收入和低收入国家的随机对照试验中是有效的。有两种口服活轮状病毒疫苗在国际上销售:单价(RV1)Rotarix®和五价(RV5)RotaTeq®[4]。RV1疫苗需接种2剂,RV5需接种3剂;两种疫苗的接种间隔均为4周,最早从6周龄开始接种。疫苗对严重轮状病毒腹泻的有效率为50%~90%,对社会经济地位较低和死亡率较高的国家有中等的有效率。然而,由于这些国家的发病率较高,尽管疫苗有效率较低,但是接种疫苗能预防严重轮状病毒感染的人数较多。最近,另一种口服单价活疫苗(ROTAVAC®)在印度获得许可,因为该疫苗在一项大规模临床试验中被发现是有效的。对于这种疫苗,儿童需接种3剂[5]。

在许多国家,轮状病毒疫苗的引入降低了严重轮状病毒胃肠炎的疾病负担,并在一些地区降低了轮状病毒相关的死亡率。轮状病毒疫苗与一种罕见的严重疾病(肠套叠)的风险略为升高有关,这种疾病可能会导致致命的肠梗阻。然而,相对于疫苗的总体积极影响,肠套叠发病率升高产生的影响是很小的。世界卫生组织建议将轮状病毒疫苗纳入所有国家的免疫规划,特别是南亚和撒哈拉以南非洲等儿童死亡率高的国家的免疫计划,作为一整套腹泻预防和治疗措施的一部分,这些措施包括获得安全水和卫生设施,以及早期补液治疗等。

 监测的理由和目标

对所有国家而言,轮状病毒监测的主要目标是:

➤ 确定轮状病毒流行病学特征和住院病人的疾病负担

➤ 记录轮状病毒病例的临床表现和结局

➤ 确定轮状病毒住院病人的年龄和季节性分布

➤ 鉴定轮状病毒流行的病毒株

对于尚未引入轮状病毒疫苗的国家,其目标是:

➤ 生成信息以促进和支持轮状病毒疫苗的引入

对于已经引入轮状病毒疫苗的国家,其目标是:

➤ 监视轮状病毒疫苗接种对疾病的影响以及轮状病毒疫苗接种后流行病学和循环菌株的变化

➤ 将监测作为专题研究的平台来估计疫苗的有效性

其他目标可能包括:

➤ 监视其他肠道病原体[如产肠毒素大肠杆菌(ETEC)、志贺菌和诺如病毒]的疾病负担。

 **推荐的监测类型**

**最低限度的监测**

在进行实验室确诊的哨点医院进行主动的基于病例的监测。

轮状病毒监测应基于病例,要求收集5岁以下腹泻儿童的个案数据。监测人员应在哨点卫生机构(通常是医院)内主动寻找病例。住院病例是轮状病毒疾病临床表现中最严重的病例。从医院的住院病例采集标本相对较为容易,而且住院病例需花费巨大卫生资源。医院通常也有诊断轮状病毒的实验室能力。

轮状病毒监测的全球最低标准是每个国家建立一个能进行实验室确诊的哨点机构。根据人员和实验室资源的不同,一些国家可能会决定增加哨点机构。在考虑哪些机构作为轮状病毒监测哨点时,这些机构预计要每年至少有100名腹泻住院儿童,但在引入疫苗接种前,最好要达到250~500例住院病人。据保守估计,30%的严重腹泻病例由轮状病毒所致。在引入疫苗接种前,每个哨点每年登记的250~500例腹泻病例中有75~150例轮状病毒病例。理想的情况是,在引入疫苗接种前这些哨点的监测需持续2年,以评估疾病负担的年度和

季节性变化,确定引入疫苗接种前流行的轮状病毒基因型,并为引入疫苗后的影响评估建立稳定的基线。尽管有些国家认为在开展疫苗接种后大约2~5年,疫苗的影响会显现出来,从而考虑降低监测的强度,但是引入疫苗后,还应保持长期的监测。各国可以通过减少监测哨点或降低腹泻病例轮状病毒检测的百分比(例如每5例检测1例)来降低监测强度。

**强化监测**

对哨点医院,除了建议最低标准的主动进行基于病例的监测以外,还可以进行其他类型的轮状病毒监测,以满足某些环境下的监测目标。

➤ 实验室监测 基于实验室的监测,是通过实验室发现轮状病毒病例并向公共卫生当局报告的监测,对那些已经常规采集急性胃肠炎病例标本并进行轮状病毒检测的国家可以考虑这种监测。基于实验室的检测可评估循环的轮状病毒毒株和总的疾病趋势。

➤ 基于人群的监测。这种监测可在一个已知

分母人群的区域内,计算包括一个或多个机构在内的地区发病率。在已知分母的某个区域内,所有机构执行哨点监测协议。

➤ 基于家庭的监测/社区诊所。如果需要了解轮状病毒临床疾病谱的全貌,可以将监测扩展到门诊和非医院场所,所用方法与基于医院的监测方法相同,但应根据这些场所的具体情况进行修改。在这种情况下,需要对病例定义进行调整,以包括未住院的患者。

### 与其他监测平台的联系

轮状病毒监测可能与其他类型的监测有潜在联系。综合性疾病监测与应对系统(IDSR)收集5岁以下儿童腹泻脱水病例的总病例数。通过增加实验室检测,综合性疾病监测与应对系统的监测可满足轮状病毒监测的一些目标。在一个机构中,当已采集粪便用于其他疾病(如脊髓灰质炎)监测时,可以考虑利用现有的粪便标本采集、运输和实验室病毒学检测系统进行轮状病毒的监测。

##  病例定义和最终分类

### 病例检索的疑似病例定义

急性(<14天)水样腹泻的定义是5岁以下儿童24小时内出现3次或以上的腹泻或水样便,并被送入参与监测医院的病房或急诊室进行腹泻治疗。不包括血性便和医院感染的儿童。

### 确诊病例的定义

用酶免疫法(EIA)或聚合酶链反应(PCR)方法从粪便中检出轮状病毒的疑似病例。

### 特别注意事项

如果腹泻监测也旨在确定其他肠道病原体,则疑似病例和确诊病例的某些定义内容可能会发生变化。例如,可能会包括血性腹泻。

##  病例调查

哨点医院的监测人员对腹泻病例进行筛查,确定符合疑似病例标准的病例。监测人员应该对所有符合疑似病例定义的病例填写病例调查表。疑似病例应在入院后48小时内采集粪便标本,以避免检测到在医院获得的病原体。对检测发现的轮状病毒疾病散发病例不需立即报告公共卫生当局。

## 标本采集

全粪便是首选的标本。采集至少1mL粪便用于基本的确证检测;可能还需要2mL或更多用于额外的检测,如基因分型。应在入院后48小时内采集粪便标本,以避免发生医院获得性感

染。避免使用直肠拭子或将拭子置于细菌培养基中,这些拭子不能用于轮状病毒的检测或鉴定。

粪便标本应放在无菌带螺旋盖的容器中,并贴上正确的标签。标本可在4~8℃暂时储存1个月。可使用冰袋使标本保持低温。应尽可能避免反复冻融。如果需要延长储存时间,则应在-70℃下储存,因为有证据表明,在-20℃下储存数年后,检出轮状病毒的能力会下降。

如果还用常规方法对粪便标本进行细菌或寄生虫病原体检测,则应在采集后2小时内将标本送至实验室,然后放入适当的培养基。然后,应将标本储存在-20℃或更冷的冷冻室中,直到试验开始。

 ## 实验室检测

### 确诊方法

酶免疫法是检测粪便中轮状病毒的最常用方法。目前有几种酶免疫法试剂盒(Premier™ Rotaclone®、ProSpecT™ 和 RIDASCREEN®)。要按照每个试剂盒生产商的程序进行操作。酶免疫法的敏感性为75%~82%,特异性为100%[6]。因此,有时可能会出现假阴性,特别是在病毒载量较低的情况下,但轮状病毒浓度低于酶免疫法检测阈值的临床意义尚不清楚[7]。

### 其他检测

酶免疫法的确证试验可以通过RT-PCR方法检测VP6基因,或通过实时RT-PCR方法检测NP6和NSP3基因来进行。用RT-PCR鉴定轮状病毒毒株的特性,以确定轮状病毒的G型和P型。应选择从常规监测中获得的轮状病毒阳性粪便的部分标本进行病毒株鉴定。建议每年从每个国家随机选取至少50~60份标本进行基因分型。应根据病例的年龄和季节分布随机抽取相应的标本。

应仅选择超过3mL的标本,以避免检测时标本量不足。所有不可分类的分离株应送至合适的参考实验室进行测序。

### 实验室质量控制与评价

从全球或区域轮状病毒实验室可以获得一套标准的轮状病毒阳性和阴性粪便标本。实验室还应安排将部分轮状病毒阳性粪便标本送至区域实验室,以独立确认结果。每年应完成实验室的外部质量评估(EQA)和质量控制(QC)。

### 实验室网络

参与轮状病毒监测网络是自愿的。全球轮状病毒实验室网络在全世界有100多个实验室参与[8]。该网络的重点是对轮状病毒腹泻进行高质量的诊断检测,并对不同国家和地区最流行的毒株基因型进行鉴定。通过由世界卫生组织协调的全球外部质量评估规划,该网络促进了数据收集以及实验室质量和控制的标准化。

**数据收集、报告和使用**

**推荐的数据元素**

➤ 基于病例的最低要求的数据元素

  » 地理信息（地区、省、医院 – 视当地监测机构而定）

  » 人口学信息

    • 唯一的病例识别码

    • 性别

    • 出生日期（如果无法获得出生日期，则可用年龄）

  » 临床资料

    • 入院日期

    • 腹泻天数（来定义急性腹泻）

    • 发生腹泻的日期

    • 在疾病高峰时 24 小时内发生腹泻的最多次数

  » 疫苗接种史

    • 疫苗接种的信息来源（疫苗接种卡、医疗记录、诊所日志、母亲回忆、其他）

    • 是否接种轮状病毒疫苗？如果有，则填写：

      – 轮状病毒疫苗的类型（Rotarix、RotaTeq、Rotavac、其他）

      – 接种剂次

      – 接种日期

  » 标本

    • 是否采集病例粪便标本？

    • 粪便标本识别码（如果粪便标本标识码与唯一的病例识别码不同，则应提供）

    • 采集病例粪便标本的日期

  » 实验室资料

    • 对粪便标本进行酶免疫法检测

      – 进行酶免疫法检测的实验室类型（医院实验室、私立实验室、国家实验室、区域参考实验室、不详）

      – 酶免疫法检测粪便标本的日期

      – 酶免疫法检测粪便标本的结果（阳性、阴性、不确定）

    • 进行基因分型（对部分标本）

      – 进行基因分型的实验室名称

      – 进行基因分型的实验室类型

      – 进行基因分型的日期

      – 基因分型结果（G 型）

      – 基因分型结果（P 型）

  » 出院病例的结局（存活出院、存活但有后遗症、死亡、转院、不遵医嘱离开 / 出院、不详）

  » 出院或死亡日期

➤ 基于病例数据的其他数据元素

  » 临床特征

    • 出现血性腹泻（仅使用在扩展的病例定义）

    • 是否出现呕吐，如果有，则填写：

      – 疾病高峰时 24 小时内的最多呕吐次数

      – 呕吐持续天数

    • 最高体温

  » 治疗

    • 脱水（轻度、中度、重度）

    • 有无补液，如果有，则填写：

      – 提供补液疗法的类型。示例：口服

补液溶液（ORS）/口服补液疗法（ORT）、静脉输液、其他（请具体说明）

» 实验室

- 如果病例经实验室确认检出其他微生物，请具体说明（可能需要确定其他微生物是否经过系统检测）

**报告要求和建议**

每月应向卫生部报告轮状病毒疾病病例数。如果哨点机构未发现腹泻病例，则应在报告中作出明确说明（"零报告"）。虽然进行基于病例的监测，但汇总报告（仅报告病例数）也可用于常规报告。没有全球报告轮状病毒的要求。

**推荐的数据分析**

» 最低要求的数据分析

- 0~2月龄、3~5月龄、6~8月龄、9~11月龄、12~17月龄、18~23月龄、24~59月龄及5岁以下儿童因轮状病毒引起的腹泻相关住院百分比
- 每年不同月份因腹泻和轮状病毒腹泻住院的人数和百分比
- 与轮状病毒腹泻相关的死亡数和住院病例病死率
- 按年份和监测机构计算上述数据

» 对某些监测机构的强化分析

- 描述病例的临床和流行病学特征
- 基因型分布
- 根据每周或每月检出率来检查季节性趋势。注：只有足够的病例数才能进行每周分析。
  - 季节性——轮状病毒活动高峰应定义为检出轮状病毒最多的连续

2周（如果每周分析数据）或那个月份（如果每月分析数据）
  - 轮状病毒季节开始时间——轮状病毒每周检出数首次超过全年每周平均轮状病毒检出数的那一周
  - 轮状病毒季节的持续时间——每周检出数超过年度每周平均数的周数

- 对于基于人群的监测，根据总体监测人群和年龄组，每1 000名5岁以下儿童腹泻和轮状病毒相关的住院率和死亡率
- 5岁以下儿童所有腹泻的住院人数（可通过日志或审查医院管理数据来收集）
- 5岁以下儿童腹泻住院总人数的百分比（可通过日志或审查医院管理数据来收集）
- 按病原学分类的腹泻住院分布，包括轮状病毒性腹泻（如果有常规进行其他病原学检测）

**将数据用于决策**

➤ 轮状病毒监测数据主要用于支持国家免疫战略。轮状病毒病不是全球消除或根除的目标疾病。

➤ 疫苗影响的评估　轮状病毒疫苗引入后的监测数据分析主要有两种方式。首先，为了测量轮状病毒疫苗对减少疾病的影响，应该评估疫苗接种前后轮状病毒疾病负担的趋势。这可以通过比较引入疫苗前后轮状病毒病的年发病率来实现，理想的情况是可以获得基于人群的监测数据。如果监测人群相对稳定，则每年轮状病毒疾病病

例数或轮状病毒阳性病例的比例可以显示引入疫苗后疾病的减少情况。第二,可以通过监测未接种疫苗年龄组在接种疫苗前后腹泻和轮状病毒感染的减少率,来估计疫苗接种的间接影响。

 对疫苗有效性的评价 轮状病毒疫苗的有效性可以通过检测阴性的病例对照研究来评估。关于如何开展这项评估的详细情况在世界卫生组织指南和科学出版物中已有描述[9,10]。在腹泻或轮状病毒监测时经常进行这些评估,其中确诊的轮状病毒胃肠炎病例作为研究病例,确诊的轮状病毒阴性的肠胃炎病例作为对照病例。由于轮状病毒酶免疫法检测具有高度特异性,因此这种设计是可能的。这种研究还减少了潜在的选择偏差,因为所有儿童在确认轮状病毒感染或疫苗接种状态之前进行了前瞻性登记。然而,正确记录已登记儿童的免疫接种状况,尚需做出更多的努力。

## 监测绩效指标(表1)

**表1 轮状病毒监测绩效指标**

| 监测属性 | 指标 | 目标 | 计算方法(分子/分母) | 评价 |
| --- | --- | --- | --- | --- |
| 报告完整性 | 全年持续报告 | 至少有 10 个月的报告(包括零报告) | 每年报告的月数 | 最好是 12 个月,如果没有病例,应该有确定的零报告 |
| 病例确认 | 每年报告的最少病例数 | 每年疑似腹泻病例数≥80 | 每年每个机构报告的腹泻病例数 | 最好是每年腹泻病例≥100 例 |
| 标本采集 | 疑似病例入院后 2 天内采集标本的比例 | ≥80% | 入院后 2 天内采集标本的疑似病例数/疑似病例数 ×100 | 标本为粪便;理想值≥90% |
| 实验室检测率 | 酶免疫法检测轮状病毒标本的比例 | ≥80% | 用酶免疫法检测标本轮状病毒的病例数/有标本的病例数 ×100 | 理想值≥90% |

请注意,对轮状病毒检测呈阳性的病例,没有最低数要求,因为这一数量在各国之间差异很大,并取决于轮状病毒疫苗的使用情况。

## 临床病例处理

轮状病毒胃肠炎的治疗是口服补液或静脉补液。轮状病毒的处理可遵循国家特定指南或儿童疾病综合管理(IMCI)指南。尚无特异性抗病毒治疗。在儿童死亡率高的地区,补锌已显示可以缩短腹泻的持续时间和严重程度,并可以防止随后的腹泻发作。不建议对轮状病毒病进行抗菌治疗。然而,对急性胃肠炎进行症状监测时,如发现腹泻的细菌性病原体(如痢疾志贺菌),则抗菌治疗是必要的。

接触者追踪和管理

对轮状病毒疾病不需开展常规的接触者追踪。

 暴发情况下的监测、调查和应对

轮状病毒疾病是一种地方性流行疾病,通常不会发生需要干预的大规模暴发。腹泻的其他病因,如诺如病毒、霍乱和产肠毒素大肠杆菌等疾病都可发生暴发。尽管哨点监测的方法不是发现暴发的最佳办法,但是通过腹泻症状监测可以发现这些暴发。用于轮状病毒监测的实验室资源还可以用于确定其他原因腹泻的暴发。

## 🚩 轮状病毒监测的特殊考虑

➤ 既往使用的轮状病毒疫苗与肠套叠的风险增加有关。在一些国家引入轮状病毒疫苗后,通过监测肠套叠来监视轮状病毒疫苗的安全性是非常重要的,这部分内容在其他文献已有介绍[11]。必要时,可以考虑将用于轮状病毒监测的监测哨点用于肠套叠监测。

➤ 对急性胃肠炎的监测不仅可以结合对轮状病毒的检测,还可结合对其他肠道病原体(包括产肠毒素大肠杆菌、志贺菌和诺如病毒)的检测,所有这些病原体都有相应的疫苗。扩大监测来检测其他肠道病原体可能需要更宽广的疑似病例定义,包括血性便和持续性腹泻(≥14 天)。

(陈 浩 译)

## 📚 参考文献

1. Mwenda JM, Ntoto KM, Abebe A, Enweronu-Laryea C, Amina I, Mchomvu J, et al. Burden and epidemiology of rotavirus diarrhea in selected African countries: preliminary results from the African Rotavirus Surveillance Network. J Infect Dis. 2010;202 Suppl:S5−S11. doi: 10.1086/653557.

2. Kotloff KL, Nataro JP, Blackwelder WC, Nasrin D, Farag TH, Panchalingam S, et al. Burden and aetiology of diarrhoeal disease in infants and young children in developing countries (the Global Enteric Multicenter Study, GEMS): a prospective, case-control study. Lancet. 2013;382(9888):209-22. doi: 10.1016/S0140-6736(13)60844-2.

3. Tate JE, Burton AH, Boschi-Pinto C, Parashar UD; World Health Organization−Coordinated Global Rotavirus Surveillance Network. Global, regional, and national estimates of rotavirus mortality in children <5 years of age, 2000–2013. Clin Infect Dis. 2016;62 Suppl 2:S96–105. doi: 10.1093/cid/civ1013.

4. World Health Organization. Rotavirus vaccines. WHO position paper - January 2013. Wkly Epidemiol Rec. 2013;88(5):49-64 (http://www.who.int/wer/2013/wer8805.pdf?ua=1).

5. Bhandari N, Rongsen-Chandola T, Bavdekar A, John J, Antony K, Taneja S, et al. Efficacy of a monovalent human-bovine (116E) rotavirus vaccine in Indian infants: a randomised, double-blind, placebo-controlled trial. Lancet.

2014;383(9935):2136–43. doi: 10.1016/S0140-6736(13)62630-6.

6. Gautam R, Lyde F, Esona MD, Quaye O, Bowen MD. Comparison of Premier™ Rotaclone®, ProSpecT™, and RIDASCREEN® rotavirus enzyme immunoassay kits for detection of rotavirus antigen in stool specimens. J Clin Virol. 2013;58(1):292-4. doi: 10.1016/j.jcv.2013.06.022.

7. Phillips G, Lopman B, Tam CC, Iturriza-Gomara M, Brown D, Gray J. Diagnosing rotavirus A associated IID: using ELISA to identify a cut-off for real time RT-PCR. J Clin Virol. 2009;44(3):242–5. doi: 10.1016/j.jcv.2008.12.001.

8. World Health Organization. Rotavirus lab network [website]. Geneva: World Health Organization; 2017 (http://www.who.int/immunization/monitoring_surveillance/burden/laboratory/Rotavirus/en/).

9. World Health Organization. Generic protocol for monitoring impact of rotavirus vaccination on gastroenteritis disease burden and viral strains. Geneva: World Health Organization; 2008 (http://apps.who.int/iris/bitstream/10665/69913/1/WHO_IVB_08.16_eng.pdf).

10. Tate JE, Patel MM, Cortese MM, Payne DC, Lopman BA, Yen C, Parashar UD. Use of patients with diarrhea who test negative for rotavirus as controls to estimate rotavirus vaccine effectiveness through case-control studies. J Clin Virol. 2016;62 Suppl 2:S106–14. doi: 10.1093/cid/civ1014.

11. Rha B, Tate JE, Weintraub E, Haber P, Yen C, Patel M, et al. Intussusception following rotavirus vaccination: an updated review of the available evidence. Expert Rev Vaccines. 2014;13(11):1339–48. doi: 10.1586/14760584.2014.942223.

# 风　疹

 疾病与疫苗特性

风疹是一种急性病毒性疾病,通常易发生在易感儿童和青年中。其公共卫生的重要性主要是由于病毒的潜在致畸性,对胚胎或胎儿造成损害。风疹的潜伏期为12~23天,平均14天。除先天性感染外,风疹通常是一种儿童时期轻微的自限性疾病。在暴露后的第2周,可能会出现前驱症状,包括发热、全身不适和轻度结膜炎。与儿童相比,前驱症状在成人中更为常见。其特征是耳后、枕部和颈后淋巴结肿大,通常在皮疹前5~10天出现。在风疹感染者中,50%~80%的人会出现斑丘疹、红斑和常见的瘙痒性皮疹。皮疹通常持续1~3天,开始于面部和颈部,然后扩展到全身。关节症状(关节炎、关节痛)通常持续时间短,可发生在70%的成年女性风疹病人,但在男性和儿童中不太常见。

在风疹病例中感染后脑炎的发病率为约1/6 000,但偶有报道发病率高达1/500和1/1 600[1]。如风疹感染发生在刚刚妊娠前和妊娠早期,往往会导致流产、死胎或婴儿早期死亡,或称为先天性风疹综合征(CRS)的多器官先天性缺陷。CRS的患病风险与母亲症状的严重性无关。对CRS的监测将在另一章节讨论。

风疹疫苗(RCV)是减毒活疫苗,通常与麻疹疫苗,有时与流行性腮腺炎和水痘疫苗联合使用(MR、MMR、MMRV)。该疫苗在减轻疾病负担方面非常有效,并在几个西太平洋和欧洲国家以及美洲的所有国家消除了风疹和CRS。截至2017年,世界卫生组织的3个区域已有消除风疹的目标[2]。

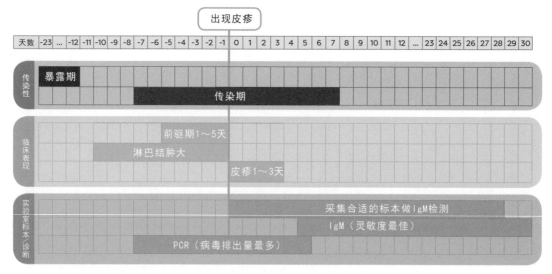

横条代表可能的天数范围,第0天为出现皮疹的日期。
对于实验室标本/诊断这一项,横条代表特定检测呈阳性的天数范围。

图1　风疹病毒感染的传染性、临床疾病及实验室结果时间表

**监测的理由和目标**

#### 全球或区域层面

风疹监测的关键全球目标是对到 2020 年世界卫生组织 6 个区域中的 5 个区域的消除风疹进展情况进行监测并为消除风疹提供依据。

#### 国家或地方层面

这些层面的风疹监测目标是：

➤ 发现并确诊病例，记录未引入风疹疫苗国家的风疹负担

➤ 发现并确诊病例，监视疫苗接种规划的影响，必要时实施额外的免疫接种策略

➤ 发现并确诊孕妇的风疹感染，帮助合适的转诊并记录妊娠结果

➤ 调查病例以确定与传播有关的传染源和传播因素

➤ 确定高危人群和地区

➤ 核实无地方性流行的风疹病例，为实现国家目标（如消除地方性流行的病毒）提供

依据。

➤ 基于风疹发病率，建立预期的人群 CRS 发病率模型

➤ 确定 CRS 婴儿，确保实施合适的感染控制措施来防止感染的进一步传播

---

**框 1　整合风疹与麻疹的监测**

**尽可能整合风疹与麻疹的监测**

两种疾病的临床表现相似，都有皮疹，而且都有区域性消除的目标。因此，两者都有类似的监测方法。根据当地疾病的流行病学和公共卫生优先顺序，实验室对疑似麻疹和疑似风疹病例进行平行（同时）检测或串行（先后）检测（in parallel or in series）。本章节专门讨论风疹监测，但许多细节也与麻疹监测有关。有关麻疹的更多信息，请参阅麻疹章节。

---

**框 2　CRS 监测与风疹监测的关系**

CRS 监测系统与临床风疹监测系统是分开的，因此在这些监测标准的不同章节分别进行论述。对风疹感染两种表现（获得性或先天性）的监测系统在病例定义、相关年龄组和病例发现地点方面存在很大差异。当孕妇被确诊风疹感染并需要追踪妊娠结局，包括评估新生儿是否患有 CRS 时，这两个监测系统是相互联系的。尽管方法不同，但对这两个监测系统的结果往往需要一起解释，因为这两个监测系统是针对同一病毒感染的特征，而且在公共卫生意义和免疫接种的影响方面相互联系。

---

 **推荐的监测类型**

#### 最低限度的监测

因为风疹监测应与麻疹监测整合，而且所有国家应开展麻疹的消除标准监测，所以世界卫生组织建议同时进行风疹的消除标准监测。风疹监测应

基于病例。监测应是一个系统,能及时发现、报告和调查疑似病例和暴发,将病例正确地归为确诊病例或排除病例,为采取措施提供依据,以降低发病率和死亡率,防止病毒的进一步传播[2]。应在全国范围内进行监测,包括所有卫生机构(私立机构和公立卫生机构),并建立零报告制度(报告无发现病例)。各国最初可通过麻疹检测阴性的血清来确定风疹病例。

### 与其他监测的联系

如前所述,风疹监测应与麻疹监测同时进行。此外,鉴于下文讨论的宽广的疑似病例侦查定义,引起皮疹的其他疾病,如登革热,也可纳入该监测系统。

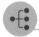 ## 病例定义和最终分类

### 病例检索的疑似病例定义

疑似风疹病例是表现为发热和斑丘疹(非水疱性)的患者,或者是卫生保健人员怀疑风疹的患者。当病人出现下列症状:发热、斑丘疹和颈部、枕下或耳后淋巴结肿大或关节痛/关节炎时,卫生保健人员应该怀疑风疹。

### 最终病例分类(图 2)

➤ 实验室确认风疹病例:专业实验室检测证实阳性的风疹疑似病例。专业实验室是指经过世界卫生组织认证或已建立公认的质量保证规划[如国际标准组织(ISO)或临床实验室改进修正案(CLIA)]认证的实验室[3]。

➤ 流行病学相关风疹病例:尚未经实验室确诊,但在地理和时间上相关,出现皮疹日期与实验室确诊病例或其他流行病学相关风疹病例相隔 12~23 天的风疹疑似病例。

➤ 临床相符病例:具有斑丘疹(非水疱性)、发热(如有测量体温)以及在关节炎/关节痛或淋巴结肿大中至少有一项的疑似病例,但未采取合适的临床标本,且在流行病学上与实验室确诊的风疹或其他传染病病例没有关联的病例。在发病率较低的情况下,绝大多数风疹病例应通过实验室检测或流行病学关联加以确诊。当该国处于或接近消除风疹时,临床相符病例是风疹的可能性很低。

➤ 非风疹排除病例:已被调查并作为疑似风疹的病例,当下述任何一项属实时,应作为非风疹(和非麻疹)而排除:

» 专业实验室对出现皮疹后适当时间段内采集的足量标本进行实验室检测,结果呈阴性(见图 1)

» 与实验室确诊的另一起非风疹传染病暴发存在流行病学关联

» 确诊为另一种病因,无论其是否符合流行病学关联的定义

» 不符合临床相符风疹病例的定义。

如果麻疹检测也呈阴性,这就是一个非麻疹非风疹的排除病例。

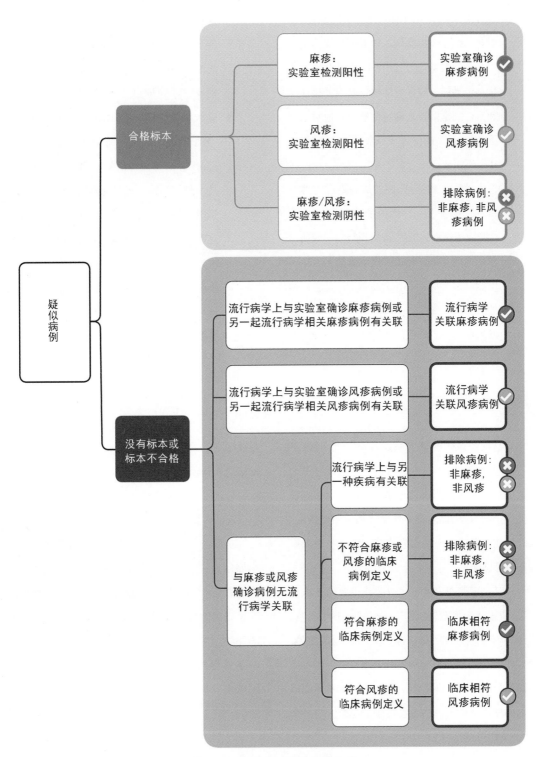

图 2　麻疹、风疹疑似病例的分类

### 其他定义

➤ 地方性风疹病例: 由地方性风疹病毒传播引起的确诊风疹病例。地方性传播是指在一个国家持续存在 12 个月及以上的风疹病毒传播链。应尽可能根据基因分型证据和流行病学调查来确定传播链。通常情况下，因为许多病例表现轻微，导致风疹的传播链不清晰。

➤ 输入性风疹病例: 归国的旅行者或游客在出现皮疹前 12~23 天的所有或部分时间内暴露于国外的风疹，并有流行病学或病毒学证据的支持。对于出现皮疹前 12~23 天中的一部分时间在国外的病例，应进行额外的调查以确定另一风疹病例的暴露可能发生在国外还是国内，以便确定传染源，以

及该病例是否为输入性。输入性病例根据病例感染的地点来定义，而不是根据病例的居住国或来源地。如有可能，应在流行病学调查中添加基因分型证据，尤其是新的亚型分型方法，以便更好地确定传播链。

➤ 输入相关风疹病例: 由输入病例引起并在当地获得感染，这些感染作为传播链的一部分，并获得流行病学或病毒学证据的支持。如果与输入相关的病例在一个国家内造成风疹传播持续 12 个月或更长时间，则这些病例将不再被视为与输入有关，而是地方性疾病。

➤ 不明来源风疹病例: 经全面调查后，可以确认与输入或地方性传播没有流行病学或病毒学联系的确诊病例。

## 病例调查

所有疑似风疹病例应在发现后 24 小时内报告，并在报告后 48 小时内进行调查。应该对每个病例进行个案调查，收集暴露潜在风险和在接触者之间传播的数据，以确定传播模式和阻断传播链。风疹的传染源是在出现皮疹前 12~23 天与患者接触的风疹感染者。

一旦个案调查表填写完成并获得实验室检测结果，应按确诊状态(实验室确诊、流行病学联系、临床相符、排除)和传染来源(输入性、输入相关、地方性、不详)对疑似病例进行分类。尽可能少地将病例归类为临床相符类型，因为有许多其他原因引起的皮疹可能与风疹感染相似。与麻疹的一个

重要区别是风疹病例的传染源很难确定，因为风疹的临床表现轻微。大部分风疹病例是亚临床的，因此需要进行更深入的调查，以尽量减少由不明传染源引起的传播链数量。

对孕妇作为疑似病例是否进行调查(或对孕妇作为接触者的评估)因国家而异。然而，应该对妊娠病例和妊娠接触者进行随访，直到妊娠结束以确定妊娠的结局，包括对新生儿进行 CRS 的评估。对于所有实验室确诊的妊娠期间风疹感染病例，患者姓名和其他相关信息应输入妊娠风疹登记系统。必须确保能获得咨询和医学随访。

## 标本采集

应采集每个疑似病例的标本,因为风疹的症状是非特异的。根据调查的时间安排,可以从疑似风疹病例采集几种不同类型的标本(表1)[3]。应在第一次接触病例时采集标本;不要等待理想的窗口,否则病例可能会失访。抗体检测的合格标本是指在出现皮疹后28天内采集的标本,且含血清量≥0.5mL;采集的全血量根据年龄而定。在有合适检测的某些地区,也可以使用口腔液标本或滤纸上的干血标本(≥3个完全渗透的圆圈)。

对所有病例至少应采集标本做抗体检测(除非这些病例与实验室确诊的或其他流行病学相关的病例在流行病学上有关联)。如果病例不是已知传播链的一部分,则在传播链早期采集5~10例病

**表1 诊断风疹(和麻疹)的标本类型**

| 标本类型 | 检测类型 | 需要采集的量 | 采集的时限 |
| --- | --- | --- | --- |
| 全血/血清(静脉穿刺) | 抗体检测*(风疹特异性IgM,双份血清显示IgG抗体血清学转化,恢复期血清IgG抗体比急性期有显著升高) | 血液:较大儿童和成人4~7mL;幼儿1mL;婴儿0.5mL | 出现皮疹后≤28天采集。采集的2份血清通常间隔10~20天。如果在第一份血清标本中未检出病毒特异性IgG,则采集2份血清标本之间的间隔可以更短 |
| 替代标本:干血斑(DBS)(全血) | 抗体检测*(风疹特异性IgM,双份标本显示IgG血清学转化或IgG显著升高) RT-PCR检测病毒RNA | 滤纸采集设备上至少3个完全渗透的圆圈 | 出现皮疹后≤28天采集 |
| 咽喉拭子(推荐)、鼻或鼻咽拭子或鼻咽抽出物** | 用细胞培养法分离病毒 用RT-PCR检测病毒RNA*** | 拭子或鼻咽抽出物 | 最好在出现皮疹后5天内采集标本,但也可在出现皮疹后14天内采集,以便进行病毒检测 |
| 口腔液 | 抗体检测*(风疹特异性IgM) 用RT-PCR检测病毒RNA | 用海绵采集设备沿牙龈擦拭1分钟以上,使采集设备完全湿润(约0.5mL龈沟液)。 | 最好在出现皮疹后5天内采集标本,但也可在出现皮疹后14天内采集,以便进行病毒检测 如果进行抗体检测,可在出现皮疹后28天采集标本 |
| 尿液 | 用细胞培养法分离病毒 用RT-PCR检测病毒RNA | 至少10mL(首选晨尿)。尿量越多,检出的机会越大。 | 最好在出现皮疹后5天内采集标本,但也可在出现皮疹后14天内采集,以便进行病毒检测 |

*抗体检测。合适的标本是指在出现皮疹后28天内采集的标本。然而,对出现皮疹后6~28天采集的标本,用EIA检测风疹IgM更为敏感。在下列情况下,对采集的第二份血清标本可能需要进行额外的检测:

- 未能使用RT-PCR检测病毒特异性RNA或检测结果不确定
- 第一份血清标本在出现皮疹后3天内采集,且麻疹IgM为阴性,或5天内采集的血清标本用EIA检测风疹IgM为阴性
- 早期血清标本的重复检测未能解决IgM不确定的结果

| 储存条件 | 优点 | 缺点 | 评论 |
|---|---|---|---|
| 全血在通过离心将血清从凝固的血液中分离出来之前,可在4~8℃(不要冷冻全血)保存24小时,或在20~25℃保存6小时。血清应储存在4~8℃,直到送到实验室,最好不超过7天 | » 采集和检测非常广泛,技术简单和标准化<br>» 有世界卫生组织推荐的保护相关指标 | » 出现皮疹后3天内检测敏感度较低 *<br>» 在消除风疹的地区,IgM阳性预测值很低 | 实验室应在收到标本后4天内报告IgM的结果 |
| 不需要冷链。在低湿度情况下储存前应让标本晾干 | » 不需要冷链<br>» 可降低运输成本<br>» 可从手指或足跟点刺处采集<br>» 可从同一份标本中检测病毒RNA和抗体 | » 如果未干燥/储存不当,敏感度会降低<br>» 增加实验室工作量<br>» 抽取过程无质量控制<br>» 现场采血不足<br>» RT-PCR敏感度较低 | 首选是采集血清,很难采集静脉血(如婴儿)、逆向冷链不能维持或加速航运不可能等情况下选用干血斑 |
| 4~8℃ | » 病毒分离方面优于口腔液<br>» 在最初3天内的确诊比血清检测更敏感 | » 需要冷链<br>» 最好需要在48小时内送达实验室 | 鼻咽和口腔液标本可以在FTA®卡上保持稳定,以便在环境温度下运输。在这种情况下,不可能进行抗体检测,但可以通过RT-PCR检测病毒RNA |
| 如果环境温度低于22℃并能在24小时内送到实验室,则不需要冷链。在较高温度下,口腔液标本应保持在4~8℃,直到标本用冰袋运送 | » 侵入性比采血小<br>» 不需要冷链<br>» 可降低运输成本<br>» 可用同一份标本进行病毒检测和抗体检测 | » 如早期采集标本,检测抗体的敏感度比血清检测稍低<br>» 不适合做病毒分离(细胞培养)<br>» 尚未建立外部质量控制规划<br>» 有少量的已验证的检测口腔液的EIA检测试剂盒<br>» 如果储存在室温下,需要在采集后24小时内将标本运送到实验室。 | 鼻咽和口腔液标本都可以在FTA®卡上保持稳定,以便在环境温度下运输。在这种情况下,不可能进行抗体检测,但可以通过RT-PCR检测病毒RNA |
| 可以在4~8℃下储存,直到尿液离心分离。在离心之前,不应冷冻初始尿液标本 | | » 通常难以采集、运输和处理<br>» 比咽喉拭子敏感度低<br>» 可能含有抑制RT-PCR的物质 | |

** 正确采集用于检测IgM的血清标本仍被一些实验室认为是唯一排除风疹的合适标本。上呼吸道RT-PCR检测阴性不能排除风疹,因为标本的采集时间和质量至关重要。然而,一些国家由于难以从婴儿身上采取血液,因而仅采集其上呼吸道标本。在风疹流行率非常低的一些国家,这些标本可能占标本总数的大部分。

*** 病毒检测(通过细胞培养或RT-PCR)。由于早期采集标本时更容易分离出病毒(且RNA检测率较高),因此在实验室通过抗体检测确诊疑似病例之前,不应延迟标本的采集以做病毒检测。用于抗体和病毒检测的标本应在第一次接触疑似病例时采集。

例标本用于病毒分离（基因分型），如果传播继续存在，则此后每两个月采集标本一次。通过结合实验室检测和流行病学关联进行病例确诊，并采取可持续方式使实验室资源最大化。特别是在地方性流行的地区，在确定暴发期间以及在标本采集或运输极为困难的时间和地点，如灾害期间和偏远地区，在病例调查和常规病例核实期间应优先考虑流行病学的联系。

在接近或已被证实疾病消除的国家，应尽量在合适的时间采集每个病例的血清标本和病毒分离标本（咽喉、鼻腔或鼻咽拭子；口腔液、尿液或鼻咽抽出物）。

用于风疹检测所采集的标本与用于麻疹检测的标本相同，主要是用于血清学检测的血清标本；用于病毒检测和分离的鼻/口咽或咽喉拭子，以及口腔液、尿液或鼻咽吸出液。

风疹和麻疹的标本采集有以下几个方面的不同：

➤ 用于检测 IgM 的随访血清标本应在出现皮疹后 5 天以上进行风疹 IgM 的再检测（与麻疹的出疹后 3 天以上不同）。第一次接触病例时仍应采集标本。

➤ 尿液标本已成功用于麻疹和风疹病毒的检测和分离，但与用于风疹的咽喉拭子相比，尿液被认为是一种较不敏感的标本。

➤ 可以从疑似风疹的脑炎患者中采集脑脊液标本进行检测。

**储存和运输**

风疹标本的运输和储存要求与麻疹标本相同。

➤ **全血/血清**　通过静脉穿刺，用无菌普通采样管或无添加剂的凝胶分离管采集全血。在通过离心将血清与凝固的血液分离前，全血可在 4~8℃（不要冷冻全血）保存 24 小时，或在 20~25℃保存 6 小时。超过这个时间段，必须将全血运送到有配备分离血清设施的机构处理以避免溶血。

血清应保存在 4~8℃直到运送，但最好不应在 4~8℃下放置 7 天以上。对于较长的时期，如运输或检测预计会延迟时，血清标本必须在 −20℃或更低温度下冷冻，并在充分隔热的容器中用冷冻冰袋运送到检测实验室。避免反复冻融，因为这将会对 IgM 抗体的完整性产生不利影响。应在冷冻前将重要血清标本等分成小份。一般来说，血清标本应尽快运送到实验室，不应以采集其他标本为由而延误运送。

如果不能进行静脉穿刺，或者没有冷链或经济的方法来运送血清标本，则可以在滤纸上晾干血液（干血斑，或 DBS）。虽然可以采集静脉血做干血斑，但通常干血斑是用毛细血管血来制备。用无菌的小刀，最好是一次性小刀，穿刺手指或足跟来采集血液。让滤纸上的血样完全晾干。用蜡纸包住每张纸片，并将其放入带干燥剂的密封塑料袋中。干血斑应在 4℃储存，直到将其运送到实验室。如果标本在 3 天内能送到实验室，则可以在环境温度达 42℃的条件下运输干血斑。

➤ **口腔液**　合适的口腔液标本是通过沿牙根和牙龈轻轻擦拭至少 1 分钟来采集，并可使用海绵吸收大约 0.5mL 的龈沟液。如果日间环境温度低于 22℃，则应在 24 小时内将标本运到实验室。在较高温度下，口腔液标本应保持在 4~8℃，直到可用冰袋将其送到实验室。口腔液标本不应被视为有生物危害性，可以在没有特殊文件的情况下从采集地点送到实验室。

➤ **鼻咽拭子、鼻拭子或口咽拭子** 对于疑似病例，口咽（咽喉）拭子是病毒检测和病毒分离所推荐的标本。鼻咽拭子可作为病毒分离和检测的理想标本，但采集比较困难。鼻咽吸出物和鼻拭子是成功用于检测风疹病毒的另一途径。应该仅使用带塑料柄的合成纤维拭子作为采样之用。不要使用海藻酸钙拭子或木柄拭子，因为它们可能含有灭活病毒和／或抑制 PCR 检测的物质。

咽拭子采样时可通过避开舌头，擦拭咽后壁来采集标本。鼻咽拭子有一个具有弹性的柄。将患者头部向后倾斜，将拭子与上颚平行并插入鼻孔，拭子应该接触黏膜表面。将标本放入含有 2~3mL 病毒转运培养基（VTM）或磷酸盐缓冲液（PBS）的无菌管中。防止拭子变干很重要。咽喉拭子和鼻咽拭子可在 2~8℃冷藏 48 小时，并采用冰／冷冻的冰袋运输标本。如果不能在这段时间内安排运输，最好将标本保存在 –70℃。在 –70℃下冷冻后，再用干冰运输标本。避免反复冻融标本。如果不能在 –70℃下储存，则在 –20℃下储存标本，虽然病毒活性会丧失，但病毒 RNA 的完整性仍将保持，

并可通过 RT–PCR 检出。

➤ **尿液** 尿液收集后放在合适的无菌、防漏容器中。在尿液离心前，尿液标本应在 4~8℃储存。在离心前不要冷冻初始尿液标本。整个尿液标本可在 4℃的密封容器中运输，但推荐在尿液收集后 24 小时内离心。尿液最好在 4℃，以 500×g（约 1 500 转 /min）离心 5~10 分钟，并去除上清液。将无菌病毒转运培养基、组织培养基或磷酸盐缓冲液加入到沉淀物中，使最终容积达到 2mL。如果未见颗粒，则移除其他物质，只留下离心管底部的 1mL 液体，并将其与等量病毒转运培养基混合。将处理后的尿液标本在 4℃储存，并在 48 小时内运送。此外，尿液标本可以在病毒运送培养基中 –70℃冷冻，然后用干冰运送。如果不能在 –70℃下储存，标本可以在 –20℃下储存，虽然病毒活性将丧失，但病毒 RNA 的完整性仍被保持，并可通过 RT–PCR 检出。

无论采集的标本类型如何，所有标本都应在采集后 5 天内送到实验室，但上述口腔液标本除外。

 **实验室检测**

**确诊方法**

可根据以下检测结果对风疹病例进行实验室确诊：

➤ 通过酶免疫法（EIA）检出风疹 IgM 抗体，这是金标准。应在标本到达实验室后 4 天内报告 IgM 结果（图 3b/3c）。

➤ 急性期或恢复期血清的 IgG 抗体滴度有诊

断意义的显著变化，或有血清转化的证据（IgG 阴性转为 IgG 阳性）。

➤ RT–PCR 阳性结果或进行细胞培养分离病毒（图 3a）。

**基因型检测**

风疹基因型检测有助于确定由病例所致的传

播链。建议至少 80% 实验室确诊的传播链要做基因型确定。推荐使用分子生物学分型,因为这种分型可以为跟踪已消除风疹国家的风疹流行病学提供有用的信息,并提供风疹病毒在全球传播的监测数据。通过对从新病例患者获得的病毒序列与其他病毒序列进行比较,可以追踪特定病毒类型的起源。

基因分型标本的检测结果应在标本送到实验室后 2 个月内报告。

### 特殊的实验室考虑

➤ 发病后应尽早采集血清。然而,高达 50% 风疹病例在出现皮疹当天采集的血清标本中,用 EIA 未能检出风疹特异性 IgM,如果在出现皮疹后 ≤5 天采集的标本,则有一定比例的病例为阴性。对于出现皮疹后 5 天或之前采集的标本风疹 IgM 阴性结果,应该在出现皮疹后 5 天之后再次采集标本进行血清学检测。这对于孕妇和已消除风疹国家的病例极其重要。

➤ 一旦接种疫苗,尤其是成人,IgM 抗体可在疫苗接种后持续 6 个月。在解释最近疫苗受种者 IgM 阳性结果时应小心[4]。

➤ 血清风疹 IgM 检测假阳性可能由类风湿因子(提示风湿性疾病)、IgM 交叉反应或其他病毒感染所造成[5]。

➤ 在出现皮疹后 3~5 周 IgG 达到峰值,因此双份血清的采集时间对显示血清转换非常重要。在发病日期后没有任何暴露或接种疫苗以及无母体抗体(约 9 月龄时)的疑

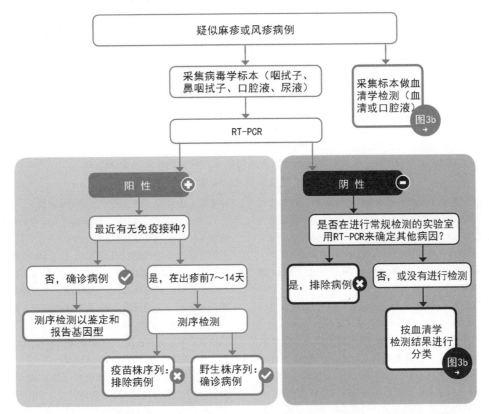

图 3a　在消除或接近消除疾病的国家对疑似麻疹或风疹病例的实验室检测,第一部分

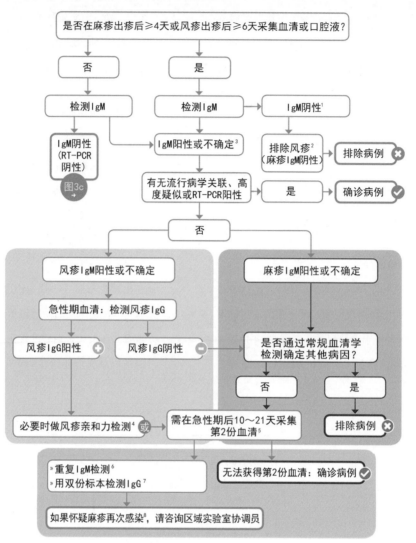

图 3b　在消除或接近消除疾病的国家对疑似麻疹或风疹病例的
实验室检测（在最佳时间段内采集标本），第二部分

[1] 麻疹再感染病例可出现 IgM 阴性结果。如果怀疑麻疹再次感染，请咨询区域实验室协调员。再感染病例可通过 RT-PCR、IgG 滴度升高或蚀斑减少中和试验检出高滴度的麻疹中和抗体（≥40 000 mIU/mL）来确认。

[2] 应根据可获得的资源和区域监测建议进行平行（同时）检测或串行（先后）检测。

[3] 如果重复试验后获得 IgM 结果不确定，可在认可的实验室用验证的方法获得 IgM 可疑或阳性的结果。

[4] 风疹的 IgG 阳性结果和 IgM 可疑结果与原发性风疹不一致。如果急性期血清 IgM 阳性，则可能需要进行风疹亲和力试验或对双份标本进行 IgG 滴度测定来解决这个问题。低亲和力与最近的原发性风疹感染有关；高亲和力与过去感染、疫苗接种或再感染有关。

[5] 如果急性期血清 IgG 阴性，则在出现皮疹后 ≥10 天采集第二份血清，检测结果未显示血清转换。

[6] 在大多数情况下，从急性期血清 IgM 可疑到第二份血清 IgM 阳性就可以对疑似病例进行确诊。然而，认为可能有必要对 IgG 滴度进行评估以支持 IgM 结果。

[7] 如果可以进行检测（采用半定量 EIA），可以对按适当时间采集的双份标本同时检测 IgG。如出现血清学转换或有诊断意义的滴度上升，可以确诊病例。如没有出现血清学转化（双份 IgG 阴性），可以排除病例。注：对未检出有诊断意义的滴度上升，必须谨慎解释，因为显示滴度上升的理想时间点可能因个体而异。

[8] 典型的现象是麻疹再感染病例的 IgG 滴度迅速上升，而且急性期血清的滴度非常高。

建议咨询区域实验室协调员，以确定额外的检测是否有必要及其可行性

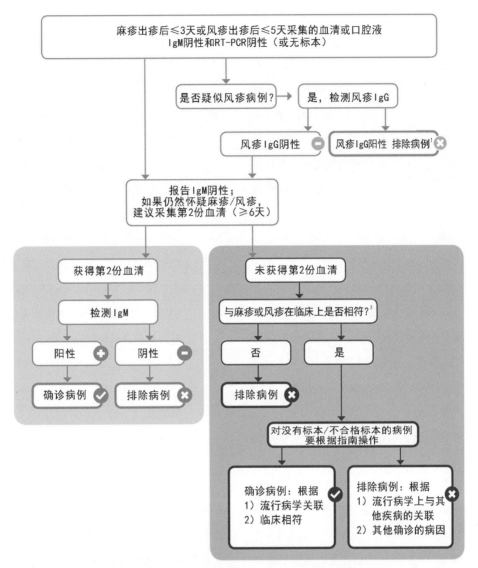

图 3c　在消除或接近消除疾病的国家对疑似麻疹或风疹病例的实验室检测,第三部分
[1]风疹 IgM 阴性而风疹 IgG 阳性的病例与急性感染的情况不一致。
[2]必要时进行专家评审

似病例中,IgG 很有价值,如 IgG 阳性就可以确诊病例。

➤ 不能因为标本 RT-PCR 阴性而排除疑似病例。

➤ 如亲和力检测发现野生型风疹病毒,则可解决疑似病例血清学评价中的不确定性。

低亲和力与最近原发性风疹感染有关;高亲和力与过去感染、疫苗接种或再感染有关。

➤ 麻疹实验室检测　实验室可以根据当地流行病学和现有资源,使用不同的检测方案对疑似麻疹或风疹病例的标本进行检测。在可能的情况下，最好将麻疹检测与风疹检测结合起来。如果资源充足或两种疾病的流行率相似，则对麻疹和风疹进行平行检测，即对所有标本同时进行两种疾病的检测。如果资源有限或麻疹疾病负担很重，则进行串行检测（先后检测），即先进行麻疹检测，然后再对麻疹检测阴性的标本进行风疹检测。如果风疹的疾病负担比麻疹重，则先进行风疹检测，然后对风疹检测阴性的标本进行麻疹检测。

➤ 其他发热性皮疹疾病的实验室检测　在使用发热–皮疹病例定义且其他发热–皮疹疾病（如登革热、寨卡病毒病和基孔肯雅热）负担较高的国家，可将其他的检测纳入麻疹–风疹检测方案中。在确定合适的方案时，要权衡疾病负担和延迟诊断的风险。

➤ 在消除疾病地区的实验室检测　在消除疾病的地区，要严格评价 IgM 阳性和阴性的检测结果。随着风疹流行率的降低，IgM 检测的阳性预测值降低，假阳性的可能性增加。流行病学数据可以加强支持或反对 IgM 阳性结果代表真实病例的证据。如果检测风疹呈阴性的第一份标本是在皮疹出现后 5 天内采集，则需要采集第二份标本，以确保该标本为真正的阴性。图 3a、3b 和 3c 显示，当一个国家处于消除或接近消除疾病时，对疑似麻疹和

风疹病例进行实验室检测的过程。在考虑所有实验室和流行病学数据后，应该对低发病率地区的疑似病例进行评估和分类。

➤ 实验室网络　世界卫生组织协调全球麻疹和风疹实验室网络（GMRLN），该网络由国家和次国家层面的 700 多个实验室组成，这些实验室符合严格的标准，并能提供准确的结果[6]。区域和全球参考实验室可以向那些在本国实验室无法开展这项工作的国家提供专门检测（如亲和力检测）和用分子生物学技术做病毒分离。确保标本在世界卫生组织认可的专业实验室，或 GMRLN 的国家实验室提供质量保证支持的实验室进行检测。如果这样也不可行，则可使用具有公认质量保证规划（如 ISO 15189 或 ISO 17025 认证或 CLIA 认证）的实验室。

**孕妇的实验室检查**

对于接触风疹的孕妇，医疗的处理和决策可能取决于实验室数据的收集和解释。图 4 为推荐的实验室检测方案[7]。

如果在没有病史或风疹样疾病接触史的孕妇检测到风疹 IgM，应特别小心。虽然不建议，但可作为产前检查的一部分，对许多没有已知风疹接触史的孕妇应检测风疹 IgM。如果没有暴露于风疹或暴露风险低的人，风疹检测结果为 IgM 阳性，则应进行额外的实验室评测（见图 4）。

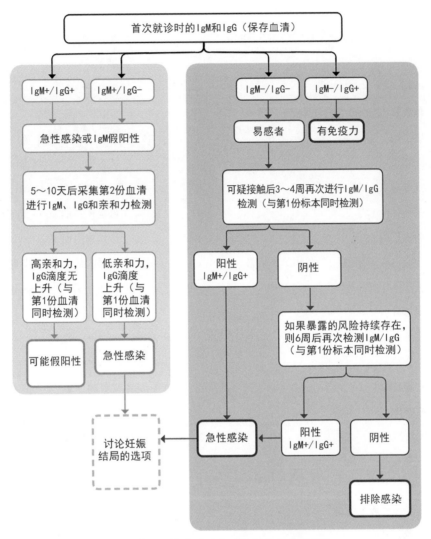

图 4　对已知暴露于风疹的孕妇的血清学评价

## 数据收集、报告和使用

　　由于建议将麻疹和风疹监测结合起来，因此通常应在这两种疾病的病例调查表、数据库和数据报告等方面同时开展工作。以下是两种疾病的一般数据元素列表，如是风疹特定数据用 * 表示。

**推荐的数据元素**

➤ 人口统计学信息

» 姓名（在某些情况下，如果涉及隐私，可以省略姓名，只用唯一身份识别码）

» 唯一病例识别码

» 住址（省,市,区）

- 感染地点（如果知道的话，至少要到第三级行政层面）
  - 出生日期（如果没有出生日期，可以用年龄）
  - 性别
  - 种族和/或民族（如果适合于国情）
  - 出生国
- 报告来源
  - 报告地点（如县或区）
  - 报告日期
  - 调查日期
  - 怀疑麻疹（或风疹）的临床医师姓名
- 临床资料
  - 出疹日期
  - 症状
    - 发热
    - 斑丘疹
    - 咳嗽
    - 结膜炎
    - 鼻炎
    - 淋巴结肿大 *
    - 关节痛或关节炎 *
  - 严重并发症
    - 肺炎
    - 持续性腹泻
    - 脑炎
    - 血小板减少 *
    - 其他
  - 住院信息
    - 有无出现皮疹前 23 天的住院史？
    - 住院日期
    - 因目前的发热 – 皮疹诊断而住院？
  - 结局（患者存活或死亡）

- 死亡日期
- 育龄妇女
  - 妊娠次数（如果有妊娠，则包括本次妊娠）*
  - 妊娠状况 *
    - 发病时妊娠周数 *
    - 获得风疹血清学免疫的先前证据或日期，或两者都有 *
    - 以前妊娠的次数和日期以及这些妊娠所在的地点（第二级行政层面或国家层面）*
    - 如果有的话，妊娠结局（正常婴儿、终止妊娠、患有先天性风疹综合征的婴儿等）*
- 实验室方法和结果
  - 采集的标本类型
  - 标本采集的日期
  - 标本送往实验室的日期
  - 实验室收到标本的日期
  - 实验室报告结果的日期
  - 实验室检测结果（血清学、病毒检测、基因型）
- 疫苗接种状态
  - 含麻疹疫苗的接种剂次数
    - 疫苗所有剂次的接种日期（如果有接种卡）
  - 含风疹疫苗的接种剂次数 *
    - 疫苗所有剂次的接种日期（如果有接种卡）
- 接触者追踪
  - 出现症状前 7~23 天接触该病例的人（病例的传染源）。确定这些人中有无出现伴有发热的皮疹疾病。

» 出现皮疹前后 7 天内接触该病例的人（可能被该病例传染的人）。

➤ 流行病学资料

» 传播地点（在家庭、卫生机构、日托机构、学校、工作场所等获得的感染）

» 有无注册入学？

• 如果有注册，学校名称

» 在出现症状前 7~23 天有到医疗机构就诊吗？

• 如果有，医疗机构的名称

» 过去 7~23 天的旅行史？

» 与暴发的关系（病例是暴发的一部分还是散发？）

➤ 分类

» 最终病例分类（实验室确诊、流行病学关联、临床相符、排除病例）

» 来源（输入、输入相关、不详、地方性）

注：7~23 天时间段是用于包括麻疹和风疹两种疾病的暴露期。

**报告要求和建议**

无论最终疾病分类如何，从地方到国家层面应该对所有疑似病例进行病例数据的报告和分析，以便进行全面的流行病学分析。定期向上级卫生部门报告风疹病例，至少每月 1 次，最好每周 1 次。报告应包括零报告（在指定的报告时间段内，即使没有发现可疑病例也要零报告）。

风疹疑似病例（实验室确诊、流行病学相关、临床相符和排除病例）应通过驻在国办事处和地区办事处向世界卫生组织上报，至少每月 1 次，包括零报告。世界卫生组织每个会员国每年使用联合报告表（JRF）报告风疹。目前《国际卫生条例》（2005 年）不要求报告风疹。

**推荐的数据分析**

➤ 按年龄、性别、发病日期（最低要求为月和年，在暴发情况下按周）和地区的疑似和确诊病例数

➤ 按 12 个月和地区的发病率（/100 万人口），由于发病的季节性，不适合计算短时间内的发病率。

➤ 按年龄、性别和地区的发病率

➤ 按年龄组和免疫状况的确诊病例的比例。建议的年龄组为 <6 月龄、6~8 月龄、9~11 月龄、1~4 岁、5~9 岁、10~14 岁、15~19 岁、20~24 岁、25~29 岁、30~44 岁、≥45 岁，但应根据疾病的流行病学特征、免疫程序和免疫规划史划分年龄组。

➤ 按年份和地区的确诊病例和排除病例中风疹疫苗的接种状态

➤ 按基因型 / 命名的病毒株显示病例随时间变化的流行病学曲线

➤ 按最终分类和感染来源划分的病例的比例

➤ 病例分布地图

➤ 按年龄分层的并发症和死亡比例

➤ 按暴露的不同妊娠期的孕妇病例数和比例

➤ 地方性和输入性病毒基因型和谱系特征的数据总结

关于计算风疹病例的注意事项：风疹确诊病例总数是实验室确诊病例、流行病学相关病例和临床相符病例的总和。然而，当疾病发病率很低，或一个国家已达到或接近消除风疹时，临床相符病例定义的阳性预测值就会很低，其中大多数病例可能不是风疹。因此，在消除和接近消除疾病的地区，总病例数是实验室确诊病例和流

行病学相关病例的总和,而临床相符病例数则另外提供。输入性病例应包括在国家的总病例数中,除非来源国将病例作为其病例数的一部分。输入性病例应包括在分析中,但可以单独分析。

**将数据用于决策**

➤ 确定病例和暴发,采取适当措施防止疾病进一步传播。

➤ 确定感染的危险因素和易感人群,以指导疫苗接种工作。

➤ 回顾流行病学情况(特别是年龄分布)以及 CRS 流行病学特征,以观察是否应该考虑改变疫苗接种策略。如果免疫空白不能

通过强化免疫接种来填补,则风疹感染的年龄转移到较大儿童和成人可能预示 CRS 问题迫在眉睫。

➤ 确定孕妇暴露的程度,以及受影响人群中可能出现不良妊娠结局的风险和程度。

➤ 确定传播模式的特征和阻断传播方法的有效性(如院内传播)。

➤ 验证消除疾病和消除疾病的可持续性。

➤ 因为 20%~50% 的风疹病例是亚临床型,风疹监测数据的分析应以 CRS 监测数据作为补充,以便对该国风疹流行病学有更深入的了解。

 **监测绩效指标**

风疹监测应在国家和次国家 / 地方各个层面进行定期评估,并经常在国家和区域验证委员会的决策中发挥重要作用。随着国家接近、达到和维持消除风疹的目标,建议各国每年对其国家的风疹监测系统进行审查。世界卫生组织制定了评估风疹

(和麻疹)监测的标准(见表 2)。此外,应在综合性疫苗可预防疾病监测审查范围内对风疹监测进行审查,应至少每 5 年开展一次。

表 2 列出了可以评估风疹监测系统的指标,以帮助确定问题并做出改进。

表 2　风疹(和麻疹)监测绩效指标

| 监测属性 | 指标 | 目标 | 计算方法（分子 / 分母） | 评价 |
|---|---|---|---|---|
| 报告及时性 | 即使没有病例,指定的单位及时向国家层面报告的百分比 | ≥80% | 在截止日期前报告的国家监测机构数 / 该国应报告机构数 × 100 | 各级机构应在规定日期当天或之前收到报告 |
| 报告及时性（世界卫生组织地区） | 即使没有病例,按时向世界卫生组织办事处报告的国家的百分比 | 100% | 在截止日期前该地区向世界卫生组织报告的国家数 / 该地区的国家数 × 100 | 各级机构应在规定日期当天或之前收到报告 |

续表

| 监测属性 | 指标 | 目标 | 计算方法<br>（分子／分母） | 评价 |
|---|---|---|---|---|
| 调查的及时性和完整性 | 在上报后48小时内开始进行全面调查的所有疑似麻疹和风疹病例的百分比 | ≥80% | 在上报后48小时内开始进行全面调查的疑似麻疹或风疹病例数／疑似麻疹和风疹病例数 ×100 | 注1：全面调查包括对每个疑似麻疹或风疹病例收集以下所有数据元素：姓名或身份识别码、住址、感染地点（至少到区级）、年龄（或出生日期）、性别、出疹日期、标本采集日期、麻疹－风疹疫苗接种状况、所有麻疹－风疹疫苗或麻疹－流行性腮腺炎－风疹疫苗接种日期、报告日期、调查日期和旅行史<br>注2：对证实有流行病学关联的病例，可能不需要采集某些数据（如标本采集日期） |
| 敏感性 | 在国家层面非麻疹非风疹排除病例的报告率 | ≥2/100 000/每12个月 | 对（a）在专业实验室进行实验室检测，或（b）12个月内流行病学上与经实验室确诊的既不是麻疹也不是风疹的其他传染病暴发有关联的疑似病例进行调查并作为非麻疹和非风疹病例排除的病例数／全国人口数 ×100 000 | |
| 传染来源分类 | 传染来源被归类为地方性、输入性或输入相关的确诊病例的百分比。 | ≥80% | 将传染来源归类为地方性、输入性或输入相关的确诊病例数／已确诊病例总数 ×100 | 传染来源不明的病例应保持在最低限度，但即使经过全面的现场调查，仍会继续出现这些病例。这一目标在大规模暴发时可能无法实现 |
| 代表性 | 次国家行政区（省级或同等行政区层面）每年每10万人报告至少2例被排除的非麻疹非风疹病例的比例 | ≥80% | 达到每10万人口中≥2例被排除的次国家行政区数／次国家行政区数 ×100 | 注1：如果某行政区人口少于10万，应该对该行政区超过1年的数据进行合并来计算，以达到超过10万的观察人年，或与相邻行政区合并以达到上述计算的目的<br>注2：行政区应包括本辖区内所有上报的病例，包括输入性病例和与输入相关病例，以及在相邻行政区居住但在本辖区报告的病例 |

| 监测属性 | 指标 | 目标 | 计算方法<br>（分子/分母） | 评价 |
|---|---|---|---|---|
| 标本采集和检测合格率 | 对疑似病例采集合格标本并在专业实验室进行急性麻疹或风疹感染检测的百分比 | ≥80% | 在专业实验室对合格标本进行检测的疑似病例数/疑似病例数×100。疑似病例为未经实验室检测的疑似麻疹或风疹病例，且（a）通过流行病学关联确诊为麻疹或风疹，或（b）在流行病学上与另一种实验室确诊的传染病病例有关联而作为非麻疹和非风疹而被排除的病例 | 注1：合格标本是指：静脉穿刺获得的血样放在无菌管内，年长儿童和成人至少为1mL，婴幼儿0.5mL；干血标本，在滤纸采集设备上至少有3个完全填充的圆圈；用海绵采集设备采集口腔液，将采集设备沿牙龈擦拭1分钟以上以确保该设备完全浸湿；正确采集的上呼吸道标本用于RT-PCR检测。检测抗体的合格标本是指在出现皮疹后28天内采集的标本，而对于RT-PCR检测，则是在出现皮疹后5天内采集的标本<br>注2：专业实验室是指通过世界卫生组织认证或已建立公认的质量保证规划［如国际标准组织（ISO）或临床实验室改进修正案（CLIA）认证］的实验室 |
| 病毒检测 | 在实验室确诊的暴发中，采集用于检测风疹病毒的合适标本并在认证实验室进行检测的百分比 | ≥80% | 已运送合适标本用于病毒检测的疾病暴发数/发现的疾病暴发数×100 | 如有可能，在传播链早期应至少从5~10个病例采集标本，如果传播继续，则之后每2~3个月采集一次。对于病毒检测，合适的标本是在出现皮疹后14天内采集的标本 |
| 标本运送的及时性 | 标本采集后5天内实验室收到标本的百分比 | ≥80% | 标本采集后5天内实验室收到的标本数/总标本数×100 | 该指标仅适用于公共实验室 |
| 实验室结果报告的及时性 | 收到标本后4天内实验室向国家公共卫生机构报告IgM检测结果的百分比 | ≥80% | 接到标本后4天内报告的IgM检测结果数/实验室收到的标本数×100 | 该指标仅适用于公共实验室 |

## 临床病例处理

风疹通常是一种轻度的自限性疾病,不需要特殊治疗。风疹患者出现皮疹后,应采取接触隔离预防措施,持续 7 天。应特别强调防止与孕妇的接触。CRS 病例的处理方式有所不同,可见 CRS 监测章节中的内容。

## 接触者追踪和管理

尽一切努力进行病例调查,确定所有疑似病例的接触者。对在风疹感染期(出现皮疹前 7 天到出现皮疹后 7 天之间)接触过病人的人员应进行定位和面谈,以确定其过去的接触情况和疫苗接种情况。

值得注意的是,CRS 病人本身可以传播风疹病毒。CRS 病人的接触者与获得性风疹感染的接触者不同,因为 CRS 病人可能在出生后 12 个月内排出风疹病毒。然而,CRS 病例的暴露是通过与病人接触(触摸)造成的,而风疹疾病的暴露是通过空气传播的。因此,还应询问病人有无接触过潜在的 CRS 病人。

由于风疹具有传染性,接触者追踪对于确定风疹病例的传染来源(地方性、输入性、输入相关性)以及确定该病例随后可能感染的人群至关重要。从出现皮疹前 7 天至出现皮疹后 7 天内接触风疹病人(或接触确诊的 CRS 病例)的任何人都已暴露并可能受到感染,因此公共卫生当局应在最后一次接触确诊病例后对其持续监测 23 天。获得性风疹的接触是指在病人传染期的任何时间段内与病人处于相同的空间,通常是在一个封闭的区域(例如,住在同一个家庭或在同一个房间、学校、卫生机构候诊室、办公室或交通工具内)。接触者追踪对学校尤其重要,因为在学校接触强度高和存在未免疫的儿童。在医疗机构,由于存在脆弱的易感人群(如年幼、免疫功能缺陷和有基础疾病的患者)以及住院的 CRS 病例,导致感染风险升高,故风疹也可以扩散。

应确定每个女性接触者的妊娠状态,以便进行适当的随访。对孕妇接触者应进行风疹检测,以排除感染并确认具有血清保护作用。对有感染证据的孕妇接触者,应该在整个妊娠期间进行随访。目前,有限的证据表明暴露后预防是有效的。即使有高滴度的抗风疹免疫球蛋白,通常也不建议在暴露后常规使用免疫球蛋白来预防风疹。对于没有证据显示对风疹有免疫力的非孕妇接触者,在暴露后 48 小时内可进行免疫接种。

## 暴发情况下的监测、调查和应对

### 暴发的定义

在消除疾病的地区,对实验室确诊的单个病例应进行积极的公共卫生调查和应对。暴发的定义为出现 2 个或 2 个以上在时间上有关联(出疹日期相隔 12~23 天),并在流行病学或病毒学上有关联的实验室确诊病例。

**暴发期间监测的变化**

➤ 加强监测 在暴发期间,应加强常规被动监测(例如,增强临床医生和实验室的报告意识)。应建立主动监测,包括对定期访视发现和卫生机构(公共和私立以及其他机构)记录审查发现的病例进行实验室确诊。调查还应包括努力进行回顾性查找首例报告病例之前的任何病例,以帮助确定暴发开始的时间和情况,并更好地进行全面评估。为应对实验室确诊病例或暴发,对暴发邻近的村庄、地区和可能的省份进行加强监测,以发现和减少暴发的传播。如果病例数很多,可以使用一览表来收集关键的数据元素。

➤ 提高报告的频率 在暴发期间,在初次报告后应每周至少报告1次。如果病例数多,虽然在暴发期间不能及时报告基于病例的数据,但仍应收集基于病例的数据,并在可行时尽快将其输入数据库。卫生工作者应该对风疹暴发保持警惕,并应知晓向哪里报告疑似病例。应在暴发期间和最后一例实验室确诊或与流行病学关联病例发病后至少2个潜伏期继续进行每周报告,包括在没有病例情况下的零报告。风疹暴发应通过驻在国和区域办事处向世界卫生组织报告。

➤ 实验室检测的变化 在暴发期间,应该对特定地区(或同等层面的行政区)的最初5~10例病例进行实验室确诊。除采集标本做抗体检测外,实验室确诊还应包括获取标本做病毒特征的鉴定,以确定相关的毒株及其潜在的来源(地方性与输入性)。一旦暴发得到确认,可根据与实验室确诊病例的流行病学关联对随后的病例进行

初步确诊。然而,应该对孕妇中的所有疑似病例寻求实验室确诊。如果在最初受影响地区之外的地方报告了疑似病例,而且该病例与最初暴发没有明确的流行病学联系,则应检测这些其他地区的最初5~10例疑似病例,以确诊病因。如果继续发生暴发,还应再检测5~10例疑似病例,每2个月1次。在实验室确诊最初的风疹病例后,应该重点开展流行病学调查,通过与确诊病例的流行病学关联来确诊新病例。应该对每一起暴发采集标本进行基因分型。

➤ CRS监测 在妇产医院、儿科医院、新生儿重症监护室以及治疗心脏病、听力或眼睛疾病婴儿的专家中,建立或加强主动的CRS监测。应优先考虑发生暴发地区所在的医院。建立妊娠登记簿以记录所有妊娠结局。这些结果可包括流产(自然性和治疗性)、胎儿死亡、CRS病例和先天性风疹感染的婴儿。由于2岁以下CRS患儿的死亡率会较高,因此CRS监测应在最后一例风疹病例后持续1~2年。

虽然非常罕见,但已知有麻疹和风疹同时暴发的情况。在这种情况下,根据国家指南进行全面的流行病学调查和实验室检测是很重要的。正确的调查可确保采取合适的应对措施,包括病例处理、应急疫苗接种和感染控制实践。

**公共卫生应对**

对已确诊的风疹暴发,特别是在已引入疫苗的地方,需要进行暴发的应急免疫接种。应急疫苗接种的程度取决于流行病学情况。对于散发病例和在有限地理区域(同一村庄)或低风险地区10例以下的小规模暴发,可以在暴发的邻近区域(涉及

的村庄和周围村庄)对接触者(孕妇除外)进行选择性免疫接种。对已知没有风疹免疫力的卫生人员也应进行疫苗接种,并应加强常规的免疫接种服务。对于大规模暴发或当风险评估表明大片区域处于高危状态时,应考虑对这片区域采取非选择性方法,根据疾病流行病学和人群免疫情况确定目标年龄组。

通过确保卫生工作者(包括公共卫生人员、实验室工作人员、医学生和护理专业学生)的免疫力,努力减少医疗机构内的传播,特别要强调减少对孕妇的传播。在医疗机构应实施感染控制措施(隔离病例至出现皮疹后 7 天)。

 ## CRS 监测的特殊考虑

随着风疹控制朝着消除疾病的方向发展,监测系统的敏感性和特异性也应相应提高。如果资源允许,可定期开展血清流行率调查来补充监测数据,以确定免疫空白人群。这些调查可包括对到产前诊所就诊的妇女采集标本。监测年龄别和不同性别血清流行率的变化可为可能需要修改的免疫策略提供数据。

(陈 浩 译)

 ## 参考文献

### 引用

1.  *World Health Organization. Rubella vaccines: WHO position paper. Wkly Epidemol Rec. 2011;86(29):301–16 (http://www.who.int/wer/2011/wer8629.pdf?ua=1).*

2.  *World Health Organization. Roadmap to elimination-standard measles and rubella surveillance. Wkly Epidemol Rec. 2017;92(9-10): 97–105 (http://apps.who.int/iris/bitstream/10665/254652/1/WER9209-10.pdf?ua=1).*

3.  *World Health Organization. Manual for the laboratory-based surveillance of measles, rubella, and congenital rubella syndrome, 3rd edition. Geneva: World Health Organization; 2018 (http://www.who.int/immunization/monitoring_surveillance/ burden/laboratory/manual/en/)*

4.  *Vauloup-Fellous C, Grangeot-Keros L. Humoral immune response after primary rubella virus infection and after vaccination. Clin Vaccine Immunol. 2017;14(5):644–647. doi.org/10.1128/CVI.00032-07*

5.  *Mulders MN, Rota PA, Icenogle JP, Brown KE, Takeda M, Rey GJ, et al. Global measles and rubella laboratory network support for elimination goals, 2010-2015. MMWR Morb Mortal Wkly Rep. 2017;65(17):438-442.*

6.  *World Health Organization. Introducing rubella vaccine into national immunization programmes: a step-by-step guide. Geneva: World Health Organization; 2015 (http://www.who.int/immunization/documents/who_ivb_15.07/en/).*

7.  *World Health Organization. Framework for verifying elimination of measles and rubella. Wkly Epidemol Rec. 2013;88(9):89-99 (http://www.who.int/wer/2013/wer8809.pdf).*

### 推荐

8.  *WHO Regional Office for Europe. Guidance on conducting serosurveys in support of measles and rubella elimination in the WHO European Region. Copenhagen: WHO Regional Office for Europe; 2013 (http://www.euro.who.int/__data/assets/ pdf_file/0011/236648/Guidance-on-conducting-serosurveys-in-support-of-measles-and-rubella-elimination-in-the-WHO-European-Region.pdf).*

9.  *WHO Regional Office for Europe. Guidelines for measles and rubella outbreak investigation and response in the WHO European Region. Copenhagen: WHO Regional Office for Europe; 2013 (http://www.euro.who.int/__data/assets/ pdf_file/0003/217164/OutbreakGuidelines-updated.pdf).*

10. *World Health Organization. Guidelines on the use of serosurveys in support of measles and rubella elimination. Geneva: World*

*Health Organization (draft); 2018.*

11. *Pan American Health Organization. Plan of action for documentation and verification of measles, rubella, and congenital rubella syndrome elimination in the Region of the Americas. Washington, DC: Pan American Health Organization; 2011* (www.paho.org/hq/index.php?option=com_docman&task=doc_download).

12. *WHO Regional Office for Europe. Surveillance guidelines for measles, rubella and congenital rubella syndrome in the WHO European Region, update December 2012. Copenhagen: WHO Regional Office for Europe; 2012* (http://www.euro.who.int/en/health-topics/communicable-diseases/measles-and-rubella/publications/2012/surveillance-guidelines-for-measles,-rubella-and-congenital-rubella-syndrome-in-the-who-european-region,-update-december-2012).

# 伤寒及其他侵袭性沙门菌病

 **疾病与疫苗特性**

伤寒和副伤寒分别由伤寒沙门菌和副伤寒沙门菌引起。副伤寒沙门菌甲和乙（以及不常见的副伤寒沙门菌丙）引起的疾病在临床上与伤寒无法区别，尤其在亚洲的部分地区。侵袭性非伤寒沙门菌病是由肠道沙门菌中的非伤寒沙门菌血清型引起的侵袭性感染[①]，最常见的是鼠伤寒沙门菌和肠炎沙门菌。总的来说，全球侵袭性沙门菌感染的发病率和死亡率较高。据估计，每年有约 1 100 万~2 100 万例伤寒病例和约 12.8 万~16.1 万例伤寒死亡病例，而据估计每年有 600 万例副伤寒病例和 5.4 万例副伤寒死亡病例[1-4]。大部分病例发生在南亚、东南亚和撒哈拉以南非洲。

据估计每年有 210 万~650 万例侵袭性非伤寒沙门菌病例，其中非洲发病率最高[5]。婴儿、幼儿以及有潜在并发症的青壮年，包括严重贫血、疟疾、营养不良和 HIV 感染者，发生侵袭性非伤寒沙门菌病风险最高。在 HIV 感染者中侵袭性非伤寒沙门菌病患者的病死率较高。

伤寒是一种可危及生命的急性发热性疾病。如不治疗，伤寒病死率为 10%~30%；如经适当治疗，病死率可降至 1%~4%[6]。幼儿感染的风险最高。常见的症状包括持续发热、寒战和腹痛。由于其症状不具有特异性，且与伤寒地方性流行区发

生的其他疾病类似，从而使临床诊断复杂化。实验室诊断的主要方法是血培养，但其敏感度仅为 40%~60%[7]，其部分原因是病人在就诊前广泛使用抗菌药物。抗生素耐药性的出现是一项重大挑战，最近在非洲和亚洲出现了几起由耐多药伤寒沙门菌引起的大暴发。

目前已有三种伤寒疫苗获准使用：

➤ 新一代伤寒结合疫苗（TCV），目前获准的产品包括 Vi 多糖抗原联合破伤风类毒素蛋白。

➤ 非结合 Vi 多糖（ViPS）疫苗

➤ 减毒 Ty21a 活疫苗

2018 年，WHO 推荐对 6 月龄以上儿童及 45 岁以下成人肌注 1 剂（0.5mL）首个预审合格的 TCV。推荐对 2 岁及以上人群肌肉或皮下注射 ViPS 疫苗。推荐对 6 岁以上人群使用 Ty21a 疫苗肠溶胶囊，接种程序为 3 剂（美国和加拿大使用 4 剂免疫程序），隔日口服，每日 1 剂。根据各国的政策，在大多数地方性流行区，推荐每 3 年重复接种 ViPS 疫苗一次，每 3~7 年重复接种 Ty21a 活疫苗一次，从非地方性流行区到地方性流行区的旅行者每 1~7 年也需重复接种一次[6]。

目前没有获批使用的针对副伤寒和侵袭性非伤寒沙门菌病的疫苗。

---

① 非伤寒沙门菌是指除伤寒沙门菌和副伤寒沙门菌（称为伤寒沙门菌血清型）外的肠道沙门菌血清型。

**监测的理由和目标**

伤寒和其他侵袭性沙门菌病监测的目标如下：

➤ 确定伤寒、副伤寒和侵袭性非伤寒沙门菌病的流行病学和疾病负担，以促进和支持控制策略

➤ 促进暴发的快速发现和应对

➤ 考虑到不同地区和人群的疾病负担存在显著差异，为各国采取免疫接种和其他控制策略提供依据

➤ 监视免疫接种对疾病的影响和流行病学特征的潜在改变

➤ 评价其他（非疫苗）预防和控制措施

➤ 监视沙门菌分离物的抗生素耐药性类型，从而为治疗实践以及在某些情况下是否需要开展疫苗接种运动提供依据

➤ 在非地方性流行区，在归国旅行者或移民中发现输入病例（这可以间接评估受访国的风险），提供旅行前免疫建议，必要时进行接触者追踪。

 **推荐的监测类型**

**最低限度的监测**

根据每个国家的需求和目标来推荐监测的类型。在地方性流行区，推荐的最低要求的监测是基于实验室和机构的监测。这种监测将实验室侵袭性沙门菌阳性结果通过常规被动报告给监测系统，或者通过主动检查实验室记录来确认符合确诊病例定义的病例。各个国家可能需要决定基于实验室的监测所需要收集的临床数据的最小数据集（见数据收集、分析和使用部分）。理想情况下，在每个感兴趣的地区应考虑设置一个或多个哨点机构。重要的是要了解一个国家内不同地区发病率的明显差异，提高一个国家不同生态环境的代表性，能改善疾病负担的估算。

**强化监测**

基于人群的监测既费时又费资源，这种监测适合于短期。基于实验室或机构的被动监测更适合持续的常规监测系统，它能在不需要完全确定病例的情况下达到监测目标。

基于人群的监测试图估计特定区域发病率和疾病结局并能产生额外的数据，从而为免疫接种或采取其他有规划的干预措施创造条件。尤其是这种监测可为监视干预措施的影响提供疾病负担的基础数据。对于那些主要想了解疾病负担或在不同区域或亚人群易发生暴发的国家，可能需要较大区域范围内的疾病负担数据，因为在不同地区之间，甚至在同一地区内，感染流行率的变化较大，且往往无法预知。

可及时将收集和报告的抗生素敏感性数据纳入上述的任何监测类型。

**与其他监测的结合**

为了建立一个可持续系统来报告伤寒和其他侵袭性沙门菌病的发病率和死亡率，应该将监测整合到其他现有的健康事件报告系统，如综合性疾病监测和反应系统（IDSR）或健康管理信息系统

（HMIS）。通过现有监测系统报告伤寒的国家，应该采用在本章节所述的病原特异性病例定义。侵袭性 沙门菌感染的监测可以与其他侵袭性细菌性疫苗可预防疾病（如肺炎球菌疾病）监测进行整合。

**表1　伤寒和其他侵袭性沙门菌病的其他监测类型**

| 监测类型 | 描述 |
| --- | --- |
| 基于机构的（哨点）监测 | 可以通过回顾性查阅医疗机构记录中与伤寒或副伤寒症状相符的患者，或者通过实验室登记本查出阳性结果患者来确认病例。这有赖于常规临床治疗和实验室检测结果所产生的信息。不必投入大量精力来筛检所有符合预先制定的标准的可能伤寒和副伤寒病例。<br>另一个更加强化的基于机构的方法是在就诊或入院时确认和记录符合定义标准的病例，然后对其进行实验室检测。这可以在一个哨点或少数几个哨点进行（哨点监测），而不是在全国范围内进行。<br>根据这种方法，疑似病例定义可用于确定需开展实验室检测的病例。然后根据病例定义，对病例进行分类 |
| 混合监测 | 混合监测是基于机构的监测与收集额外的人群流行病学数据相结合。额外的人群流行病学数据可作为发病率估计的校正因子[8]。收集的额外信息一般包括与所监测疾病相符症状的卫生机构利用情况以及监测区人口估计。可能还需要开展社区病例随访，以便记录就诊后的死亡或其他发病情况。<br>可以用疑似病例定义来确定需进行实验室检测的病例。然后根据确诊病例定义对病例进行分类 |
| 基于人群的主动监测 | 这种监测的目的是在一个特定人群中识别所有伤寒病例。该监测需要社区和家庭随访以发现病例。<br>可以用疑似病例定义来确定需进行实验室检测的病例。然后根据确诊病例定义对病例进行分类 |

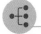 **病例定义和最终分类**

**病例检索的疑似伤寒或副伤寒病例**

➤ 在地方性流行区或者从地方性流行区旅行回来后1周内至少有3天出现发热
或者

➤ 28天内与伤寒或副伤寒确诊病例有家庭内接触，在连续7天内至少有3天出现发热。

一些国家可能会根据自身情况，选用另外的标准来排除其他诊断，如登革热、疟疾。

**病例检索的疑似侵袭性非伤寒沙门菌病例**

因为其临床表现缺乏特异性，故不能提供疑似侵袭性非伤寒沙门菌病的病例定义。在地方性流行区高危人群（如免疫缺陷疾病或营养不良）中出现急性发热性疾病时，需要进行侵袭性非伤寒沙门菌病的鉴别诊断。

**确诊病例**

➤ 伤寒：通过培养或分子生物学方法从正常

无菌部位检出伤寒沙门菌或检出伤寒沙门菌 DNA 做出实验室确诊。

➤ 副伤寒:通过培养或分子生物学方法从正常无菌部位检出副伤寒沙门菌甲、乙或丙,或者检出副伤寒沙门菌甲、乙或丙 DNA 做出实验室确诊。

➤ 侵袭性非伤寒沙门菌病:通过培养或分子生物学方法从正常无菌部位检出侵袭性非伤寒沙门菌或者检出侵袭性非伤寒沙门菌 DNA 做出实验室确诊。

➤ 伤寒或副伤寒复发:在完成相应的抗菌治疗疗程并在症状消失后 1 个月内,通过培养或分子生物学方法从正常无菌部位检出伤寒沙门菌或副伤寒沙门菌做出实验室确诊。

**慢性携带者**

➤ 假定携带者:有排出沙门菌但持续时间不详的证据(粪便培养或 PCR 阳性)。

➤ 确诊携带者:

  » 实验室确诊的急性疾病发作后完成相应的抗菌治疗疗程且症状消失后至少 12 个月仍有排出沙门菌的证据(粪便培养或 PCR 阳性)

    或

  » 2 份粪便标本阳性,两份间隔时间 12 个月。

➤ 恢复期携带者:实验室确诊的急性疾病发作后完成相应的抗菌治疗疗程且症状消失后至少 1~12 个月有排出沙门菌的证据(粪便培养或 PCR 阳性)。

## 🔍 病例调查

在监测系统中对于符合病例定义标准的患者,应该填写病例和实验室报告表(手工或者电子化)。如果符合标准的患者在就医时被发现,则尽量在就诊时填写病例和实验室报告表。与主动监测一样,必要时疑似病例定义可用于确认需进行实验室检测的病例。尽快采集相关的临床标本,最好应在开始使用抗生素治疗前采集。重要的是,监测团队要确保对病例进行适当的随访,以填写病例或

实验室报告表。当有实验室结果时,应附上实验室检出结果。

一旦通过查阅临床或实验室记录回顾性地发现病例,则应利用现有临床记录的信息,至少填写每个确诊病例的报告表。由于疑似病例定义的阳性预测值较低,被动监测系统只对确诊病例进行报告。

在暴发时可能需要对病例进行更详细的现场调查,但在常规监测时则不需要。

## 🧪 标本采集

诊断伤寒和侵袭性非肠道沙门菌感染首选的临床标本是血液[9]。应该尽可能在抗生素治疗前采集血液,但不能为了采集血液标本而推迟对危重病人的必要治疗。在整个病程中,应尽早采集血液

标本进行培养。

急性伤寒的细菌载量比较低,血液的平均载量为 <1cfu/mL,在发病后 1 周达到高峰。因此,确保有足够血液量用于肉汤培养瓶接种,这是非常重要

的。如果血液量不够,会降低伤寒实验室确诊的概率。制备的商品血液培养瓶有说明书,用来确定每个培养瓶需要接种的血液量。一般内部制备的培养瓶接种的血液与肉汤比例为 1:10。根据病人的年龄来确定所需的血液量,见表 2。如果将成人的培养瓶用于年长儿童标本的培养,需注意维持血量与肉汤的比例。

表 2　根据病人年龄确定用于血培养所需采集的血液量

| 病人年龄 | 含有 40mL 肉汤的培养瓶所需采集的血量(儿童) | 含有 80mL 肉汤的培养瓶所需采集的血量(成人) |
| --- | --- | --- |
| 3 月龄~<2 岁 | 1~2mL | |
| 2 岁~<5 岁 | 2~3mL | |
| 5 岁~<15 岁 | 5~10mL | |
| 成年(≥15 岁) | | 8~10mL |

将血标本放在密封袋中,尽快运送至微生物实验室,在合适的温度下进行培养。培养瓶必须在室温条件下进行转运,并且开始培养后不能进行冷藏。如果向实验室转运的时间延迟可能 >4 小时,则需要与实验室联系以获得培养瓶临时储存的指南。

粪便培养可用于发现慢性携带者,也可用于监视伤寒急性发作后病人的粪便排菌情况。粪便排菌可能不定期,并且不同的指南可能对需送检的标本数量和频率有不同要求。根据通用指南,各国可以考虑最初筛检时采集 3 份粪便标本,每份标本间隔 24 小时,或者在完成抗生素治疗后至少采集 7 份标本。如果最初采集的标本有阳性,则建议再采集标本(采样的间隔时间需更长)进行检测[10]。

 **实验室检测**

应该对临床疑似病例进行实验室确证。由于伤寒、副伤寒及其他侵袭性沙门菌感染可能表现为非特异性发热性疾病,并且目前血清学方法缺乏特异性,所以必须通过细菌培养或经验证的分子生物学方法进行确证。确证对评估由这些不同病原体引起伤寒和副伤寒的比例,确定抗生素敏感性和开展分子流行病学研究非常必要。

血培养是目前大多数地方性流行区伤寒、副伤寒和侵袭性非伤寒沙门菌感染首选的实验室诊断方法。尽管骨髓培养的敏感性比血培养高约 50%,但因为这是侵袭性操作,在大多数地方性流行区可操作性不强,并且不适用于公共卫生监测[9]。当有临床指征,如怀疑有其他单核 – 吞噬细胞系统感染或恶性肿瘤时,仍应采集骨髓进行培养。这种方法的敏感性较高,也可用于那些已经使用大量抗生素治疗的病例。

尽管血培养是最常见的实验室确证方法,但仍有些缺点,包括敏感性相对较差,尤其当仅采集到 1 份标本,以及到卫生中心或医院就诊前已广泛使用抗生素时。因此很多临床疑似伤寒和副伤寒病例可能缺乏实验室确证,并且培养结果阴性。

对急性伤寒副伤寒病例,不推荐采用粪便培养进行诊断。沙门菌感染后一般会有一个短暂的无症状粪便排菌期;一部分病人会发展为长期无症状携带。因此,粪便培养可用于发现慢性携带者和监视急性发病后病人的粪便排菌。

尽管很多情况下经常会使用血清学检测,但目前证据显示由于敏感性较低,特异度不高而受限,因此对常规监测是不适用的[11]。几种研究性的血清学试验似乎很有前途,但目前市场上尚未供应。

应该对所有报告沙门菌数据的微生物实验室在各个阶段均实施外部质量评估和质量控制,包括:

➤ 推荐的血培养确证试验的最低标准是使用半自动化系统,该系统可以分离出常见的疫苗可预防疾病相关的病原体。

➤ 用于细菌鉴别的生化检测方法应至少能区别伤寒沙门菌血清型、副伤寒沙门菌血清型甲和其他沙门菌血清型(非伤寒或副伤寒甲)。

➤ 必须采取措施,尽量降低血培养污染率,包括设立目标污染率。

## 抗生素敏感性检测

推荐常规开展抗生素敏感性试验并向国家相关部门和国际网络,如全球抗生素耐药性监测系统(GLASS)(www.who.int/glass/en/)报告。如果出现耐多药伤寒沙门菌增加,这就显得至关重要,因临床标本的敏感性结果对病人治疗非常重要。了解当地和区域性敏感性趋势也可指导经验性治疗,尤其当病人在旅行过程中可能已获得感染时。监视和报告抗生素敏感性可指导制定公共卫生决策以便采取控制策略,如疫苗接种。

开展敏感性检测时需遵循质量控制指南,如欧洲抗生素敏感性检测委员会(www.eucast.org)或美国临床和实验室标准协会(www.clsi.org)。有关抗生素敏感性检测的建议以下:

➤ 需要对伤寒沙门菌和副伤寒沙门菌甲的氨苄西林、氯霉素、磺胺甲基异噁唑、环丙沙星或培氟沙星、头孢曲松钠和阿奇霉素的敏感性进行检测。可以根据当地抗药性情况或临床开具的处方来扩大药物敏感性检测范围。在资源有限的情况下,可以将药物检测范围缩小到经验治疗的药物(如头孢曲松钠和环丙沙星)。如需要做进一步检测,应保存菌株或者将其送至国家或区域参比实验室,这是非常重要的。

➤ 对于其他侵袭性沙门菌血清型,需要进一步对碳青霉烯类、替加环素(tigecycline)、氨基糖苷类抗生素和3种其他三代头孢菌素(如头孢他啶、头孢泊肟、头孢噻肟)进行药敏性检测。

## 参比实验室的使用

➤ 可将散发病例的沙门菌菌株送至参比实验室做进一步鉴定。有关参比实验室鉴定的信息有助于确认未知的暴发。同样,推荐对疑似暴发期间采集的菌株做进一步分析来支持流行病学调查。在每个案例中,通过与参比实验室合作来决定是否需提交所有菌株或只需提交有代表性的部分菌株。如果可能的话,需要将不常见的耐药菌株送到参比实验室进行确证性检测。

➤ 所选的参比实验室必须具有以下能力:1. 通过常规方法或分子生物学方法确认沙门菌血清型;2. 使用标准的国际上可比较的分子流行病学技术来确认沙门菌分子亚型;3. 开展敏感性确认性检测,包括耐药机制的分子学特征检测。

**数据收集、报告和使用**

**推荐的数据元素**

对于通过收集基于病例的数据进行报告和调查的系统,推荐收集以下参数。确保每个病例的临床数据与实验室数据相链接是非常重要的。

➤ 唯一身份识别码

➤ 报告日期

➤ 年龄 / 出生日期

➤ 性别

➤ 出生国

➤ 住址(省,市,区)

➤ 未居住在地方性流行区的病例在发病前28天内的旅行史(地点和日期)

➤ 发病前28天内与伤寒或副伤寒确诊病例的家庭接触情况

➤ 连续7天内至少3天的发热情况

➤ 开始发热日期

➤ 住院情况(包括出入院日期)

➤ 并发症情况(肠穿孔,脑病)

➤ 腹部手术

➤ 结局 / 出院状况

➤ 采集标本的类型

➤ 标本采集日期

➤ 实验室接收标本日期

➤ 开展的实验室检测

➤ 实验室结果,包括抗生素敏感性

➤ 最终病例分类(伤寒、副伤寒或侵袭性非伤寒沙门菌病疑似或确诊病例,复发等[②])

➤ 伤寒疫苗接种情况(如果接种过伤寒疫苗,则需所使用的疫苗种类,接种剂次,每剂疫苗接种的日期)

**报告要求和建议**

理想情况下,数据需每月从地方层面向区域层面报告。必须通过稳定的电子化方式记录和保存数据。

国际卫生条例没有要求伤寒、副伤寒或侵袭性非伤寒沙门菌病报告。鼓励各国向 GLASS 报告抗生素耐药性数据。

**推荐的数据分析**

➤ 将按年龄和区域的确诊病例数据制成表格,并向国家和国际机构报告。疑似病例数据不需报告至当地以外的机构。

➤ 对基于病例的数据(最好与临床和实验室数据相链接),应尽可能在国家层面进行分析。如果无法获得基于病例的数据,则汇总数据至少需根据年龄、性别和地区进行分层。

➤ 报告确诊伤寒、副伤寒或侵袭性非伤寒沙门菌病病例的死亡数。

➤ 报告和总结抗生素耐药性数据

**将数据用于决策**

➤ 为引入伤寒疫苗或提出其他控制措施提供指导意见。

➤ 监视抗生素敏感性类型

---

② 依赖于实验室鉴定血清型的能力,生化检测可能只用于区别伤寒沙门菌、副伤寒沙门菌甲和沙门菌属(非伤寒或副伤寒沙门菌甲血清型)– 见实验室检测章节

> 在 TCV 纳入常规免疫后,监测和评估疫苗对疾病负担和抗生素耐药性的影响是非常重要的。这对于早期就采用 TCV 的国家尤为重要,并可为其他国家提供更详尽的数据。

 **监测绩效指标(表3)**

表 3　伤寒和其他侵袭性沙门菌病的监测绩效指标

| 监测属性 | 指标 | 目标 | 计算方法(分子/分母) | 评论 |
|---|---|---|---|---|
| 结果完整性 | 登记病例中有结果记录的百分比 | ≥80% | 有结果记录的登记病例数/登记病例数 ×100 | 基于主动监测,旨在发现所有病例(住院和门诊病例),且这些病例符合事先制定的病例定义 |
| 开展血培养 | 登记病例中开展血培养的百分比 | ≥80% | 进行血培养的登记病例数/登记病例数 ×100 | 基于主动监测,旨在发现所有病例(住院和门诊病例),且这些病例符合事先制定的病例定义 |
| 血培养结果的完整性 | 登记病例中开展血培养并有结果记录的百分比 | ≥80% | 登记病例中有血培养结果记录的病例数(沙门菌阳性,其他病原体阳性,阴性)/进行血培养的登记病例数 ×100 | 基于主动监测,旨在发现所有病例(住院和门诊病例),且这些病例符合事先制定的病例定义 |
| 抗生素敏感性检测的完整性 | 实验室确诊病例中开展抗生素敏感性检测的百分比 | ≥80% | 实验室确诊病例中进行抗生素敏感性检测的病例数/实验室确诊病例数 ×100 | 基于主动或被动监测 |

 **临床病例处理**

需要根据抗生素敏感性检测结果来指导侵袭性沙门菌确诊病例的治疗。在获得病例确诊和抗生素敏感性检测结果前,需根据当地公认的抗生素敏感性情况为治疗疑似病例提供依据。如果敏感性类型发生改变,则需要更新治疗方案。从公共卫生角度来看,合理使用抗生素治疗的另一个目的是控制进一步传播,如缩短粪便排菌时间和降低胆汁伤寒沙门菌的慢性携带率。

对未能进行实验室确诊的疑似病例,对非特异性发热的当地其他相关病原体进行检测以及对任一种经验治疗的效果进行监视是非常重要的。如果 72 小时内病例症状还没有改善且最初的抗生素敏感性检测结果无法获得,则需考虑再次血培养。

 **接触者追踪和管理**

可能需要对接触者进行调查(如暴发应对时),但不推荐将接触者调查作为常规监测的标准。

**暴发情况下的监测、调查和应对**

### 暴发的定义

以下定义的目的是发现伤寒,启动调查,以确定适当的公共卫生应对措施。可以采用类似的定义来确定副伤寒和侵袭性非伤寒沙门菌病暴发,以启动适当的调查和应对措施。

疑似伤寒暴发的定义是基于疾病暴发的一般定义,具体定义如下:在既定的时间段内某人群发生病例数增加,并超过特定社区、地理区域或季节的正常期望值。在伤寒暴发确认前,需有至少 2 个病例通过血培养确认。

许多地方性流行国家无法建立足够的监测系统来评估发生伤寒的基线阈值。对不同时期进行比较时,应该考虑现有监测系统的潜在变化。例如,强化监测系统可能会导致确诊病例数的增加。

每个国家可根据其监测数据的稳健性来修改上面的定义,从而提高特定环境下对伤寒流行病学的认识。

尽管整体期望值(绝对数或发病率)没有增加,但流行病学、临床症状或者微生物学模式的变化也提示有必要启动暴发应对。在一个机构中,较低的阈值变化就应启动应对。

### 暴发期间监测的变化

➤ 应该记录确诊、可能和疑似病例数,并且至少应每周向相应的机构报告,并积极采取适当的暴发应对措施。

➤ 对每个病例的危险因素数据应做记录。选择哪些危险因素纳入监测由调查小组确定。

➤ 应持续收集有关抗生素敏感性的信息。

➤ 如有可能,应加强主动监测系统。

➤ 在暴发时,环境监测可用于确认潜在的环境污染源。根据共同来源的流行病学证据或者经验性证据来指导采样(如水源采样)。如果环境采样后没有发现伤寒沙门菌,则检出粪大肠杆菌应该作为污染的标记和水质的替代指标。

对暴发的应对应基于确认的危险因素。对已确认暴发的应对措施建议开展伤寒疫苗接种,并且需同时采取其他控制措施,包括健康教育,改善水源、环境卫生和卫生习惯(WASH),对卫生专业人员进行诊断和治疗方面的培训。

### 暴发期间的病例定义

暴发期间推荐的监测病例定义与常规监测的病例定义类似。但如果适用的话,还有其他特征。

➤ 伤寒或副伤寒疑似病例

　» 连续 7 天内至少有 3 天出现发热(在特定的暴发中观察到有或无额外的临床特征)

　或者

　» 临床医生怀疑伤寒或副伤寒

➤ 伤寒或副伤寒可能病例:符合疑似病例定义,加上暴发与流行病学有关联。

➤ 伤寒或副伤寒或侵袭性非伤寒沙门菌病确诊病例:定义与常规监测的一样。

**伤寒和其他侵袭性沙门菌病的特殊考虑**

➤ 如有实验室设备的话,保存菌株有助于进一步调查或研究。

➤ 如果可能的话,收集当地抗生素治疗实践的数据可能有助于了解当地抗生素耐药性类型。

**慢性携带者的监测**

➤ 在非地方性流行区,通过 Vi 抗原检测以及粪便培养来确认慢性携带者。

➤ 在胆囊切除术后对胆囊标本做沙门菌属微生物学检测,可提供重要信息以了解当地慢性携带率。

**肠穿孔**

在地方性流行区或从流行地区回来的旅行者中,如病人发生非创伤性肠穿孔,可考虑为伤寒或副伤寒可能病例。将这些病例数据制成表格,并向国家层面报告。例如,这可以在有暴发的背景下进行,并已用于确认伤寒暴发[12,13]。推荐使用以下病例定义:居住在伤寒地方性流行国家的病人或者最近从伤寒地方性流行国家回来的旅行者,出现非外伤性肠穿孔。

**人道主义紧急情况**

在伤寒风险增加的情况下,如存在人道主义紧急情况,可能需要实施比现有常规监测更强化的监测类型,如基于机构的主动监测。

在人道主义紧急情况下,如出现下列任一种情况发生伤寒的风险更高[14]:

➤ 大范围的供水污染和卫生状况差(如在洪水期间)

➤ 伤寒地方性流行区

➤ 过去 5 年发生过一次或多次大暴发的地区

➤ 持续的伤寒暴发,或腹泻、便秘和持续 3 天或以上高热(≥38℃)的暴发,也可作为持续暴发的替代指标。

**环境监测**

由于环境来源标本很难培养出伤寒沙门菌,因此目前没有足够的证据来支持对水环境采样并进行常规的伤寒和副伤寒沙门菌检测(超出常规的水样检测,而可能已在进行的常规水样检测可以确保符合基本的水质标准和要求)。但是如上所述,环境采样可以作为暴发应对的一部分。

(任江萍 译)

## 参考文献

### 引用

1. *Global Burden of Disease Study 2013 Collaborators. Global, regional, and national incidence, prevalence, and years lived with disability for 301 acute and chronic diseases and injuries in 188 countries, 1990–2013: a systematic analysis for the Global Burden of Disease Study 2013. Lancet. 2015;386(9995):743–800. doi:* https://doi.org/10.1016/S0140-6736(15)60692-4.

2. *Global Burden of Disease Study 2013 Collaborators. Global, regional, and national age-sex specific all-cause and cause-specific mortality for 240 causes of death, 1990–2013: a systematic analysis for the Global Burden of Disease Study 2013. Lancet. 2015;385(9963):117–71. doi:* https://doi.org/10.1016/S0140-6736(14)61682-2.

3. *Kirk MD, Pires SM, Black RE, Caipo M, Crump JA, Devleesschauwer B, et al. World Health Organization estimates of the*

global and regional disease burden of 22 foodborne bacterial, protozoal and viral diseases, 2010: a data synthesis. PLoS Med. 2015;12:e1001921. doi: https://doi.org/10.1371/journal.pmed.1001921.

4. Global Burden of Disease 2016 Causes of Death Collaborators. Global, regional, and national age-sex specific mortality for 264 causes of death, 1980–2016: a systematic analysis for the Global Burden of Disease Study 2016. Lancet 2017;390:1151–1210. doi: https://doi.org/10.1016/S0140-6736(17)32152-9.

5. Ao TT, Feasey NA, Gordon MA, Keddy KH, Angulo FJ, Crump JA. (2015) Global burden of invasive nontyphoidal Salmonella disease, 2010. Emerg Infect Dis. 2015;21(6):941–9 (https://wwwnc.cdc.gov/eid/article/21/6/14-0999_article).

6. World Health Organization. Typhoid vaccines: WHO position paper – March 2018. Wkly Epidemiol Rec. Wkly Epidemol Rec. 2018;93(13):153-72. (http://apps.who.int/iris/bitstream/handle/10665/272272/WER9313.pdf?ua=1)

7. Parry CM, Wijedoru L, Arjyal A, Baker S. The utility of diagnostic tests for enteric fever in endemic locations. Expert Rev Anti Infect Ther. 2011;9(6):711–25. doi: 10.1586/eri.11.47.

8. Luby SP, Saha S, Andrews JR. Towards sustainable public health surveillance for enteric fever. Vaccine. 2015;33(Suppl 3):C3–7. doi: 10.1016/j.vaccine.2015.02.054.

9. Gibani MM, Britto C, Jin C, Meiring J, Pollard A. The diagnosis, treatment and prevention of typhoid fever. Geneva: World Health Organization (unpublished report); 2016.

10. Heymann DL, editor. Control of communicable diseases manual, 20th edition. Washington DC: APHA Press; 2014. (https://www.apha.org/ccdm).

11. Wijedoru L, Mallett S, Parry CM. Rapid diagnostic tests for typhoid and paratyphoid (enteric) fever. Cochrane Database Syst Rev. 2017;5:CD008892. doi: 10.1002/14651858.CD008892.pub2.

12. Muyembe-Tamfum JJ, Veyi J, Kaswa M, Lunguya O, Verhaegen J, Boelaert M. An outbreak of peritonitis caused by multidrug-resistant Salmonella Typhi in Kinshasa, Democratic Republic of Congo. Travel Med Infect Dis 2009;7(1):40–3. doi: 10.1016/j.tmaid.2008.12.006.

13. Neil KP, Sodha SV, Lukwago L, O-Tipo S, Mikoleit M, Simington SD, et al. A large outbreak of typhoid fever associated with a high rate of intestinal perforation in Kasese District, Uganda, 2008–2009. Clin Infect Dis. 2012;54(8):1091–9. doi: 10.1093/cid/cis025.

14. World Health Organization. Vaccination in acute humanitarian emergencies: a framework for decision making. Geneva: World Health Organization; 2017 (http://apps.who.int/iris/bitstream/10665/255575/1/WHO-IVB-17.03-eng.pdf).

## 推荐

15. Auckenthaler R, Ilstrup DM, Washington JA, 2nd. Comparison of recovery of organisms from blood cultures diluted 10% (volume/volume) and 20% (volume/volume). J Clin Microbiol. 1982;15(5):860–4 (https://www.ncbi.nlm.nih.gov/pmc/articles/PMC272203/).

16. Clinical and Laboratory Standards Institute. Principles and procedures for blood cultures; approved guideline (CLSI document M47-A). Wayne, PA: Clinical and Laboratory Standards Institute; 2007 (https://clsi.org/standards/products/microbiology/documents/m47/).

# 水　痘

水痘－带状疱疹病毒可通过原发性感染导致水痘,也可以通过潜伏性感染的内源性活化而导致带状疱疹。水痘带状疱疹病毒在全球传播。在温带国家年幼儿童易获得感染(在未实施免疫规划国家青少年感染率>90%),而在热带国家易发生在年长人群。水痘在冬春季或寒冷干燥月份出现高峰,每2~5年可发生一次大规模暴发。水痘带状疱疹病毒传染性强,水痘病例的续发率为61%~100%。病毒主要通过吸入皮损疱疹液的气溶胶、直接接触皮疹,或可通过感染的呼吸道分泌物,在人与人之间发生传播。如不接种疫苗,人群中的大部分人在成年之前会获得野生型水痘感染。从接触到出现皮疹的潜伏期为10~21天,通常为14~16天。前驱期可表现为发热、全身不适和厌食,数天后出现皮疹。新的皮疹经5~7天从斑疹发展为丘疹、瘙痒性疱疹,然后结痂,未接种的个体一般会出现约300个皮损。水痘－带状疱疹病毒在出现皮疹前1~2天有传染性,直至皮损结痂。水痘通常为自限性,很少导致严重并发症,如肺炎、小脑共济失调、脑炎、出血性疾病和皮损的细菌性二重感染。虽然内脏器官受累的严重疾病在免疫缺陷者更为常见,但因为水痘非常常见,健康儿童发生水痘死亡的人数最多。严重疾病以及发生水痘带状疱疹病毒原发性感染并发症的高危人群包括1岁以下婴儿、孕妇、成人和免疫缺陷者。

潜伏性水痘带状疱疹感染可在年长时活化,并导致带状疱疹。这种疱疹通常在单个皮区,伴有神经根痛,可持续2~4周。活化的带状疱疹可将水痘带状疱疹病毒传给易感者,并导致水痘。带状疱疹的常见不良后果是疱疹后神经痛,这种疾病可在皮疹消退后持续疼痛数月,甚至数年。

水痘疫苗是水痘带状疱疹病毒的减毒活疫苗,接种程序为1剂或2剂。单剂接种预防所有类型水痘疾病的有效率约80%,预防重型疾病的有效率更高。接种2剂的有效率为>92%[1]。在疫苗引入后覆盖率达到80%前,模型预测年长者原发性水痘发病率的理论风险较高,该人群通常发病较为严重[2]。

---

**框1　带状疱疹监测**

在实施水痘免疫规划或带状疱疹免疫规划的国家,带状疱疹监测是开展水痘监测的理想辅助手段。在实施带状疱疹免疫规划的国家,带状疱疹监测的主要目标是监视带状疱疹的疾病负担和流行病学的变化,监视疫苗接种的有效性及其对带状疱疹的影响。在有水痘疫苗但无带状疱疹疫苗的国家,带状疱疹监测的主要目标是了解水痘疫苗对带状疱疹流行病学的影响。有足够资源的国家可考虑实施带状疱疹监测,或者开展专项研究来了解这种影响。而且,在未来考虑引入带状疱疹疫苗的国家,可以考虑开展带状疱疹监测,为疫苗接种决策提供依据。

本手册并不提供如何开展带状疱疹监测的指南。有些成员国正在开展带状疱疹监测,可从其他资料获得潜在病例定义和监测方法的指南[3~6]。

**监测的理由和目标**

水痘监测的目标如下：

➤ 在未引入水痘疫苗的国家,可通过提供水痘的疾病负担和流行病学的资料,决定是否引入疫苗。

➤ 在已引入疫苗的国家,监视水痘的疾病负担和流行病学的变化,监视免疫接种的效果以及对水痘的影响。

 **推荐的监测类型**

推荐的监测类型取决于疫苗引入的状况和规划目标。

**最低限度的监测类型**

最低限度的监测是汇总的、被动的、次国家(地区、省层面)的、基于卫生机构的,但无需实验室的证实。国家可以选择这种全国性的监测类型,但是如果在疫苗引入前水痘很常见,则监测负担会很大。基于机构的监测也会低估水痘的总负担,因许多病例从未到医疗单位就诊。至少应收集汇总监测数据的病例年龄组资料。此外,收集严重疾病病例(如住院和死亡)的资料,可以提供有用的疾病负担的补充资料。在疫苗引入前这种监测经常开展,因为如果没有疫苗且暴发应对能力有限,则疾病负担可能会很大。在疫苗引入后,虽然也可开展这种监测,但为规划提供依据的能力不足。

**加强监测**

加强监测可以是下列两者之一:

➤ 加强监测可以是基于病例的、全国性的、被动的,可以有实验室确诊,也可以无实验室确诊,且有收集病例的其他信息,如疫苗接种状态。在已引入疫苗,且已有疫苗实质性影响和水痘发病率下降证据的地方,通常这种监测较为理想。

➤ 基于病例的、哨点的、被动的或主动的,可以有实验室确诊,也可以无实验室确诊,且有收集病例的其他信息,如疫苗接种状态。至于水痘监测,哨点机构可能不限于卫生保健机构,因为许多病例未到卫生保健机构就诊。哨点机构可以被定义为门诊诊所或小儿科诊室、学校、日托中心等。根据监测的目标,确定所选的年龄组和地点。有些国家选择要重点关注的某个年龄组或只关注严重病例(如发病率低、发病较为严重的成人)。由于疫苗引入后发病罕见,选择大量的机构以发现足够的病例为规划提供依据是必要的。

**病例定义和最终分类**

**病例检索的疑似病例定义**

急性发病，全身性斑丘疹、疱疹，在躯干和面部同时伴有丘疹、疱疹、脓疱或结痂，并扩散到四肢，但无其他明显的原因。

在多年来水痘疫苗接种率高的国家，应修订疑似病例定义，以搜索到疫苗受种者的轻型水痘（参见下文的其他定义）。

**最终病例定义**

**实验室确诊病例** 疑似病例有急性水痘带状疱疹病毒感染的实验室证据，其检测方法为下列之一：

➤ 用 PCR 检出水痘带状疱疹病毒 DNA
➤ 从合适的临床标本中直接检出水痘带状疱疹病毒的抗原（如直接荧光抗体检测，DFA）
➤ 通过病毒培养分离*
➤ 通过任何经验证的血清学方法检测，发现恢复期水痘带状疱疹病毒抗体出现血清学转化*，或比急性期的水痘带状疱疹病毒抗体 IgG 滴度有明显升高（4 倍或以上）。

* 由于标本采集的后勤限制和获得实验室结果的不及时，这些实验室方法不太常用（参见实验室检测部分）。

**流行病学相关的确诊病例** 与实验室确诊病例、流行病学关联确认的其他病例，或与水痘带状疱疹临床相符的其他病例有流行病学关联的疑似病例。流行病学关联是指在下列情况下通过似乎合理的传播模式在两人之间发生的接触：

➤ 其中一人可能有传染性（在出疹前 1~2 天至皮损结痂）

和

➤ 其他人在接触后 10~21 天发病（潜伏期）

**临床相符病例** 符合疑似病例定义，未经实验室确诊，与其他临床相符病例或确诊病例无流行病学联系的病例。

**其他定义**

**疫苗相关水痘** 出现水痘样皮疹的患者在出疹前 5~42 天接种过疫苗，或在疫苗接种后的那段时间内出现的皮疹中分离出疫苗型病毒。对这些病例应该与野生型水痘一样，做出公共卫生应对，因为他们有传染性，并会传播，尤其是传给免疫缺陷者。值得注意的是，在水痘发病率仍高时，在引入疫苗后的前几年，在最近已接种的人群中大多数水痘样皮疹仍可能由野生型水痘病毒所致。

**受种者的轻型水痘** 轻型水痘也称突破性水痘，是受种者在接种后 >42 天发生的由野生型病毒所致的水痘。轻型水痘通常病情轻，皮损 <50 个，低热或不发热，且皮疹的持续时间较短。皮疹不典型，以斑丘疹为主，疱疹较少。轻型水痘有传染性，但其传染性比未接种疫苗者发生的水痘低。

**框 2　先天性水痘综合征**

先天性水痘综合征是一种罕见的疾病,是孕妇在妊娠的最初 20 孕周由感染水痘带状疱疹病毒所致,孕妇的水痘带状疱疹病毒感染率为 <2%[7]。受累的新生儿出生时表现为低出生体重、皮肤瘢痕、肢体畸形、神经系统异常、白内障和其他眼部异常。皮肤异常外观与典型水痘皮疹不同。患有先天性水痘综合征的新生儿不符合本章节所述的用于侦查的水痘监测标准。对无免疫力的孕妇暴露于水痘带状疱疹病毒后,建议尽快使用水痘带状疱疹病毒免疫球蛋白。该制剂除了预防孕妇的严重水痘以外,还可减少胎儿的病毒血症和传播。在妊娠最初 20 周感染的孕妇应随访到分娩。

## 病例调查

如果正在开展汇总的监测,则不进行常规的个案调查。监测数据一般局限于病例的年龄和免疫接种状况(如果有可能的话)。如果开展基于病例的监测,则可收集其他病例信息,如基于皮损数的疾病严重程度、严重疾病的危险因素、并发症、免疫接种状况、孕妇的妊娠状况和结局。

虽然在所有地方对所有水痘病例进行调查是不可行的,但在某些特殊情况下,如水痘相关的死亡病例、严重并发症病例、水痘疫苗高接种率人群的暴发、与高危人群(如卫生保健人员)暴露相关的暴发,调查是有必要的。

## 标本采集

根据皮疹的临床特征和发热,临床上通常可对水痘做出诊断。如果国家决定要开展实验室检测,可收集几种类型的标本。

➤ 皮损是首选标本,可使用灭菌的针头刺破疱疹(最好是新鲜的充满液体的疱疹)来采集标本,并用灭菌的聚酯拭子用力涂抹皮损底部以确保采集到上皮细胞。不要使用棉拭子采样。

➤ 如果皮疹仅为斑疹或丘疹,可使用载玻片边缘刮擦皮损,用聚酯拭子擦拭被刮擦的皮损,然后使用相同的拭子来采集用于刮擦皮损的物体上积累的任何材料。如果使用直接荧光抗体检测,要注意避免标本被

血液污染,因为血清抗体可干扰荧光检测抗体的结合,会导致假阴性的结果。可以用拭子做 PCR、直接荧光抗体检测或病毒培养。用于 PCR 的拭子应在干燥条件下或用普通运送培养基运送。成功的病毒培养取决于在标本采集后立即接种到组织培养。

➤ 皮损的结痂或痂皮是 PCR 检测的理想标本,而对直接荧光抗体检测或培养则不是。采集标本时,应从皮肤提取痂皮,放入空试管中,在干燥情况下运送。

拭子和痂皮应在室温下运送,尽快送到实验室。

如果需要并能够进行双份标本的 IgG 抗体检测，可采集静脉血标本，送到实验室进行检测。采血管可以是用于血清或血浆的试管。血清和血浆标本可在 2~8℃储存 5 天，或在 –20℃储存 4 周。急性期标本应在发病最初几天内采集，而恢复期标本应在至少 3 周后采集。

对急性水痘，颊部和咽拭子以及口腔液几乎与皮损和痂皮标本一样可靠。然而，如果要证实带状疱疹病例，则这些标本的可靠性比较差。其他标本，如外周血、血浆和尿液，则不推荐，因这些标本含有可检出的病毒少，即使在已用皮损标本证实的病例中也是如此。对于有并发症（如肺炎或脑炎）或死亡的病例，可采集其他类型标本，如支气管洗液、脑脊液或尸检组织。由于这些标本被认为是次要来源，本章节不描述具体方法，但其他文献可以提供这方面的资料[8]。

 **实验室检测**

实验室确诊一般不建议作为最低标准监测系统的一部分，因为疑似病例定义在前疫苗时代是特异的。然而，在高接种率和低发病率的人群，实验室检测对疫苗相关的轻型水痘的诊断甚为重要。在受种者中发生的轻型（突破性）水痘，皮疹往往仅表现为少数皮损，一般为斑丘疹，很少或不伴有症状。仅根据临床资料来诊断比较困难，可能还需要实验室检查。

实验室检测的确诊方法如下：

➤ 可使用 PCR 检测水痘带状疱疹病毒，该方法非常可靠和敏感，目前被认为是金标准。假阴性的 PCR 结果很可能发生在受种者的皮损患者。

➤ 用直接免疫荧光方法（DFA）检测水痘带状疱疹病毒抗原是第二选择，敏感度仅为

PCR 检测的 60%~70%[2]。

确诊水痘带状疱疹病毒感染的其他方法不太可取，目前也不常用，见下述。

水痘带状疱疹病毒可以培养，但敏感度不高、费时、费用昂贵，因其需要特殊的培养基。

血清学检测可用于确诊疾病，但与 PCR 或直接荧光抗体方法检测病毒相比可靠性较低。恢复期标本的血清水痘 IgG 滴度比急性期升高 4 倍或以上，提示最近有水痘带状疱疹病毒感染。然而，免疫接种产生的高滴度水痘带状疱疹病毒抗体 IgG，在恢复期可能达不到所需的 4 倍升高。在免疫缺陷者中不太可能产生有效的免疫反应，故血清学检测的用处也不大。

不推荐用商品化试剂盒来检测水痘带状疱疹病毒 IgM，因为现有的方法缺乏敏感度和特异度。

 **数据收集、报告和使用**

**推荐的数据元素**

如果进行汇总数据的收集，则需收集不同年龄组（建议的年龄组为：<1 岁、1~4 岁、5~9 岁、

10~19 岁和 ≥20 岁）、月份、地区的总病例数；如果用于国家规划，还需补充免疫状况。

如果进行基于病例数据的收集：

➤ 人口学信息

　» 姓名（如果担忧隐私泄露,可以省略姓名,仅需要唯一身份识别码）

　» 唯一的病例识别码

　» 出生日期（如果未获得出生日期,可以使用年龄）

　» 性别

　» 住址（省,市,区）

➤ 报告信息

　» 向公共卫生机构报告的日期

　» 最低级别的行政单位（如区）

　» 调查日期

➤ 临床信息

　» 既往病史（包括妊娠、免疫缺陷疾病）

　» 出疹日期

　» 疾病的并发症（细菌重叠感染、水痘性肺炎、脑炎等）

　» 住院状况

　» 疾病的严重程度（根据其他文献获得如何计数皮损的指南）[9]

　　• 轻度:<50 个皮损（可在 30 秒内计数）

　　• 平均（轻中度）:50~249 个皮损（部分皮肤受累,但至少有患儿手掌大小的区域无皮疹）

　　• 中度:250~499 个皮损（部分皮肤累及,无皮疹的区域不够大,不到患儿手掌大小,手掌覆盖无皮疹区域时会触及其他皮损）

　　• 重度:≥500 个皮损（许多皮肤区域受皮损影响）或有任何并发症,如细菌重叠感染、水痘性肺炎、脑炎、住院或死亡。

　» 结局（病人存活、死亡、不详）

　» 治疗（如果有的话）

➤ 水痘疫苗接种状况

　» 水痘疫苗接种剂次

　» 每剂接种日期（如果无接种卡的话,可用接种时的年龄）

➤ 流行病学资料

　» 传播场所（日托中心、学校、机构、医院等）

　» 传染来源

　　• 接触可能病例、确诊病例或有疑似水痘或带状疱疹的皮疹患者

　　• 接触日期

➤ 实验室方法和结果

　» 标本类型（结痂、疱疹液、血液、脑脊液）

　» 标本采集日期

　» 标本送往实验室的日期

　» 实验室收到标本的日期

　» 检测方法

　» 所用的每种方法的检测结果

　» 结果的报告日期

➤ 最终分类

**报告要求和建议**

应根据规定的每周或每月程序,向上级机构报告汇总数据和基于病例的数据。根据强化监测的要求,当无病例时也应该进行零报告。目前根据《国际卫生条例》或联合报告表（JRF）,水痘不需全球报告。

**推荐的数据分析**

➤ 汇总数据　不同年龄组和不同地区（如区）的病例数和发病率,不同免疫接种状况的病例数。

➤ 基于病例的数据　不同年龄组的病例数和

最终分类、发病率、其他相关变量,如不同年龄的免疫接种状况、疾病严重程度和并发症。

**将数据用于决策**

可将数据用于以下几个方面:

➤ 评估水痘的流行病学,为引入疫苗提供依据

➤ 监测水痘的流行病学变化,如成人中发病率的变化

➤ 监测疫苗接种规划的影响,如儿童发病率的下降

➤ 确定免疫规划存在的不足之处,从而调整免疫接种政策(高危人群的免疫接种策略,增加接种剂次和调整接种时间的需求等)

 ## 监测绩效指标

定期监视水痘监测指标可以确定监测和报告系统尚需改进的特定领域。建议用于监视的一些监测指标,见表1。基于开展的监测类型,对这些指标进行修改。

表 1　水痘监测指标

| 监测属性 | 指标 | 目标 | 计算方法<br>(分子/分母) | 评论 |
|---|---|---|---|---|
| 报告完整性 | 指定的机构报告水痘资料的百分比 | ≥80% | 指定的报告机构有报告水痘资料的机构数/水痘监测的指定报告机构数×100(某时段内) | 在全国性或次国家层面,可能是行政机构,如省、区;对于哨点监测,可能是机构数、学校数等 |
| 报告及时性 | 指定的机构及时向国家层面报告水痘资料的百分比(基于地方报告程序) | ≥80% | 国家指定的报告机构在规定期限内报告水痘资料的机构数/该国指定的报告机构数×100(某时段内) | 各级机构在规定日期或之前应收到报告 |
| 调查及时性 | 在报告后2天内已开展调查的病例数占所有疑似水痘病例的百分比 | ≥80% | 在接到报告后2天内开展调查的疑似水痘病例数/疑似病例总数×100 | 仅适用于国家需要调查的病例。必要时可局限于水痘死亡病例、高危人群或流行病学特征异常的人群(如婴儿、成人) |

 ## 临床病例处理

由于对其他方面健康的人治疗费用高且临床效果差,故仅对全身性水痘和易发生严重水痘的高危人群推荐使用抗病毒药物(如阿昔洛韦)来治疗水痘。对免疫缺陷者和严重并发症患者,通常采用静脉注射抗病毒药物进行治疗。

由于发生并发症的高危易感人群暴露的可能

性增加,应预防水痘带状疱疹病毒的医院感染。对确诊或疑似水痘带状疱疹病毒感染的住院患者,应实施空气隔离和接触隔离。可从成员国获得预防医院水痘带状疱疹病毒传播的指南[10~13]。如果病人在公共机构或卫生保健机构,应置于有空气传播和接触传播预防措施的条件下。如果没有负压病房,可将水痘病例隔离在封闭的病房,不能与缺乏免疫证据者接触。

为了预防传播,水痘患者应避免离家,直至皮损结痂和干燥。病例应居家、不工作、不上学,直至出现皮损结痂和干燥。已接种疫苗的水痘患者可出现不结痂的皮疹(仅出现斑疹和丘疹);对这些病人的隔离指南是避免离家,直至 24 小时内未出现新的皮损。

对严重疾病和并发症的高危无免疫力接触者,可考虑用免疫球蛋白作为暴露后预防制剂。

## 接触者追踪和管理

普通的接触者追踪最近未被认为是阻止疾病传播的主要策略。

接触者管理在暴发情况下是很常见的措施(参见以下的暴发期间的接触者管理)。

## 暴发情况下的监测、调查和应对

控制水痘暴发的方法有多种,主要取决于水痘疫苗是否和何时被纳入国家免疫规划。在疫苗引入前,暴发可为详细了解水痘流行病学提供机会,从而有助于指导今后潜在的免疫接种策略。由于水痘暴发在缺乏免疫规划情况下如此广泛,所以在高度受限制的场所,如医院、监狱和有婴儿的日托机构,应该对潜在高危人群优先进行研究。在疫苗引入后的最初年份,在有许多未接种疫苗的儿童机构,如学校和日托中心,出现暴发仍很常见,故对高危机构仍应优先进行调查。

如果暴发可为有关疫苗规划提供特别有用的信息或累及高危个体,应告知相关机构(如有婴儿的日托中心、卫生保健机构、成人寄宿机构、军营等)要迅速向公共卫生当局报告病例。随着免疫规划的成熟,暴发的数量和规模有所减少。如果出现暴发,暴发调查和应对可通过免疫接种来减少暴发规模,并为评价规划提供有用的信息(疫苗影响、流行病学改变等)。

### 暴发的定义

在前疫苗时代和最近已引入疫苗的国家,暴发是水痘病例数高于基线,并在地区和时间上非常集中。在缺少疫苗时,由于水痘广泛传播,散在的暴发难以确定。在有成熟规划的国家,暴发是 5 个或以上可疑病例的聚集性发病,且与地区和流行病学方面有关联。如果这些病例是在前一个病例发病后至少一个潜伏期(21 天)内发病,则应考虑为暴发的一部分。

### 暴发期间监测的变化

在缺乏免疫接种时,实验室确诊不是必要的,因为水痘的临床和流行病学表现具有特征性。在至少 1 例(最好有 3~4 例)水痘经实验室确诊后,有成熟免疫规划和实验室确证能力的国家可对皮疹疾病的暴发确诊为水痘。随后的病例应属于流行病学关联病例,故无需对随后的病例进行实验室确诊,否则会大量增加实验室负担。一旦暴发得到确认,推荐强化监测时可用一览表来追踪病例和记录结果,尤其是并发症。如果未得到确认,则应继续进行监测,在最后确定的病例发生皮疹后2个最长潜伏期(42天)之后才能确定暴发终止。

**暴发期间的接触者管理**

接触者是暴露于出现皮疹前1~2天到皮肤痂皮脱落期间的病例的人。普通的接触者追踪目前并不认为是一种阻止疾病传播的必要策略。相反,在人群集中的地方,尤其是学校,接触者被认为是危险性最高的,应对其进行调查,如果有疫苗的话,应确保其获得免疫接种。在暴露后3~5天内接种单剂水痘疫苗已证明对预防疾病有很好效果,保护率可达70%以上。在实施国家免疫规划的国家,应建议对无免疫证据的人群进行免疫接种,而不管暴露后的天数。有免疫证据是指以前有自然感染,有血清学证据,或根据国家免疫程序在合适年龄接种过水痘疫苗。如果免疫接种有禁忌证或拒绝接种疫苗,国家可决定在最后一例病例确定后将其停课或停工21天,以预防感染。这对于严重疾病的高危接触者是非常重要的。

如果可以获得的话,在暴露后不久可接种水痘带状疱疹病毒免疫球蛋白,对暴露后预防可能是有效的,可以减少严重水痘高危者(如孕妇、免疫缺陷者和新生儿)的疾病严重程度。对免疫缺陷儿童使用抗病毒药物进行暴露后预防,可以预防临床疾病。

**公共卫生应对**

未进行水痘疫苗接种的国家,在应对暴发时可能无法接种疫苗。在实施国家免疫规划的国家,可推荐免疫接种以控制暴发和预防传播。在引入疫苗后几年暴发数开始下降时,这通常是可以控制的。国家应该根据规划目标和暴发的流行病学来确定免疫接种的优先人群。例如,降低发病率和死亡率的目标会引导国家关注对人群的接种,如严重疾病的高危青少年和成人,而预防今后暴发的目标可引导国家对暴发地区的所有人群进行免疫接种。

(周祖木 译)

**参考文献**

1. Marin M, Marti M, Kambhampati A, Jeram SM, Seward JF. Global varicella vaccine effectiveness: a meta-analysis. Pediatrics. 2016;137(3):e20153741. doi: 10.1542/peds.2015-3741 (https://www.ncbi.nlm.nih.gov/pubmed/26908671).

2. Gershon AA, Takahashi M, Seward JF. Varicella vaccine. In: Plotkin SA, Orenstein WA, Offit PA, editors. Vaccines, sixth edition. Elsevier Saunders; 2013:837–69.

3. Massachusetts Department of Public Health. Chickenpox and shingles. Massachusetts Department of Public Health guide to surveillance, reporting, and control. Jamaica Plain, USA: Massachusetts Department of Public Health; 2016 (http://www.mass.gov/eohhs/docs/dph/disease-reporting/guide/chickenpox-shingles.pdf).

4. Statens Serum Institut. Surveillance Community Network for Vaccine-preventable Diseases. Surveillance of varicella and herpes zoster in Europe. Copenhagen, Denmark: Statens Serum Institut; 2010 (https://ecdc.europa.eu/sites/portal/files/media/en/publications/Publications/varicella_zoster_report_2009_euvacnet.pdf).

5. Government of Alberta Health and Wellness. Public health notifiable disease management guidelines: varicella zoster (shingles). Edmonton, Canada: Government of Alberta Health and Wellness; 2011 (https://open.alberta.ca/publications/varicella-zoster-shingles).

6. Communicable Diseases Network Australia. Varicella zoster (shingles), Varicella zoster (shingles), Varicella zoster

*infection (not elsewhere classified). In: Australian national notifiable diseases and case definitions [website]. Canberra, Australia: Communicable Diseases Network Australia, Australian Government Department of Health; 2018 (http://www.health.gov.au/internet/main/publishing.nsf/Content/cdna-casedefinitions.htm).*

7. *World Health Organization. Varicella and herpes zoster vaccines: WHO position paper, June 2014. Weekly Epidemiological Record. 2014;89(25):265–88 (http://www.who.int/wer/2014/wer8925.pdf?ua=1).*

8. *Centers for Disease Control and Prevention. Collecting specimens for varicella zoster virus (VZV) testing. In: Chickenpox (varicella) [website]. Atlanta, USA: Centers for Disease Control and Prevention; 2016 (https://www.cdc.gov/chickenpox/lab-testing/collecting-specimens.html).*

9. *Lopez AS and Marin M. Strategies for the control and investigation of varicella outbreaks manual 2008. Atlanta, USA: Centers for Disease Control and Prevention; 2008 (https://www.cdc.gov/chickenpox/outbreaks/manual.html).*

10. *Centers for Disease Control and Prevention. Preventing varicella in health care settings. In: Chickenpox (varicella) [website]. Atlanta, USA: Centers for Disease Control and Prevention; 2016 (https://www.cdc.gov/chickenpox/hcp/healthcare-setting.html).*

11. *Siegel JD, Rhinehart E, Jackson M, Chiarello L; the Healthcare Infection Control Practices Advisory Committee. 2007 guideline for isolation precautions: preventing transmission of infectious agents in healthcare settings. Atlanta, USA: Centers for Disease Control and Prevention; updated 2017 (https://www.cdc.gov/infectioncontrol/pdf/guidelines/isolation-guidelines.pdf).*

12. *Robert Koch Institut. Infektionsprävention im Rahmen der Pflege und Behandlung von Patienten mit übertragbaren Krankheiten. Bundesgesundheitsbl. 2015;58:1151–1170. doi: 10.1007/s00103-015-2234-2.*

13. *Australian Committee on Safety and Quality in Healthcare. Australian guidelines for the prevention and control of infection in healthcare. Canberra, Australia: Australian Government National Health and Medical Research Council; 2010 (https://www.nhmrc.gov.au/guidelines-publications/cd33).*

# 黄热病

 **疾病与疫苗特性**

黄热病由黄病毒属病毒引起,通过几种感染的蚊子(如吸血蚊和伊蚊属)传播。潜伏期通常为4~6天,即人在感染的蚊子叮咬后4~6天发病(图1)。大多数感染者无症状,或呈轻型症状。然而,在严重病例中,感染者在早期症状消失后24小时内进入第二阶段,即疾病的中毒期。大约15%的感染者发生黄热病的这种严重类型。在中毒期出现黄热病典型的严重症状和体征,包括严重腹痛、黄疸、肝功能衰竭、肾功能不全和出血,如口腔、鼻、眼和胃出血等。在发生肝肾功能衰竭的患者中,有20%~50%发生死亡[1]。

感染者通常在早期症状后出现病毒血症,持续3~6天(在感染后10天)。对黄热病毒的血清学免疫反应包括产生抗黄热病毒IgM抗体,该抗体在发病后很快产生,一般在发病后6天内产生,大多数感染者的抗体通常可持续数年[2]。通常不检测IgG抗体,但可在感染后1周出现,可持续多年,并对再次感染提供终身免疫。

黄热病传播有下列3种类型:

1. 丛林型黄热病:在森林或雨林中非人类灵长类动物作为黄热病的动物宿主,被树栖的蚊子(美洲的吸血属蚊子和非洲的伊蚊属蚊子)叮咬后,感染的蚊子通过叮咬将病毒传给与森林栖息地有密切接触的人,导致人感染黄热病;

2. 中间型黄热病:在森林与人类居住地之间活动的伊蚊,会叮咬在传播循环中作为宿主的人类。这种循环在非洲具有独特性,可在小城镇或农村存在,有时将其称为"紧急暴露区域";

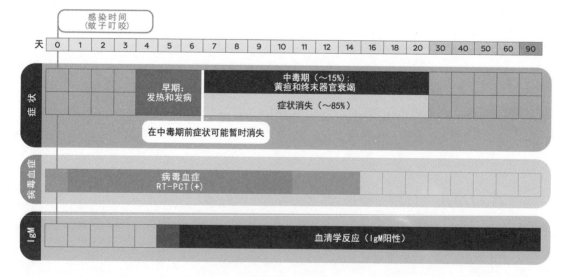

深色表示大部分病人有病毒血症或IgM阳性;浅色表示有些人处于可能阳性,但诊断指标可能不太可靠的时期

图1 从感染到临床疾病和实验室诊断的时间节点

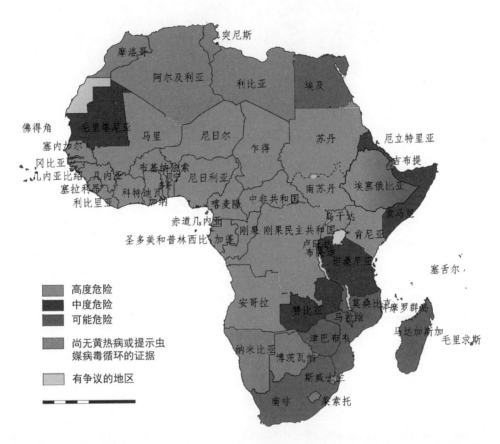

The boundaries and names shown and the designations used on this map do not imply the expression of any opinion whatsoever on the part of the World HealthOrganization concerning the legal status of any country, territory, city or area or of its authorities, or concerning the deimitation of its frontiers or boundaries, Dottedlines on maps represent approximate border lines for which there may not yet be full agreement.
© WHO 2018

**40个国家为黄热病地方性流行区或有地方性流行的地区**

图 2a　2016 年非洲不同国家的黄热病风险分类

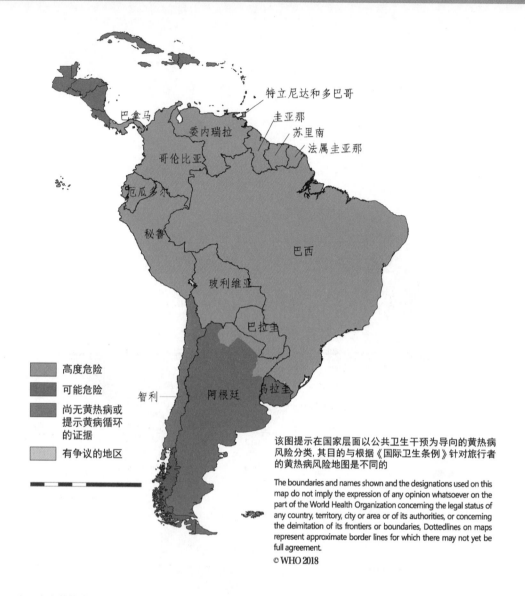

特立尼达和多巴哥

圭亚那

苏里南

法属圭亚那

巴拿马

委内瑞拉

哥伦比亚

厄瓜多尔

秘鲁

巴西

玻利维亚

巴拉圭

智利

阿根廷

乌拉圭

高度危险

可能危险

尚无黄热病或提示黄病循环的证据

有争议的地区

该图提示在国家层面以公共卫生干预为导向的黄热病风险分类，其目的与根据《国际卫生条例》针对旅行者的黄热病风险地图是不同的

The boundaries and names shown and the designations used on this map do not imply the expression of any opinion whatsoever on the part of the World Health Organization concerning the legal status of any country, territory, city or area or of its authorities, or concerning the deimitation of its frontiers or boundaries, Dottedlines on maps represent approximate border lines for which there may not yet be full agreement.

© WHO 2018

**40个国家为黄热病地方性流行区或有地方性流行的地区**

图 2b　2016 年美洲不同国家的黄热病风险分类

3. 城市型黄热病：埃及伊蚊作为主要宿主，在缺少野生动物宿主的情况下，仍可促进人与人之间的快速传播。

在非洲，发生城市传播的暴发规模大，死亡率高，尤其是儿童（图 2a）。在美洲，传播主要发生于在热带雨林工作或生活的人群（丛林型黄热病）（图 2b）。如果当地有伊蚊传播的其他病毒（如登革病毒、寨卡病毒、乙型脑炎病毒、基孔肯雅病毒）疾病，提示可能有黄热病，因该病可通过相同的蚊子媒介传播。2018 年，据估计有约 30 000 人死于黄热病，其中大多数在非洲[3]。

黄热病疫苗为减毒活疫苗，单剂接种，可提供终身免疫[4]。虽然黄热病还没有根除，但暴发可以消除，见框 1[5]。

框 **1** 采取综合性措施来消除黄热病流行[5]

发现和控制黄热病有赖于强有力的监测和诊断系统,同时需结合免疫接种,遵行《国际卫生条例》(2005),并在有些情况下,还需加强媒介控制。消除黄热病流行(EYE)策略是一种全球性综合性策略,旨在 2026 年前消除黄热病流行,通过早期和可靠的发现以及快速和合适的应对措施来减少疾病、损害和传播。2016 年 WHO 通过了消除黄热病流行策略,并提出了三个核心目标:1. 通过免疫接种,确保所有高危人群得到保护,以达到保护性群体免疫;2. 根据《国际卫生条例》(2005)的要求,预防国际传播;3. 通过强有力的监测,早期发现暴发并采取快速应对措施,以控制暴发。消除黄热病流行策略可从 https://apps.who.int/iris/bitstream/handle/-9789241513661/272408/10665-eng.pdf 获得。

 ## 监测的理由和目标

监测系统的目标是提供可靠的资料来支持:

➤ 早期发现暴发,支持控制措施的快速实施以帮助减缓传播的危险;

➤ 确定黄热病暴发的高危地区和易感人群,并根据这些资料为确定优先的干预措施和分配资源提供信息;

➤ 监视和测量预防和控制措施的影响。

 ## 推荐的监测类型

**最低限度的监测**

推荐的黄热病监测应遵从综合性"全健康"方法,根据各国的具体情况,并结合下列情况,开展合适的可行的监测。

➤ 对有症状的人类疾病开展基于病例的监测。

➤ 蚊媒监测和杀虫剂耐药性监测,重点在城市地区。

➤ 对非人类灵长类动物疾病(NHP)的监测,监视其突然消亡以及开展黄热病感染的检测。

这对黄热病感染往往致死的美洲大陆非人类灵长类动物特别重要。

这些标准主要针对人类病例的监测。人类病例的监测包括通过流行病学调查了解活动范围,包括旅行史和免疫接种史、临床特征、及时和完整的诊断检测,如排除发热和黄疸的其他可能原因。最低的监测标准是全国性的、被动的、基于机构的、基于病例的监测,可对所有疑似病例进行实验室检测。对人类病例的黄热病监测应针对所有各年龄组人群。高危地区的监测应针对旅行者(包括进出暴发地区的旅行者),并应根据国际卫生条例的要求及时报告疫情。在有潜在黄热病传播但目前还无危险的国家,重要的是要有发现黄热病毒传入的早期预警系统。

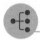 ## 病例定义和最终分类

### 病例检索的疑似病例定义

疑似病例是指任何有急性发热,在早期症状出现后 14 天内出现黄疸的病人。疑似病例的综合征定义宽泛,有许多可能的鉴别诊断,从而使其成为敏感但并非十分特异的定义。估计有 1%~3% 的疑似病例是真实的黄热病。在高危地区所有急性发热和黄疸的病例最好应进行实验室检测以明确诊断。然而,这种敏感的定义可作为早期预警系统的警告,在可能出现暴发时,就启动相应的暴发应对措施。更详尽的信息可从相关的参考文献获得[6]。

### 最终病例分类

可能病例:疑似病例,且有下列至少一项:

➤ 在发病后 30 天内,在没有接种黄热病疫苗的情况下,检出黄热病 IgM 抗体

➤ 与确诊病例或暴发有流行病学关联(如家庭成员或近 1 个月在工作和居住方面与病例有密切接触的人)

确诊病例:可能病例,且有下列至少一项:

➤ 在暴露地区,黄病毒地方性流行的鉴别中和试验结果阴性

➤ 双份标本的黄热病中和试验有血清学转化

和

➤ 在发病前 30 天内没有接种过黄热病疫苗

或

➤ 疑似病例,且有下列至少一项:

  » 用 RT-PCR 在血液或其他器官检出黄热病毒基因组

  » 用免疫组化法在肝或其他器官中检出黄热病毒抗原

  » 分离出黄热病毒

和

  » 在发病前 14 天内没有接种过黄热病疫苗

如果出现复杂的检测结果,则由监测和实验室专家结合相关的临床和流行病学资料(如黄热病和鉴别中和试验的先兆信号)谨慎地解释结果。

排除病例:发病后 7 天以上采集的标本黄热病抗体检测阴性,或组织标本的免疫组化法检测阴性。注意,RT-PCR 结果阴性不能排除病例。

 ## 病例调查

全面快速的调查有利于黄热病的确诊,可更好地了解疾病的传播动力学(城市型传播或中间型传播与散发的丛林型传播),以及对传播中的疾病进行风险分析。对丛林型传播溢出的散发病例与易发生流行的暴发进行鉴别,可为应对措施提供依据,这是非常重要的。对病例进行随访调查的程度取决于病例分类。对所有疑似病例应进行调查;一旦确定为可能病例或确诊病例,还需进行以下深入的调查。其他因素,如当地能力、暴发与非暴发地区,也会影响调查的性质。

#### 对于黄热病的任何疑似病例

一旦卫生保健人员确定了疑似黄热病病例,应向当地公共卫生部门报告。应在报告后 48 小时内对每个病例进行调查,填写个案调查表,同时采集血液标本做分子生物学(RT-PCR)和血清学检测(IgM 抗体)。在首次调查病例时,应采集标本,不必等待理想的窗口期。应做好病历记录,如果诊断提示为可能病例或确诊病例,或病例被排除,应及时更新。应注意,如果第一份标本为 IgM 阴性,则应在出现症状后≤7 天采集第二份标本做 IgM 检测。

#### 对于黄热病的任何可能病例和确诊病例

如果疑似病例转为可能病例或确诊病例,应进行详尽的随访调查,以了解最有可能的感染地点(如居住地内的当地感染与居住地外的远处感染)。对可能病例和确诊病例应做进一步调查,以了解当地的流行病学和风险,包括了解当地人口和联系情况、评价常规免疫情况,主动检索其他社区病例,以及可能进行的昆虫学调查。这些将在下面的暴发应对部分进行讨论。

##  标本采集

在没有发生暴发时,最好对每个疑似病例采集标本。血清是最主要的诊断标本。应采集血液至少 5mL,将其放到血清分离管或红顶管(red-top tube)中。用于检测 IgM 的血液,应在首次接触病人时采集。血清应在发病后 14 天内采集。如果血清在发病后≤7 天采集,且血清学检测阴性,应在发病后 >7 天采集第二份标本。对死亡病例,应采集新鲜的或固定的组织标本(尤其是肝和肾标本),进行免疫组化法检测。

#### 储存和运输

全血不能冰冻,避免溶血,因溶血会影响检测结果;为了减少溶血,应在标本采集地分离血清。如果没有分离设备,全血应置于 4~8℃保存,并尽快送到实验室,应在采集后 24 小时内送达。分离的血清应使用湿冰在 48 小时内送到实验室,如有延误,可置 4~8℃储存。如果预计运输时间较长,应将血清置 -20℃冷冻,但不能超过 7 天。如需在 >1 周后才能处理,应将血清置 -70℃冷冻。血清在 -70℃冷冻可长期保存。

## 实验室检测

根据发病后的时间、免疫接种史和所用的诊断类型,作出黄热病诊断的解释。

#### 确诊方法

血清学检测:最常用的血清学检测是 ELISA。ELISA IgM 阳性提示疑似病例可能为急性黄热病感染,但还需结合同时循环的其他黄病毒流行病学情况和个体既往免疫接种史,对 ELISA IgM 阳性做出解释。

➤ 如 ELISA IgM 阳性,应采用鉴别中和试验对暴露发生地呈地方性流行的黄病毒进行检测,或在参考实验室对合格的双份血清进行中和试验,以观察有无血清学转化,因中和试验对黄热病毒的特异性更高。不推荐黄热病的 ELISA IgG 试验用于监测。

➤ 血清学转化　血清学转化（早期标本中和试验 IgM 阴性，在发病后 7~14 天采集的晚期标本 IgM 阳性）也可确定黄热病的急性感染。

➤ 其他黄病毒（如登革病毒、西尼罗病毒、寨卡病毒）也可出现黄热病毒 ELISA IgM 假阳性结果，因此应对其他黄病毒（应根据当地流行病学来确定）进行检测以排除这些黄病毒感染。

➤ 目前的实验室检测不能鉴别黄热病毒 IgM 是由免疫接种所致，还是由野生型黄热病毒所致。对 30 天内接种黄热病疫苗者，解释 IgM 结果应慎重，可根据每例的临床表现和流行病学的具体情况进行解释。然而，基因测序或使用疫苗特异的 RT-PCR 可以鉴别野生型黄热病毒与疫苗株的感染。

➤ 往往需要国家或地区的黄热病参考实验室来进行确诊试验。如运送到参考实验室的时间较长，可能会影响标本检测的时间节点和质量。

RT-PCR：如果血清 / 全血标本在发病后 ≤10 天采集，可使用 RT-PCR 来检测黄热病毒 RNA。如果标本在发病后 <14 天采集，部分病例会产生阳性结果，因此对这些标本可采用 RT-PCR 检测，阳性结果可确定诊断。然而，阴性结果不能排除黄热病，且对阴性结果的标本应送检做 IgM 检测，而不管标本采集在发病后的天数。RT-PCR 结果可在 4 天内出具报告。对于死亡病例，应该使用 RT-PCR 对所有现有标本进行检测，而不管标本采集时间。

对于疑似死亡病例应采集固定的组织标本，用免疫组化法进行检测。

**实验室的特殊考虑**

目前正在研制检测尿液和唾液标本的快速诊断试验和 RT-PCR，以延长可检出病毒基因组的时限，但这些方法用于确诊黄热病病例，目前还未得到公认。

➤ 实验室网络　在非洲、拉丁美洲设有黄热病实验室网络[7]。在拉丁美洲和加勒比地区，地区实验室网络与虫媒病毒监测相结合。东地中海地区的实验室检测与高度威胁的病原体检测相结合。

 **数据收集、报告和使用**

**对所有疑似病例推荐的数据元素**

➤ 人口学统计信息

　》 姓名（如果考虑到隐私，可以省略姓名，但需要唯一身份识别码）

　》 唯一病例识别码

　》 居住地（省，市，区）

　》 出生日期（如果出生日期不能获得，请填写年龄）

　》 性别

➤ 报告信息

　》 报告日期

　》 调查日期

➤ 临床症状和体征

　》 发热日期

　》 黄疸日期

　　● 对于严重病例，出现严重期或中毒期

（如黄疸、腹痛和呕吐、出血）的日期

» 症状描述，并强调下列症状

- 黄疸

- 出血

» 严重并发症

» 结局（病人存活或死亡）

- 死亡日期

➤ 免疫接种状况

» 黄热病疫苗接种剂次

- 已接种的疫苗所有剂次及日期（如果有接种卡的话）

➤ 流行病学数据

» 职业高危因素（例如，采掘业，如采矿；或林业、频繁接触丛林栖息者的职业，如农业或道路建设）

» 发病后 10 天内有旅行吗？如果有的话，在哪里旅行？

» 与社会文化因素有关的危险因素（如病例是边缘化人群的成员，这些人难以获得预防和治疗的卫生服务）

➤ 实验室方法和结果

» 采集的标本类型（血清、全血、肾、肝等）

» 标本的采集日期

» 标本送往实验室的日期

» 实验室收到标本的日期

» 实验室结果的报告日期

» 结果（黄热病毒和其他黄病毒）

- IgM（阳性、阴性、不确定、不详）

- RT-PCR（阳性、阴性、未检测、不详）

- IgM 血清学转化（阳性、阴性、未检测、不详）

- 中和试验（阳性、阴性、未检测、不详）

- 免疫组化法（阳性、阴性、未检测、不详）

➤ 最终分类（确诊病例、可能病例、排除病例）

**推荐对所有可能 / 确诊病例进行调查的数据元素**

➤ 临床症状和体征：如果在初次调查后又出现新的症状和体征，应对其进行审核，并进行更新。

➤ 病例的流行病学数据：对最初问题提供的答案进行核实，以确认 / 增加额外信息。

➤ 社区的流行病学数据：

» 背景资料（城市或农村，气候和季节因素，生态学特征，如有无丛林、森林、三角地带，有无非人类灵长类动物）。

» 与扩散和地域传播相关的危险因素（如有无基础设施的连接，如道路或其他运输方式，正式和非正式的人口流动类型，包括流离失所人口或流动人口，是否季节性或持续性）

**报告要求和建议**

为了确保监测的顺利进行，对基于病例的监测，各级定点的报告单位应定期（如每周或每月）报告，即使没有病例，也要零报告；并对每个疑似病例的实验室结果进行更新。在暴发期间，报告应至少每周一次。一旦获得实验室结果，应该对最终病例分类进行明确的报告和更新。

如果常规的基于病例的报告不可行，则对疑似病例、可能病例和确诊病例的汇总数据从地方到中层以及中央应每月至少报告一次。在有些地方，可以通过综合性疾病监测和应对（IDSR）报告系统进行报告。

黄热病病例的报告是国际卫生条例的要求，各国应在接到确诊病例报告后 24 小时内向 WHO 报告所有病例。此外,WHO各成员国可通过联合报告表(JRF)报告黄热病确诊病例。所有国家实验室要每月向WHO报告检测结果。

发空间变化的描述

### 将数据用于决策

➤ 详细调查和高质量诊断试验的数据是信息的重要来源,可用于鉴别散发病例和流行病例,确定暴发,为制定合适的应对计划提供依据,包括应急免疫接种活动。

➤ 如果发生暴发,应反复收集和分析所有监测数据,包括流行病学、临床表现和实验室诊断结果,为监测病毒循环的范围和强度以及为监测正在发生的传播提供依据,以提供有价值的高危人群信息和监测应对措施的效果。

➤ 也可以利用数据来更好地了解黄热病的流行病学,以指导预防策略和评估其影响。

### 推荐的数据分析

➤ 对于疑似病例,按月、年和地区的发病数和发病率

➤ 对于确诊病例和可能病例,按月、年和地区的发病数和发病率

➤ 按年龄组、免疫状况、地区、月和年的确诊病例数和可能病例数

➤ 按月和年的确诊黄热病的年龄发病率、性别发病率、地区发病率

➤ 确诊病例和可能病例的病死率

➤ 暴发的流行曲线、标点地图或其他表示暴

 监测绩效指标

应在国家和次国家/地方层面定期对黄热病监测进行评价,以确保国家能达到监测的目标。通过及时常规报告疑似病例,开展合适的实验室检测以确诊病例,快速发现相关的聚集性疫情和暴发,来评价监测系统的绩效。监测绩效指标见表1。

表1 推荐的黄热病监测绩效指标

| 监测属性 | 指标 | 目标 | 计算方法(分子/分母) | 评论 |
|---|---|---|---|---|
| 报告的完整性 | 定点报告机构有报告黄热病疑似病例(即使没有病例,也有零报告)的百分比 | ≥80% | 有报告黄热病的机构数/黄热病监测的指定报告机构数×100(在某时间段) | 每个次国家报告单位报告所有疑似病例数量是监测系统敏感性和运行的重要指标 |
| 报告的及时性 | 定点报告机构及时向国家机构报告(即使没有病例,也有零报告)的百分比 | ≥80% | 国家定点报告机构在截止时间前报告黄热病的机构数/国家定点报告机构数×100 | 各级机构应在规定日期或之前收到报告 |
| 调查率 | 每年报告和采集至少1例疑似黄热病病例血标本的地区的百分比 | ≥80% | 1年内报告和采集至少1例疑似黄热病病例血标本的地区数/总地区数 | |

续表

| 监测属性 | 指标 | 目标 | 计算方法（分子／分母） | 评论 |
|---|---|---|---|---|
| 调查的及时性 | 所有疑似黄热病病例在报告后 48 小时内开展调查的百分比 | ≥80% | 在报告后 48 小时内开展调查的疑似黄热病病例数／疑似黄热病病例数 ×100 | |
| 标本采集 | 疑似黄热病病例标本采集的百分比 | ≥80% | 已采集标本的疑似黄热病病例数／疑似黄热病病例数 ×100 | 这是非暴发期间的目标 |
| 标本运输的及时性 | 采集后 3 天内实验室收到标本的百分比 | ≥80% | 采集后 3 天内实验室收到的标本数／总标本数 ×100 | 该指标仅适用于公共实验室 |
| IgM 实验室结果报告的及时性 | 在收到标本后 4 天内报告 IgM 结果的百分比 | ≥80% | 在收到标本后 4 天内报告 IgM 结果的标本数／实验室收到后做 IgM 检测的标本数 ×100 | |
| RT-PCR 结果报告的及时性 | 在收到标本后 4 天内报告 RT-PCR 结果的百分比 | ≥80% | 在收到标本后 4 天内报告 RT-PCR 结果的标本数／实验室 RT-PCR 检测的标本数 ×100 | 实验室收到标本日期是指开展 RT-PCR 检测的实验室（而不是送检的实验室）收到标本的日期 |
| 转送地区参考实验室 | 获得结果后 7 天内将 IgM 阳性标本送到参考实验室做确诊试验的百分比 | ≥80% | 获得结果后 7 天内将 IgM 阳性标本送到参考实验室的标本数／阳性标本数 ×100 | 在任何新感染地区发现的阳性标本应立即送检一旦证实暴发，则不需送检标本，因此可从分母中删除 |

## 临床病例处理

　　医院的高质量、早期支持性疗法可提高存活率。对黄热病还没有特异的抗病毒药物，但脱水、肝肾功能衰竭和发热的治疗可改善结局[1,8]。相关的细菌感染可用抗生素治疗。对仍处于病毒血症期的病人，应使用杀虫剂处理的蚊帐来保护，以减少进一步传播的风险。应遵行当地的黄热病治疗方案。

## 接触者追踪和管理

　　黄热病是生物媒介传播的疾病，不会在人与人之间直接传播。因此，不需进行接触者追踪和调查。然而，一旦发现可能病例或确诊病例，应进行主动病例搜索，查找社区中有类似症状的其他人员，以了解当地有无疾病的传播（参见下面的聚集性疫情调查）。

集聚性疫情调查

对家庭或密闭社区的聚集性病例应进行调查。一旦发现可能病例或确诊病例,建议对家庭和周围社区(如周围500m)进行主动病例搜索,查找社区中有类似症状的其他人员,以了解当地有无疾病的传播。

## 暴发情况下的监测、调查和应对

暴发调查和控制的方法,详见《全球消除黄热病流行策略(2017–2026)》和《黄热病流行控制》[5,9]。

### 暴发的定义

单例黄热病实验室确诊病例可足以确定有暴发可能,应启动快速调查和采取可能的干预措施。对指示病例和聚集性病例进行详尽全面的调查,包括对完整流行病学调查结果的分析,是非常重要的,可为制定应对计划提供依据。

### 暴发期间监测的变化

➤ 在暴发期间,如果还未开展主动监测和基于病例的监测,则应开展。与确诊病例附近的医疗机构应进行主动病例搜索。

➤ 调查应包括:①确定发病地区的疫苗覆盖率(常规免疫接种覆盖率,最近黄热病暴发应急免疫接种和黄热病预防性运动);②确定该地区未接种人群的范围和特征;③评价暴发在地理上扩散的危险性和/或传播程度。

➤ 建议开展快速昆虫学调查以确定蚊子媒介的可能种群和评价媒介密度[10]。

➤ 疑似病例定义可能需要更加宽泛,以包括发热病例以及与确诊病例和暴发有流行病学联系的病例。然而,对这些病例应进行检测以确定是否为真正的病例。

➤ 实验室检测方法可能需要改进。最好对每个疑似病例采集标本并进行检测,但这样可能会加重实验室的负担。

  » 在还没有确定为黄热病毒循环活跃的地区,应该对所有疑似黄热病病例采集血标本。

  » 如果实验室检测能力已达到最大化,应优先检测当地黄热病传播还未确认的那些地区的标本。

  » 在已确定当地黄热病传播的地区,不必用血清学检测来鉴别黄热病毒和其他黄病毒。

### 公共卫生应对

暴发应对的主要措施包括应急接种、媒介控制、社会动员和病例调查。

➤ 应急接种

  » 在免疫接种覆盖率低的地区,应在发病地区,如村、区、城镇或城市,或距发病地区10~50km的地方(可根据几个因素,如人群密度和免疫接种覆盖率,来确定范围）实施免疫接种。

» 在免疫接种（根据儿童常规免疫接种和 / 或预防性免疫接种运动）覆盖率高的地区，可对邻近地区的易感人群和未接种人群进行有针对性的接种。在这些地区不需进行大规模应急接种或再次接种。

» 黄热病疫苗的应急储备可通过国际疫苗供应协调组织（International Coordinating Group on Vaccine Provisions）用于应急接种[11]。

➤ 媒介控制

» 在城市暴发时，应急媒介控制是有助于阻断传播的辅助策略。媒介控制策略首先要确定导致传播的媒介和杀虫剂耐药的类型。媒介控制需要针对幼虫和成蚊。在黄热病病例居住的地区，应尽快实施媒介控制。

➤ 应加强国际卫生条例的实施，并强调对出入暴发地区的所有旅行者和访客要求入境时出示黄热病疫苗国际接种证书。

## 🚩 黄热病监测的特殊考虑

### 媒介监测

媒介监测是黄热病监测的主要辅助方法[10]。将埃及伊蚊作为监测目标有助于确定地区风险。了解这些蚊子的分布可让国家选定重点地区来加强其人类疾病监测和检测，并考虑媒介控制。在高危城市或有可能发生黄热病的城市，应定期计算埃及伊蚊指数。在登革热、寨卡病毒病和基孔肯雅热高危的国家，这些措施应作为扩大虫媒病毒监测的一部分，并应准备就绪。

### 人道主义紧急情况

人道主义紧急情况可能增加黄热病发生的危险性。自然灾害（如洪水）可增加媒介种群。地方性流行区内的人口流动（如难民或流离失所者），可导致黄热病输出到群体免疫低的地区。在出入黄热病高危地区时，需要核查旅行者（如工作人员）的黄热病免疫状况，以预防黄热病输出到可能存在当地传播的无免疫人群。

（周祖木　译）

## 📚 参考文献

引用

1. *World Health Organization. Yellow fever. Geneva: World Health Organization; 2019 (*https://www.who.int/en/news-room/fact-sheets/detail/yellow-fever*) .*

2. *Gibney KB, Edupuganti S, Panella AJ, Kosoy OI, Delorey MJ, Lanciotti RS, et al. Detection of anti-yellow fever virus immunoglobulin m antibodies at 3-4 years following yellow fever vaccination. Am J Trop Med Hyg. 2012 Dec; 87 (6): 1112-5.*

3. *Immunization, Vaccines, and Biologicals. Yellow Fever. Geneva: World Health Organization; 2019 (*https://www.who.int/immunization/monitoring_surveillance/burden/vpd/surveillance_type/passive/yellow_fever/en/*).*

4. *World Health Organization. Vaccines and vaccination against yellow fever: WHO Position Paper, June 2013--recommendations. Vaccine. 2015 Jan 1; 33 (1): 76-7.*

5. *A global strategy to Eliminate Yellow fever Epidemics 2017-2026. Geneva: World Health Organization; 2018* (https://apps.who.int/iris/bitstream/handle/10665/272408/9789241513661-eng.pdf?ua=1 ).

6. *Yellow fever surveillance and outbreak response: revision of case definitions, October 2010. Wkly Epidemiol Rec. 2010  Nov 19; 85 (47): 465-72.*

7. *Mulders MN, Serhan F, Goodson JL, Icenogle J, Johnson BW, Rota PA. Expansion of Surveillance for Vaccine-preventable Diseases: Building on the Global Polio Laboratory Network and the Global Measles and Rubella Laboratory Network Platforms. J Infect Dis. 2017  Jul 1; 216 (suppl_1): S324–S30.*

8. *World Health Organization. Yellow fever: Questions and answers. Geneva: World Health Organization; 2017* (https://www.who.int/features/qa/yellow-fever/en/).

9. *World Health Organization. Managing Yellow fever epidemics. Geneva: World Health Organization; 2019* (https://apps.who.int/iris/bitstream/handle/10665/329432/WHO-WHE-IHM-2019.11-eng.pdf?ua=1 ).

10. *World Health Organization. Yellow fever: Rapid Field Entomological Assessment during Yellow Fever Outbreaks in Africa Handbook. Geneva: World Health Organization; 2014* (https://apps.who.int/iris/bitstream/handle/10665/112785/WHO_HSE_PED_CED_2014.3_eng.pdf?sequence=1&isAllowed=y).

11. *World Health Organization. International Coordinating Group (ICG) on Vaccine Provision. Geneva: World Health Organization; 2019* (https://www.who.int/csr/disease/icg/en/) .

## 推荐

1. *World Health Organization. Yellow fever Laboratory Diagnostic Testing in Africa: Interim Guidance. Geneva: World Health Organization; 2016* (https://apps.who.int/iris/bitstream/handle/10665/246226/WHO-OHE-YF-LAB-16.1-eng.pdf?sequence=1).

2. *World Health Organization. Yellow fever: Investigation of Yellow Fever Epidemics in Africa Field Guide. Geneva: World Health Organization; 2008* (https://apps.who.int/iris/bitstream/handle/10665/69874/WHO_HSE_EPR_2008.5_eng.pdf?sequence=1).

3. *Pan American Health Organization. Laboratory Diagnosis of Yellow Fever Virus infection. Washington D.C.: Pan American Health Organization; 2018* (https://www.paho.org/hq/index.php?option=com_docman&view=download&category_slug=guidelines-5053&alias=46877-laboratory-diagnosis-of-yellow-fever-virus-infection&Itemid=270&lang=en).

4. *Yellow fever in Africa and the Americas, 2016. Wkly Epidemiol Rec. 2017  Aug 11; 92 (32): 442-52.*

5. *Yellow fever in Africa and the Americas, 2017. Wkly Epidemiol Rec. 2018  Aug 10; 93 (32): 409–16.*

# 附录 1　监测审查的工具

## 1.1　书面审查

对疫苗可预防疾病（VPD）监测应进行书面审查，并应对其进行评估以了解所监测的疾病，确定哪些内容需要更深入的审查，是作为扩大免疫规划（EPI）审查的一部分，还是作为单独审查的一部分。下面是用于组织书面审查的工具示例，可对其进行修改（表1）。可以对监测系统的许多方面进行审查，但在综合性审查中，关键目标是评估功能性、及时性、代表性、敏感性、数据质量和可持续性。现已增加了评审中最常见的疾病监测系统。用该工具所获得的结果可为选择哨点和开发审查的最终评估工具提供依据。可通过与国家监测机构联络点交谈和审查国家/次国家/机构特定的监测数据来填写该工具表。

表 1 疫苗可预防

| | AFP（脊髓灰质炎）[a] | AFR[b]（麻疹/风疹） | CRS[c] | 脑膜炎/脑炎 | | |
| --- | --- | --- | --- | --- | --- | --- |
| | | | | 哨点 IB-VPD[d] | 流行性脑膜炎[e] | 流行性乙型脑炎 |
| 监测系统有无运行？（是/否） | | | | | | |
| 监测是国家层面、次国家层面和/或哨点？ | | | | | | |
| 审查病例定义；这些定义是否符合国情？ | | | | | | |
| 有无用于审查的标准操作程序？ | | | | | | |
| 这些程序是否合适？（应由谁报告？报告什么？何时报告？如何报告？向谁报告？） | | | | | | |
| 审查国家层面和次国家层面的数据/指标：有哪些相关领域？至少应审查以下内容： | | | | | | |
| 机构报告率是否≥80%？ | | | | | | |
| 数据是否相对完整？ | | | | | | |
| 数据是否及时？ | | | | | | |
| 大多数病例是否为实验室确认？ | | | | | | |
| 监测的敏感性是否足够？ | | | | | | |
| 是否为国内实验室检测？ | | | | | | |
| 开展检测的实验室/实验室网络最近外部质量评估是否符合最低标准？ | | | | | | |
| 最近一次监测审查是什么时间？ | | | | | | |
| 哪个监测系统是国家的重点（如由于新的或最近的疫苗引入，朝目标方向的进展）？ | | | | | | |
| 哪些是EPI审查的优先事项？ | | | | | | |

[a] 急性弛缓性麻痹。
[b] 急性发热和皮疹。
[c] 先天性风疹综合征。
[d] IB-VPD（侵袭性细菌的疫苗可预防疾病）：肺炎球菌、流感嗜血杆菌、脑膜炎奈瑟菌。
[e] 流行性脑膜炎：脑膜炎奈瑟菌，有时为肺炎球菌。

**疾病的监测目标**

| 呼吸道疾病 | | | 腹泻 | | 破伤风 | 白喉 | 黄热病 | 其他[h] |
|---|---|---|---|---|---|---|---|---|
| SARI/ILI[f]（流感） | 肺炎 / 败血症[g] | 百日咳 / 顿咳 | 轮状病毒 | 霍乱 | | | | |
| | | | | | | | | |
| | | | | | | | | |
| | | | | | | | | |
| | | | | | | | | |
| | | | | | | | | |
| | | | | | | | | |
| | | | | | | | | |
| | | | | | | | | |
| | | | | | * | | | |
| | | | | | | | | |
| | | | | | * | | | |
| | | | | | | | | |
| | | | | | | | | |
| | | | | | | | | |

[f]  严重急性呼吸道疾病 / 流感样疾病。

[g]  IB–VPD：肺炎球菌、流感嗜血杆菌。

[h]  示例包括水痘、流行性腮腺炎、肝炎、伤寒。

\*  不适用，因为破伤风监测不需要实验室确认。

## 1.2 监测综合性审查的补充问题

**使用模板的说明**

该模板旨在提供额外的问题,以评估疫苗可预防疾病监测系统的状态(用于书面审查或现场)(表2~表4)。书面审查的结果应该有助于指导调查表设计和重点领域。书面审查的结果应该有助于确定要包括的其他问题。

**表2　国家(*)和次国家卫生部门层面的问题**

| 信息类型 | 建议的其他问题 |
|---|---|
| 人力资源与系统 | |
| 监测的结构和功能 | *疫苗可预防疾病监测系统(监测类型 – 全国性 / 哨点、主动 / 被动,报告和信息流,与国家卫生信息系统的链接)的结构和功能是什么?<br>*是否有疫苗可预防疾病监控的标准操作程序,包括病例定义和分类?<br>是否有足够的基础设施(交通、通信)来支持监测系统?<br>疫苗可预防疾病监测的结构和功能有哪些优点和缺点?<br>系统运行是否正常? 如果不正常,是什么原因?<br>私营部门如何参与监测系统的报告和应对? |
| 工作人员数量、分配、能力 | 维护监测系统的人员数量是否足够? 卫生人员的分配是否合理?<br>他们的角色是什么?<br>有无书面任务书?<br>上次培训何时进行? |
| 报告和应对 | |
| 实验室和运输支持 | 实验室系统对报告的疫苗可预防疾病进行检测的优点和缺点是什么?<br>» 实验室用品和设备的充足性<br>» 标本运输的合适性<br>» 结果的及时性和完整性<br>» 疫苗可预防疾病参比实验室的使用 |
| 报告和调查 | *应报告的疫苗可预防疾病是否有统一的病例定义?<br>疫苗可预防疾病的调查和报告有无标准操作程序?<br>报告的通信和信息网络是否合适?<br>报告 / 调查的优缺点是什么? |
| 报告的及时性和完整性、数据质量 | 卫生系统各级机构间疫苗可预防疾病的报告频率是多少?<br>根据疾病或信息类型,报告有哪些不同?<br>各级报告的频率和完整性是否受到监督? (通过文件审查进行验证)<br>有无对监测数据的数据质量审查系统? |
| 零报告 | *列出零报告系统中包括的疫苗可预防疾病。<br>零报告系统的优缺点是什么? |

* 这些问题应只在国家层面提出,而没有标星级的问题可在各级机构提出。

续表

| 信息类型 | 建议的其他问题 |
| --- | --- |
| 报告反馈 | 有无向现场反馈监测报告分析的系统？（出版物、方案审查、电子通信）？ |
| 计划 / 行动的数据使用 | 说明监测数据分析如何用于现场规划目的的示例。 |
| 影响评估 | *对于最近引入的疫苗,监测数据有无显示疫苗接种的影响？ |
| 暴发应对 | 描述近 5 年来任何疾病的暴发。有无进行暴发调查？<br>描述系统各个级别当前暴发应对系统的优缺点。 |
| 基于社区的监测 | 描述近 5 年间任何疾病的暴发。有无进行暴发调查？<br>描述系统各个级别当前暴发应对系统的优缺点。 |

表 3    卫生机构问题

| 信息类型 | 建议的其他问题 |
| --- | --- |
| 绩效 | |
| 指标 | 系统如何运行；绩效指标是否满足要求？ |
| 人力资源与系统 | |
| 监测人员数量、分配和能力 | 有无指派人员进行监测？<br>上次培训是什么时候？<br>评估卫生人员对病例定义和监测程序的了解。 |
| 监测报告和后勤 | |
| 报告和调查 | 有调查和报告疫苗可预防疾病的标准操作程序。<br>报告的通信和信息网络的合适性。<br>有无病例调查表？<br>如果工作人员发现 AFP 病例、麻疹 / 风疹、新生儿破伤风,他们该怎么办？ 他们向谁报告？ 他们报告是否及时？ 他们如何报告(邮件 / 电子邮件 / 传真等)？ |
| 实验室和运输支持的充分性 | 是否有足够 / 适当的标本采集用品？<br>关于标本运输的时间节点和挑战是什么？<br>结果的及时性和完整性。 |
| 报告和应对 | |
| 报告的及时性和完整性 | 表格完整吗？ 有无零报告？<br>监测和信息报告的实际频率是多少(查看审查表、审查日志本以评估及时性和完整性)？ |
| 反馈 | 有无收到这个地区的监测报告(出版物、方案审查、电子通信)？<br>上次监督检查是什么时候？ |
| 计划 / 行动的数据使用 | 卫生机构如何利用监测数据分析的示例。 |

**表 4　以敏感性 / 反应为重点的特定疾病问题；根据书面审查结果进行调整**

| 特定疾病信息 | 建议的其他问题 |
|---|---|
| 消除新生儿破伤风（NT） | 近 10 年调查了多少例新生儿破伤风 / 新生儿死亡病例（新生儿死亡数、调查人数、确诊人数）？<br>新生儿破伤风病例数 /1 000 名活产儿的数据是否可在次国家层面获得（用于发现高危地区）？<br>新生儿破伤风监测系统的总体优缺点有哪些？ |
| AFP | 近 5 年发现了多少例 AFP 病例？<br>采集 2 份合格粪便标本并间隔 24 小时的病例比例是多少？如何应对这些病例？<br>有无可供审查的数据？是否正在使用？<br>＊实验室能力如何？最近一次外部质量评估是什么时候进行的？<br>AFP 监测系统的总体优缺点有哪些？ |
| 消除麻疹 / 风疹 | 近 5 年报告了多少例麻疹和风疹病例？<br>调查了多少起暴发？<br>疑似麻疹 / 风疹病例数是多少？受检的确诊病例数是多少？麻疹确诊病例数是多少？风疹确诊病例数是多少？<br>采集标本进行确认检测的病例的百分比是多少？<br>＊实验室能力如何？最近一次外部质量评估是什么时候进行的？<br>麻疹和风疹报告系统的优缺点是什么？<br>对麻疹 / 风疹病例有哪些应对措施？ |
| 哨点监测（如 CRS、IBD、轮状病毒） | ＊目前通过哨点监测系统调查了哪些疾病？<br>＊哨点机构的地理位置和人口覆盖率是多少？<br>＊关于疾病负担和疫苗影响，目前哨点可提供哪些证据？<br>＊有无可供审查的数据？是否正在使用？<br>＊实验室能力情况？最近一次外部质量评估是什么时候进行的？<br>＊最近一次监测审查是什么时候进行的？由谁审查？<br>＊每种疾病的监测系统（组织和管理、基础设施和实验室支持、人力资源能力、报告和反馈系统、计划和评估的数据使用）有哪些优缺点？ |
| 国家的其他疾病监测（如白喉、非新生儿破伤风、流行性乙型脑炎、流行性腮腺炎） | ＊目前通过国家被动监测系统调查了哪些其他疾病？<br>＊有无可供审查的数据？是否正在使用？<br>＊实验室能力情况？最近一次外部质量评估是什么时候进行的？<br>＊每种疾病的监测系统（组织和管理、基础设施和实验室支持、人力资源能力、报告和反馈系统、计划和评估的数据使用）有哪些优缺点？ |

**（邹　艳　译）**

# 附录 2  破伤风血清学调查

## 2.1  背景及原理

本附录提供了通过血清学调查来评估破伤风的群体免疫和监视破伤风发病风险的指南。破伤风疫苗接种的目的是：①实现和维持消除产妇和新生儿破伤风（MNTE）；②通过常规免疫接种 6 剂破伤风疫苗（3 剂基础免疫加 3 剂加强免疫），并达到高覆盖率，确保所有人获得破伤风的终身免疫[1]。因为破伤风杆菌芽孢在环境中持续存在，因此破伤风是无法根除的；需要持续的均衡的高覆盖率的疫苗接种来保护人群。免疫接种诱生的婴儿破伤风免疫随着年龄增长而减弱，因此需要在最佳年龄给予加强接种以提供持久的终身保护。世界卫生组织（WHO）推荐加强免疫接种的程序如下：12~23 个月，4~7 岁和 9~15 岁。在没有为儿童提供加强接种的国家，孕产妇和新生儿破伤风是重要的公共卫生问题，在高危地区需通过常规免疫服务或活动为育龄妇女接种 5 剂含破伤风类毒素组分疫苗（TTCV），首选破伤风 – 白喉疫苗（Td）[1]。在一些国家，接种破伤风 – 类毒素（TT）结合疫苗（如 Hib、脑膜炎奈瑟菌、肺炎球菌和伤寒结合疫苗）可增强破伤风免疫，但这些疫苗不计入免疫程序所要求的 TTCV 剂次。

3 剂含白喉、破伤风、百日咳组分疫苗（DTPCV3）的覆盖率是常规免疫系统的关键绩效指标。但是，各国在监视 DTPCV3 覆盖率的过程中可能会遇到挑战，在管理上会遇到记录和报告的疫苗剂次不准确、目标人群不符合要求等问题，在调查中会遇到疫苗接种史记录不完整或与调查方法相关的其他偏倚等困难（图 1）。尚未引入推荐的婴儿期之后

加强接种 3 剂 TTCV 的国家，可能希望有证据来支持引入疫苗的决定。一些国家通过 TTCV 运动已经实现或将要实现 MNTE，但卫生系统常规免疫、产前保健和产科护理则无改善。必须开展持久性监测以确保持续的 MNTE。即使在疫苗接种程序中包括 6 剂 TTCV 的国家，仍需要提供优化接种程序和填补免疫空白的证据。

通常，血清学调查能为估计人群免疫和监测疾病风险提供客观的生物学指标。从支持疫苗引入到证实消除疾病的政策和战略，越来越需要血清学调查数据的支撑。定期的横断面血清学调查或血清学监测，可以帮助记录免疫规划实施不佳所遇到的挑战和加速疾病控制措施导致的流行特征变化。在高收入国家，如澳大利亚、荷兰和英国，常规血清学监测规划很常见[3-6]，而在中低收入国家血清学数据也已经广泛应用于免疫规划决策[7,8]。血清学调查的局限性在于不能区分接种疫苗的剂次（例如，2 剂还是 3 剂）或免疫事件的来源（对大多数疾病来说是自然感染、常规疫苗接种或疫苗接种运动）。

与其他疫苗可预防疾病不同，破伤风自然感染不能产生破伤风免疫，因此抗体是疫苗接种覆盖率一项重要的生物标志物。破伤风血清学调查有助于评估人群免疫，因为人群免疫受疫苗剂次的累积覆盖率、疫苗有效性（例如，由于冷冻 TTCV 而导致效果降低）和抗体随时间延长而递减等因素的影响（图 2）。对于年龄较大儿童和成人的终身破伤风疫苗接种史的评估尤其具有挑战性，因为

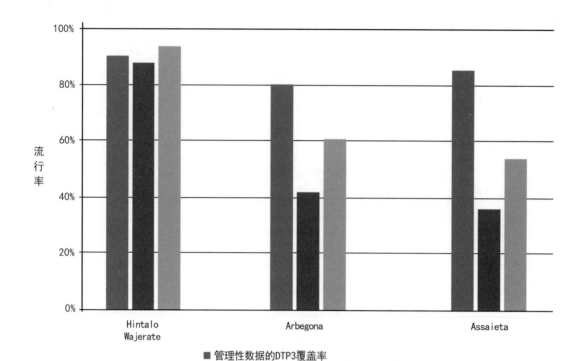

图 1　2013 年埃塞俄比亚 3 个区疫苗覆盖率和血清学调查中

12~23 月龄儿童破伤风疫苗覆盖率和血清学保护[2]

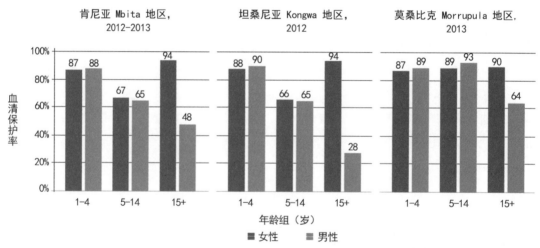

图 2　3 个东非和南非国家不同地区个体血清学保护的比较[13]

血清学保护通过破伤风磁珠免疫荧光法来确定,如≥0.01IU/mL 为有血清学保护。由于免疫力下降和仅对育龄妇女提供加强接种,因此较大儿童和成人男性会出现免疫空白。在这 3 个国家中,只有莫桑比克为一年级和二年级男女学生提供 2 次 TTCV 加强接种。

缺少记录、无法回忆婴儿的接种剂次和其他接种剂次，或者其他来源的剂次未记录在接种卡上（例如在运动期间或受伤后）。事实上，成年女性的破伤风血清学调查显示，与破伤风血清保护率相比，疫苗接种覆盖率被低估（表 1）[9,10]。随着免疫规划的成熟，以及越来越多的成年女性在婴儿期、学校、运动时和产前保健以外的其他地方接种保护性TTCV，预计血清保护率与母亲疫苗接种覆盖率之间的差异将会增加。母亲疫苗接种覆盖率指标包括第 2 剂或随后的 TT 剂次、TT2+ 或出生时获得保护（PAB）①。作为更广泛的破伤风预防工作的一部分，免疫策略咨询专家组（SAGE）建议，在可行的情况下，应考虑用破伤风血清学调查来验证由其他数据来源确定的疾病风险评估，并指导疫苗接种策略，尤其在高危地区[12]。

**表 1　国家代表性育龄妇女破伤风血清学调查的疫苗接种覆盖率和血清保护率汇总**

| 调查 | 人群 | PAB 覆盖率 | 血清学保护率 |
|---|---|---|---|
| 布隆迪，1989[14] | 最近一年分娩过的妇女 | 73%（95% CI：66%~79%） | 67%（95% CI：59%~76%）* |
| 中非共和国，1996[9] | 最近一年分娩过的妇女 | 76%（95% CI：69%~83%） | 89%（95% CI：83%~94%）** |
| 柬埔寨，2012[10] | 15~39 岁妇女 | 83%（95% CI：79%~86%） | 88%（95% CI：86%~89%）** |
| | 15~39 岁经产妇 | | 97%（95% CI：95%~98%）** |

PAB= 出生时获得保护；95% CI =95% 可信区间。

\* ≥0.01IU/mL 用竞争 ELISA。

\*\* ≥0.01IU/mL 用双抗原 ELISA。

## 2.2　调查背景和调查对象

在全球范围内对新生儿和非新生儿破伤风的监测已被证实是不理想的[15,16]。血清学监测可以补充疾病监测，但不能取代它。破伤风血清学数据可以为监视人群免疫和疾病风险提供有用的信息，在可行的情况下，应考虑用于指导免疫接种策略的制定。在报告疫苗接种覆盖率高，或已知疫苗接种覆盖率数据不可靠，且需要独立验证群体免疫的地区，破伤风血清学调查是有用的。然而，血清学调查需花费大量资源，不建议每个国家都使用。

破伤风血清学数据可用于评估大范围年龄的

---

① 出生时获得保护（PAB）是确定破伤风疫苗接种覆盖率的补充方法，特别是在 TT2+ 不可靠的情况下[11]。可以通过在婴儿 DTPCV1 接种期间调查母亲疫苗接种状态对 PAB 进行常规监视，也可以在接种覆盖率调查期间进行评估，该调查包括询问在指定时间段内（1 年前、2 年前或 5 年前）最近一次妊娠期间的母亲接种疫苗状况。PAB 被定义为在母亲最近一次怀孕期间已接种 2 剂 TTCV；接种≥2 剂 TTCV 且最后 1 剂在最后一次分娩前 3 年内；接种≥3 剂且最后 1 剂在最后一次分娩前 5 年内；接受≥4 剂且最后 1 剂在最后一次分娩前 10 年内；接种≥5 剂。建议的简化 PAB 定义是：①在怀孕最后一个孩子时母亲已接种 2 剂 TTCV（在出生前至少 2 周接种第 2 剂）；②在怀孕最后一个孩子时母亲接种 1 剂 TTCV（在出生前至少 2 周接种），且怀孕前曾接种过 1 剂或以上；③在怀孕最后一个孩子时母亲未接种 TTCV，但怀孕前青少年或成人期间曾接种过 3 剂或以上。

免疫空白,并提供循证的补救措施(初始强化免疫或接种运动,优化免疫程序或增加加强剂次等)。对于儿童,破伤风抗体已被确定为监视 DTPCV 覆盖率的潜在生物标志物[2]。在育龄妇女中,足够的破伤风抗体可用于帮助监视 MNTE 的实现和维持(框 11)。根据不同国家标准,育龄妇女可定义为 15~39 岁、15~45 岁、15~49 岁或其他类似年龄段。可能要特别关注过去 1 年、2 年或 5 年里分娩的妇女,以评估孕产妇疫苗接种规划绩效的近期变化。将调查人群限于过去 1~2 年内接种疫苗的个体对象,可提高对疫苗接种剂次回忆的准确性以及疫苗接种覆盖率与血清保护率之间的可比性。但是,年龄范围小或离出生时间短(如 1 年)的合格调查队列所需要的访问家庭数将多于年龄范围大或离出生时间长(如 5 年)所需的访问家庭数。这有重要的资源意义。

---

**框 1　用破伤风血清学调查来监视 MNTE 的实现和维持**

MNTE 的定义是每个地区每年每 1 000 名活产婴儿中新生儿破伤风 <1 例的地区层面目标。MNTE 策略包括每个地区育龄妇女保护性 TTCV 接种覆盖率 >80%[17,18]。在每个地区进行破伤风血清学调查来评估该指标会花费大量人力物力,不推荐使用。然而,在国家层面或报告血清保护率 >80% 的指定高危地区进行的血清学调查,可作为消除破伤风的证据。由于破伤风无法根除,许多国家通过短期的运动实现了 MNTE,因此应考虑在可行的情况下用血清学调查来监视人群免疫和 MNT 风险,指导制定疫苗接种策略,特别是在高危地区[12]。建议在可能的情况下结合现场调查或实验室监测工作,从而监视公共卫生规划的效果和成本分担。

---

## 2.3　破伤风血清学调查的目标

血清学调查是为了评估人群免疫,而不是直接评估疫苗接种覆盖率。对于破伤风,已证实有血清学保护的群体的比例与疫苗接种覆盖率以及疫苗效果和疫苗诱导的免疫持续时间有关。在进行破伤风血清学检查前,重要的是要明确规划预期可以解决的问题以及如何使用数据来指导政策、策略的制定或规划改进。通过破伤风血清学调查设计来实现具体目标(见表 2)。

通常需要有国家代表性的血清学保护率估计值,但也可根据目标和国家现状需要高危地区的次国家层面的估计值。在全国性调查中纳入年龄、性别或地区/次国家层面等分层变量,可以更深入地了解血清学保护率的变化,但会大大增加调查的成本。来自产前保健诊所的残留血清检测或其他便利调查是最经济的选项,但这些调查结果不能推广到其他人群,并且受到选择偏倚的影响。例如,许多国家的产前保健覆盖率很低,但参加产前保健的人更有可能接种破伤风疫苗。

表 2 目标人群破伤风血清学调查的目标

| 目标人群 | 目标 |
|---|---|
| 所有年龄和性别 | » 评估血清学保护的差异<br>（如成年男性与女性；幼儿与学龄儿童）<br>» 确定免疫持续时间以及是否需要加强接种或优化免疫程序<br>» 评估初始加强免疫（catch up vaccination）或接种运动对破伤风免疫的影响<br>（包括 TT– 结合疫苗） |
| 儿童<br>（如 6~23 月龄或 12~35 月龄，<br>6 月龄~5 岁，1~15 岁） | » 评估人群免疫，与疫苗接种覆盖率比较<br>（6~11 月龄和 12~23 月龄）<br>» 确定需要针对性补种的区域和群体<br>（外展疫苗接种，基于学校的免疫接种等）<br>» 确定免疫持续时间和是否需要加强接种<br>（如 12~23 月龄，4~7 岁，9~15 岁） |
| 达到 MNTE 前的育龄妇女 | » 评估人群免疫，与疫苗接种覆盖率比较<br>（如 TT2+/PAB）<br>» 监视新生儿破伤风高危地区针对性活动的影响<br>» 通过疫苗活动、外展疫苗接种或其他方法来确定需要有针对性补种的区域<br>和群体 |
| MNTE 成功后的育龄妇女 | » 监视维持 MNTE 所需的人群免疫<br>（例如，依靠疫苗接种运动实现 MNTE 的国家）<br>» 为 TTCV 加强接种作为持续消除破伤风工作的一部分提供证据<br>» 确定需要针对性补种的区域和群体<br>（例如，外展疫苗接种或改善产前保健和产科保健） |

## 2.4 调查方法

基于人群的整群调查是一种获得代表目标人群的血清阳性率估计值的方法。关于血清学调查的草案制定、预算编制和实施的一般考虑因素，可详见世界卫生组织关于使用血清学调查支持消除麻疹和风疹指南，而有关整群调查设计和抽样方法的详细信息可参阅世界卫生组织疫苗接种覆盖率整群调查参考手册[19,20]。应密切关注调查抽样和实验室方法，以确保结果有效和可解释[12]。

在调查期间，应提供充分的培训，监督和监测，以确保调查人员严格根据调查方案选择调查受试者。需获得所有调查受试者及受试儿童父母的知情同意书；年龄较大的儿童也需要签署知情同意书。收集最重要的变量，如年龄、性别、居住地区、教育和疫苗接种状况，对这些亚组的血清保护率进行详细分析。对于育龄妇女，收集上次怀孕时的胎次，参加产前保健、清洁分娩和脐带护理数据也很重要。

应认真记录通过家庭和卫生机构登记以及回忆接种剂次获得所有 TTCV 疫苗接种史。应在婴儿 / 儿童、学校、孕产妇和接种运动的接种卡上记录 TTCV 剂次。关于疫苗接种史回忆的询问应该会引导受试者回忆所有相关来源（如诊所 / 外展、学校、军队、运动等）的疫苗接种，并向每个受试者询问这样的问题，以防止疫苗接种史记录不完整。在接种 TT- 结合疫苗的情况下（如 MenAfrivac 运动），这些接种剂次也应单独记录（参见下面的血清学调查样本问卷表）。

## 2.5 标本采集

血清或干血斑（DBS）是破伤风血清学调查的首选标本。用全血制备的血清标本（对于年龄较大儿童和成人采血 5mL，对于婴幼儿采血 2.5mL）在血清学调查中使用非常广泛。利用指尖血制备干血斑对受试者来说可能更容易接受，且有不需要立即冷藏和冷链运输的优点。然而，在潮湿气候下获得完全干燥的干血斑可能有困难，且从滤纸中洗脱血清所需的额外步骤增加了实验室人力投入。口腔液标本已用于研究，但不推荐常规用于破伤风血清学调查。标本制备和储存的方案可从其他文献获得[19]。

## 2.6 破伤风免疫的血清学检测

通过体内中和试验（金标准）测量，保护机体免患破伤风所需的 IgG 抗体认可的最低水平是 0.01IU/mL。然而，达到绝对保护机体免患破伤风所需的抗体水平，依个体暴露（如感染的解剖部位和严重程度）而变化很大。目前将血清保护阈值设定为 ≥0.01IU/mL，并已被验证准确的体外试验包括改良 ELISA，如竞争 ELISA、双抗原 ELISA（DAE）和毒素结合抑制（ToBI）试验，以及基于磁珠的免疫荧光法，如多重磁珠法（MBA）。尽管尚未商业化，但双抗原 ELISA、毒素结合抑制试验和多重磁珠法在发展中国家已得到成功应用，或已用于大规模血清学调查[21, 22]。在血清学调查前，新研发的破伤风检测方法需根据参比试验进行验证，并使用破伤风国际参比血清（TE-3）进行校验[19]。

破伤风间接 ELISA 的商品化选项较多，使得这些试验获得广泛应用。然而，在血清保护性浓度较低但截断点（cut off 值）较高时（≥0.01~0.20IU/mL）可出现非特异性结合，因此使用间接 ELISA 时（最好经参比试验验证），通常确定血清抗体浓度在 ≥0.1~0.2IU/mL 为有保护性。目前，暂无商品化的间接 ELISA 将血清保护性阈值设为 0.01IU/mL，也不能用体内或体外试验来验证其准确度。将间接 ELISA 的截断点设在更高浓度时可出现错分偏倚，且每种商品化 ELISA 的灵敏度和特异度不同，也会影响最终结果的一致性[23, 24]。基于上述诸多原因，一般不推荐间接 ELISA 用于破伤风血清学调查，除非 ELISA 检测结果为抗毒素浓度 <0.2IU/mL 的标本用体内中和反应试验、双抗原 ELISA、毒素结合抑制和多重磁珠法等进行确证试验[25]。也不推荐床旁破伤风 IgG 抗体检测用于血清学调查[21, 22]。

## 2.7　整合和节约成本的机会

通过整合现场实施与其他有计划的疫苗接种覆盖率或血清学调查开展破伤风血清学调查，可大大节约破伤风血清学调查的成本。多个国家定期开展人口与健康调查（DHS），通常会收集儿童和育龄妇女的血样，以及破伤风毒素疫苗覆盖率、新生儿死亡、医疗机构分娩情况和熟练的助产士接生情况、产前保健访视、产次、产科护理、医疗就诊和社会人口学等诸多信息，从而为血清学调查结果解释提供依据。多指标整群调查（MICS）也定期在多国广泛开展，但很少收集血样。艾滋病指标调查和疟疾指标调查也是另外的定期调查，往往会收集血样。在某些国家，疫苗可预防疾病（脊髓灰质炎、麻疹、风疹、白喉等）或其他疾病（寄生虫病、虫媒病毒疾病、食源性和水源性疾病）的血清学调查

也可作为整合的选项。

另一项整合和节约成本的机会是多元化实验室检测。基于磁珠的荧光免疫法可用少量血清（1~5μl，不足 ELISA 所需血清量的 1/10）同时检测多种病毒、寄生虫和细菌抗体。与其他检测方法相比，破伤风多重检测方法效果很好且成本相对较低[10,26]。在一项血清学调查中，在已有 19 种抗原多重检测试剂盒中添加破伤风试剂的成本为每份标本仅 0.3 美元，20 种抗原多重检测试剂盒的总成本低于破伤风参比方法（DAE）的每份标本 30 美元。在某些其他血清学调查的费用中，一份 20 种抗原多重磁珠法检测试剂盒在国内检测的边际成本为每份标本低于 20 美元，与单独开展麻疹和风疹检测的 ELISA 价格相当[27]。

## 2.8　推荐的数据分析

在进行数据分析时，应根据调查方法来考虑整群调查设计元素，包括分层、整群及调查权重等。也应根据调查方法来计算总目标人群和调查分层的点估计值和 95% 可信区间。在原始调查设计未纳入的亚组人群（如接种 3 剂及以上的人群）中进行估计时，分析人员应首先评估各亚组人群的现有样本量是否足够、亚组样本是否包括多个群组，或仅包括代表总体中一部分的几个群组。如果亚组样本小，分析人员也应考虑调查权重的影响。如果可获得足够的数据，建议进行以下数据的分析及可视化处理。

➤ 目标人群的破伤风血清保护率［根据抗体水平阈值（改良 ELISA 阈值为≥0.01IU/mL）

和基于磁珠的免疫法，确定二分类变量结果］

　» 报告破伤风 IgG 结果时，应说明检测方法及所用的截断值，如知道的话，应说明与中和试验结果的关系或其他验证过程[21,22]。

➤ 不同疫苗状态（已接种剂次数）和数据来源（接种卡、回忆或接种卡 + 回忆）的破伤风血清保护率。

➤ 不同亚组人群（如年龄、地区、产次或教育程度）的破伤风血清保护率。

➤ 不同亚组人群血清保护率差异的统计学比较，注意样本量可能不够大，难以发现亚组

人群之间的真正差异。

➤ 不同免疫接种状态及亚组人群的平均抗体水平。

➤ 不同抗体水平类别（0.01~0.09IU/mL、0.1~0.9IU/mL、≥1.0IU/mL，抗体水平高通常与破伤风抗体保护率及抗体持续时间呈正相关）的构成比。

  » 定性报告抗体保护时间如"长"或"短"是不必要的，在技术上也是不准确的，而应报告数值分类范围。

➤ 针对未获得疫苗保护的经产妇，报告上次

分娩是否清洁分娩，有熟练的助产士助产及脐带清洁护理情况。

➤ 建议的数据可视化

  » 亚组人群不同类别抗体水平的构成比采用堆叠式柱形图（图3）

  » 如有地域分层，可呈现次国家层面的血清保护率等值线图

  » 对于年龄范围大的调查，可呈现不同年龄（X轴）的血清抗体保护率柱状图（主轴Y）和平均抗体水平线图（副轴Y）（图3）

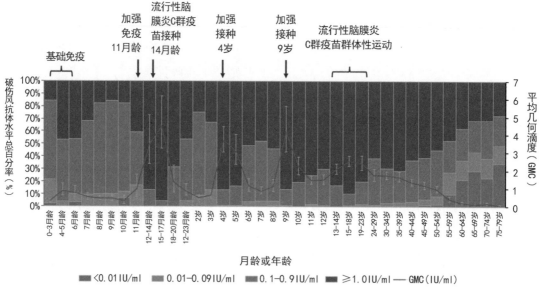

图3 2006年荷兰全国性血清学调查不同年龄组破伤风抗体水平[28]

破伤风抗体水平采用基于磁珠的荧光免疫法检测，血清保护阈值为≥0.01IU/mL。不同年龄不同抗体水平类别的构成比采用堆积柱状图表示，几何平均抗体水平用黑线表示并附有95%可信区间。抗体水平越高，通常疫苗保护率也越高，持续时间越长（如图所示）。"Men C 疫苗群众性运动"是2002年发起的流行性脑膜炎 C 群 – 破伤风类毒素结合疫苗强化接种运动，对 14 月龄儿童接种该疫苗，并将其作为常规免疫规划的一部分

## 2.9　结果解释

破伤风抗体水平通常与接种疫苗诱生的破伤风免疫学保护的稳健性和持续时间相关。应根据当前或既往免疫规划政策和实施情况（程序、覆盖率等），包括以往所有强化免疫活动和疾病发病率数据（如果有的话），对血清学调查结果进行解释。这些数据可为血清学调查结果提供背景资料，还可有助于重点领域做出潜在的改进[19]。

血清学调查的结果表达可能会有局限性，包括选择偏倚（参与者的排除或非随机选择）、信息偏倚（检测或疫苗接种史因错误分类导致的系统偏倚）和无应答偏倚[19]。其他文献已经总结了使用血清学数据来评估疫苗接种史的注意事项[29]。血清学数据不一定是评估疫苗接种状态的金标准，且用准确性差的检测方法进行血清学调查有很多不足（不能正确地对血清保护进行分类），认识到这几点是非常重要的。

破伤风血清学调查结果可能与报告的疫苗接种覆盖率或覆盖率调查估计值不同（见图 1），且有可能提示免疫接种服务的效果比以前估计的服务更好或更差。表 3 总结了造成这些差异的可能原因。已知孕妇的 TT2+ 的管理覆盖率低估了疫苗对破伤风的真正保护率，因为它不包括在当前怀孕期间未接种疫苗但之前已接种疫苗并获得保护的妇女，或者怀孕期间接种过 1 剂但以前接种未记录的妇女[10]。由于某些妇女在婴儿期间接种过疫苗，或者在常规服务之外有加强接种，或由于较难获得疫苗接种史记录和回忆偏倚造成的出生时获得保护（PAB）状态错分等原因而存在残留免疫，故出生时获得保护的覆盖率也可能被低估。

表 3　破伤风血清学保护率和疫苗接种覆盖率差异的可能解释

| 结果 | 可能解释 |
|---|---|
| 破伤风血清学保护率高于疫苗覆盖率 | » 报告的 TTCV 覆盖率数据（分子和／或分母）不准确<br>» 未记录／未回忆 TTCV 免疫接种（例如，给成人受种者接种婴儿／儿童疫苗，TT 和 MenAfriVac 接种运动，受伤后接种）<br>» 未全程接种疫苗（如 DTPCV2）产生的免疫<br>» 实验室检测的特异性差，特别在免疫力低的地区 |
| 破伤风血清学保护率低于疫苗覆盖率 | » 报告的 TTCV 覆盖率数据（分子和／或分母）不准确<br>» 不合格疫苗接种或冷冻 TTCV 导致疫苗效果降低<br>» 部分年龄组破伤风免疫力下降<br>» 实验室检测的敏感度未达到标准，特别是在免疫力高的地区 |

## 2.10　结果的利用

破伤风血清学调查结果具有重要的潜在用途，可用于监视人群免疫和发病风险，以及指导制定免疫规划的政策、策略和有针对性的改进措施。根据当前和历史免疫程序和政策、覆盖率数据、过去的运动以及现有发病率数据对血清学调查结果进行三角测算，将有助于突显数据质量存在的问题和有

待改进的领域。为了广泛地控制破伤风,血清学调查还可用于:

> 为改变破伤风免疫政策或策略提供所需的证据(Td 运动、推荐加强接种,基于学校的免疫等)

> 监视破伤风免疫规划产生的影响,包括为达到更好效果而改变政策和策略,如初始强化免疫,疫苗接种运动和加强产前保健。

> 确认达到疾病控制目标所需的足够的破伤风群体免疫,并与其他规划数据(如覆盖率和监测)进行比较,作为独立验证的手段

> 确定破伤风血清保护率低的区域和人群亚组(性别、年龄组、产次、移民状况、种族),并提出合适的干预措施(外展接种、初始强化免疫、接种运动、基于学校的疫苗接种)。

## 参考文献

1. *World Health Organization. Tetanus vaccines: WHO position paper – February 2017. Wkly Epidemiol Rec. 2017;92(6):53–76* (http://www.who.int/immunization/policy/position_papers/tetanus/en/).

2. *Travassos MA, Beyene B, Adam Z, Campbell JD, Mulholland N, Diarra SS, et al. Immunization coverage surveys and linked biomarker serosurveys in three regions in Ethiopia. PLoS One. 2016;11(3):e0149970.* https://doi.org/10.1371/journal.pone.0149970.

3. *Gidding H. Australia's national serosurveillance program. N S W Public Health Bull. 2003;14(4–5):90–3.*

4. *Jardine A, Deeks SL, Patel MS, Menzies RI, Gilbert GL, McIntyre PB. An evaluation of the Australian National Serosurveillance Program. Commun Dis Intell Q Rep. 2010;34(1):29–36.*

5. *Wilson SE, Deeks SL, Hatchette TF, Crowcroft NS. The role of seroepidemiology in the comprehensive surveillance of vaccine-preventable diseases. CMAJ. 2012;184(1):E70–6. doi: 10.1503/cmaj.110506.*

6. *Osborne K, Weinberg J, Miller E. The European Sero-Epidemiology Network. Euro Surveill. 1997;2(4):29–31* (http://www.eurosurveillance.org/content/10.2807/esm.02.04.00167-en).

7. *Cutts FT, Hanson M. Seroepidemiology: an underused tool for designing and monitoring vaccination programmes in low- and middle-income countries. Trop Med Int Health. 2016;21(9):1086–98. doi: 10.1111/tmi.12737.*

8. *Metcalf CJE, Farrar J, Cutts FT, Basta NE, Graham AL, Lessler J, et al. Use of serological surveys to generate key insights into the changing global landscape of infectious disease. Lancet. 2016;388(10045):728–30. doi:* https://doi.org/10.1016/S0140-6736(16)30164-7.

9. *Deming MS, Roungou JB, Kristiansen M, Heron I, Yango A, Guenengafo A, et al. Tetanus toxoid coverage as an indicator of serological protection against neonatal tetanus. Bull World Health Organ. 2002;80(9):696–703* (http://www.who.int/bulletin/archives/80(9)696.pdf).

10. *Scobie HM, Mao B, Buth S, Wannemuehler K, Sorenson C, Kannarath C, et al. Tetanus immunity among women aged 15 to 39 years in Cambodia: a national population-based survey, 2012. Clin Vaccine Immunol. 2016;23(7):546–54. doi: 10.1128/CVI.00052-16.*

11. *World Health Organization. Protection-at-birth (PAB) Method, Tunisia: monitoring tetanus toxoid coverage and avoiding missed opportunities for tetanus toxoid vaccination. Wkly Epidemiol Rec. 2000;75(25):203–6* (http://apps.who.int/iris/handle/10665/231194).

12. *World Health Organization. Meeting of the Strategic Advisory Group of Experts on Immunization, October 2016 - conclusions and recommendations. Wkly Epidemiol Rec. 2016;91(48):561–82* http://www.who.int/wer/2016/wer9148/en/.

13. *Scobie HM, Patel M, Martin D, Mkocha H, Njenga SM, Odiere MR, et al. Tetanus immunity gaps in children 5-14 years and men ≥ 15 years of age revealed by integrated disease serosurveillance in Kenya, Tanzania, and Mozambique. Am J Trop Med Hyg. 2017;96(2):415-20. doi: 10.4269/ajtmh.16-0452.*

14. *World Health Organization. Expanded programme on immunization: estimating tetanus protection of women by serosurvey. Wkly Epidemiol Rec. 1996;71(16):117–24* (http://apps.who.int/iris/handle/10665/229744).

15. *Dalal S, Samuelson J, Reed J, Yakubu A, Ncube B, Baggaley R. Tetanus disease and deaths in men reveal need for vaccination. Bull World Health Organ. 2016;94(8):613–21* (http://www.who.int/bulletin/volumes/94/8/15-166777/en/).

16. World Health Organization. Expanded Programme on Immunization: the use of survey data to supplement disease surveillance. Wkly Epidemiol Rec. 1982;57(47):361–2.

17. Stroh G, Birmingham M. Protocol for assessing neonatal tetanus mortality in the community using a combination of cluster and lot quality assurance sampling: field test version. Geneva: World Health Organization; 2002 (http://apps.who.int/iris/bitstream/handle/10665/67193/WHO_V-B_02.05_eng.pdf)

18. United Nations Children's Fund, World Health Organization, United Nations Population Fund. Maternal and neonatal tetanus elimination by 2005: strategies for achieving and maintaining elimination 2000. New York: UNICEF; 2000 (http://www.unicef.org/french/health/files/MNTE_strategy_paper.pdf).

19. World Health Organization. Guidelines on the use of serosurveys in support of measles and rubella elimination. Geneva: World Health Organization (forthcoming); 2018.

20. World Health Organization. Vaccination coverage cluster surveys: reference manual. Geneva: World Health Organization; 2018 (http://www.who.int/immunization/monitoring_surveillance/routine/coverage/en/index2.html).

21. Borrow R, Balmer P, Roper MH. The immunological basis of immunization series, Module 3: Tetanus (Update 2006). Geneva: World Health Organization; 2007 (http://apps.who.int/iris/bitstream/handle/10665/43687/9789241595551_eng.pdf).

22. Basta N, Miller E, Borrow R. The immunological basis for immunization series: Module 3, Tetanus (2018 Update). Geneva: World Health Organization; 2018 (In press).

23. Perry AL, Hayes AJ, Cox HA, Alcock F, Parker AR. Comparison of five commercial anti-tetanus toxoid immunoglobulin G enzyme-linked immunosorbent assays. Clin Vaccine Immunol. 2009;16(12):1837–9. doi: 10.1128/CVI.00294-09.

24. van Hoeven KH, Dale C, Foster P, Body B. Comparison of three enzyme-linked immunosorbent assays for detection of immunoglobulin g antibodies to tetanus toxoid with reference standards and the impact on clinical practice. Clin Vaccine Immunol. 2008;15(12):1751–4. doi: 10.1128/CVI.00254-08

25. Simonsen O, Bentzon MW, Heron I. ELISA for the routine determination of antitoxic immunity to tetanus. J Biol Stand. 1986;14(3):231–9.

26. van Gageldonk PG, van Schaijk FG, van der Klis FR, Berbers GA. Development and validation of a multiplex immunoassay for the simultaneous determination of serum antibodies to Bordetella pertussis, diphtheria and tetanus. Journal of immunological methods. 2008;335(1–2):79–89. doi: 10.1016/j.jim.2008.02.018.

27. Arnold BF, Scobie HM, Priest JW, Lammie PJ. Integrated serosurveillance of population immunity and disease transmission. Emerging Infectious Diseases. 2018;24(7):1188-1194. doi. 10.3201/eid2407.171928

28. Steens A, Mollema L, Berbers GA, van Gageldonk PG, van der Klis FR, de Melker HE. High tetanus antitoxin antibody concentrations in the Netherlands: a seroepidemiological study. Vaccine. 2010;28(49):7803-9. doi: 10.1016/j.vaccine.2010.09.036.

29. MacNeil A, Lee CW, Dietz V. Issues and considerations in the use of serologic biomarkers for classifying vaccination history in household surveys. Vaccine. 2014;32(39):4893–900. doi: 10.1016/j.vaccine.2014.07.005.

## 2.11 血清学调查问卷调查表的样本

**使用说明**

对每个调查对象,应填写一份调查表并采集血样。从所有基于家庭的记录(例如,婴儿/儿童、学校、孕产妇、疫苗运动的接种卡)中收集疫苗接种状态的书面记录是非常重要的。在一些家庭记录难以获得的情况下,可查看卫生机构有无疫苗接种记录,这可能是很有用的。由于破伤风疫苗接种可能有多种来源,且现有的记录可能不完整,因此无论有无记录,都要收集所有调查对象疫苗接种的回忆信息。

注意:此调查问卷样本广泛用于所有年龄和性别的血清学调查对象。用于血清学调查与用于疫苗接种覆盖率调查的调查问卷之间的一个重要区别是,血清学调查应力图在调查前从不同来源收集所有含破伤风类毒素疫苗接种剂次的信息,而覆盖率调查通常只涉及特定的常规免疫机会(例如,婴儿期 DTPCV3 或上次怀孕期间的 Td 剂次)所接种的 TTCV 剂次。对于每次调查,调查问卷应根据当地具体情况进行调整（例如，调整疫苗接种卡中的部分内容以匹配国家使用的接种卡）。如果调查人群仅限于某一群体（如育龄妇女或儿童），需要删除不适用的问题。如果一个家庭有多个对象，应考虑将家庭层面的问题纳入与每个家庭成员的个人表格相关联的单独调查问卷中。

## 第一部分　人口统计学信息

| 编号 | 问题和筛选 | 编码类别 | 跳转 | 问题的注意事项 |
|------|-----------|---------|------|--------------|
| D01 | 身份标识号 | —————— | | 必须可回溯到血清标本 |
| D02 | 性别 | 男性　1<br>女性　2 | | |
| D03 | 出生日期是否知道 / 可获得 | 是　1<br>否　0 | 如果否，跳转至 D05 | |
| D04 | 出生日期 | 年 / 月 / 日：__ __ / __ __ / __ __（不清楚的日期部分用 "99" 代替） | | |
| D05 | 以岁计算的年龄 | 以岁计算的年龄—————— | | 对于小于 12 月龄的儿童，只要收集月龄信息就行 |
| D06 | 种族 | —————— | | 设置适合分析的选项编码 |
| D07 | 居住省份 | —————— | | 设置适合分析的选项编码 |
| D08 | 居住区 / 县 | —————— | | 设置适合分析的选项编码 |
| D09 | 居住的街道 / 村 | —————— | | |
| D10 | 你 / 你的孩子现在居住地就是出生地吗？ | 是　1<br>否　0<br>不清楚 / 拒绝回答　99 | | |
| D11 | 最高学历 | | | 设置适合分析的选项编码 |
| D12 | 你 / 你的孩子有无可用的体现疫苗接种的记录？ | 是　1<br>否　0<br>不清楚 / 拒绝回答　99 | 如果回答有无 / 不清楚，女性跳转至 W01，儿童跳转至 C01，男性跳转至 M01 | 培训应强调准确记录有记录的疫苗接种史 |

## 第二部分　疫苗接种卡

| 编号 | 疫苗剂次 | 编码类别 | 日期 | 跳转 |
|------|---------|---------|------|------|
| V01 | DTP1/ 五价 1 | 是　1<br>否　0 | 如果回答是,日期: 年 / 月 / 日: __ __ / __ __ / __ __(不清楚的日期部分用 "99" 代替) | |
| V02 | DTP2/ 五价 2 | 是　1<br>否　0 | 如果回答是,日期: 年 / 月 / 日: __ __ / __ __ / __ __(不清楚的日期部分用 "99" 代替) | |
| V03 | DTP3/ 五价 3 | 是　1<br>否　0 | 如果回答是,日期: 年 / 月 / 日: __ __ / __ __ / __ __(不清楚的日期部分用 "99" 代替) | |
| V04 | DTP4/ 五价 4 | 是　1<br>否　0 | 如果回答是,日期: 年 / 月 / 日: __ __ / __ __ / __ __(不清楚的日期部分用 "99" 代替) | |
| V05 | DTP5/ 五价 5/DT/Td(第五剂次) | 是　1<br>否　0 | 如果回答是,日期: 年 / 月 / 日: __ __ / __ __ / __ __(不清楚的日期部分用 "99" 代替) | |
| V06 | Td(第六剂次) | 是　1<br>否　0 | 如果回答是,日期: 年 / 月 / 日: __ __ / __ __ / __ __(不清楚的日期部分用 "99" 代替) | |
| V07 | MenAfrivac 疫苗<br>[或者其他计划表内的 TT-结合疫苗] | 是　1<br>否　0 | 如果回答是,日期: 年 / 月 / 日: __ __ / __ __ / __ __(不清楚的日期部分用 "99" 代替) | 女性继续回答 V08,儿童跳转至 C01,男性跳转至 M01 |
| V08 | 只供女性;<br>TT1/Td1 | 是　1<br>否　0 | 如果回答是,日期: 年 / 月 / 日: __ __ / __ __ / __ __(不清楚的日期部分用 "99" 代替) | |
| V09 | 只供女性;<br>TT2/Td2 | 是　1<br>否　0 | 如果回答是,日期: 年 / 月 / 日: __ __ / __ __ / __ __(不清楚的日期部分用 "99" 代替) | |
| V10 | 只供女性;<br>TT3/Td3 | 是　1<br>否　0 | 如果回答是,日期: 年 / 月 / 日: __ __ / __ __ / __ __(不清楚的日期部分用 "99" 代替) | |
| V11 | 只供女性;<br>TT4/Td4 | 是　1<br>否　0 | 如果回答是,日期: 年 / 月 / 日: __ __ / __ __ / __ __(不清楚的日期部分用 "99" 代替) | |

| 编号 | 疫苗剂次 | 编码类别 | 日期 | 跳转 |
|---|---|---|---|---|
| V12 | 只供女性；<br>TT5/Td5 | 是　1<br>否　0 | 如果回答是，日期：年 / 月 /<br>日：＿＿ / ＿＿ / ＿＿（不清<br>楚的日期部分用"99"代替） | |
| V13 | 只供女性；<br>第一次 TT/Td 接种运动剂次 | 是　1<br>否　0 | 如果回答是，日期：年 / 月 /<br>日：＿＿ / ＿＿ / ＿＿（不清<br>楚的日期部分用"99"代替） | |
| V14 | 只供女性；<br>第二次 TT/Td 接种运动剂次 | 是　1<br>否　0 | 如果回答是，日期：年 / 月 /<br>日：＿＿ / ＿＿ / ＿＿（不清<br>楚的日期部分用"99"代替） | |
| V15 | 只供女性；<br>第 三 次 TT/Td c cxsw4x 接 种<br>运动剂次 | 是　1<br>否　0 | 如果回答是，日期：年 / 月 /<br>日：＿＿ / ＿＿ / ＿＿（不清<br>楚的日期部分用"99"代替） | |

## 第三部分　女性生育史和疫苗接种史

| 编号 | 问题和筛选 | 编码类别 | 跳转 | 问题的注意事项 |
|---|---|---|---|---|
| W01 | 你是否生过孩子？ | 是　1<br>否　0<br>不清楚 / 拒绝回答　99 | 如果是，跳转到 W04 | |
| W02 | 你曾接种过破伤风疫苗吗？例如在学校或者受伤后或者在一个活动中 | 是　1<br>否　0<br>不清楚 / 拒绝回答　99 | 如果回答否或者不知道 / 拒绝回答，结束调查，感谢受访者 | 只针对无生育史的女性 |
| W03 | 你接种过几次破伤风疫苗？ | ＿＿剂次<br>（0~4，如果不知道回答 99） | 跳转到 W16 | 只针对无生育史的女性 |
| W04 | 你生过几个孩子？ | 生产的次数＿＿＿＿ | | |
| W05 | 你最后一次生产是在哪一年？ | 年（YYYY）：＿＿＿＿ | | 可用于计算既往 X 年的生育史 |
| W06 | 你最后一次分娩在哪里？ | 卫生机构　1<br>家里　2<br>其他　3 | | |
| W07 | 谁帮你最后一个孩子助产？ | 医生　1<br>护士 / 助产士　2<br>社区卫生服务工作者　3<br>传统接生员　4<br>家庭成员　5<br>邻居 / 朋友　6<br>其他　7<br>没有人　8 | | 由医生、护士或助产士接生定义为"熟练的接生员" |

| 编号 | 问题和筛选 | 编码类别 | 跳转 | 问题的注意事项 |
|---|---|---|---|---|
| W08 | 在分娩最后一个孩子时有无对脐带使用什么物质? | 是　1<br>否　0<br>不清楚 / 拒绝回答　99 | 如果回答否或者不知道 / 拒绝回答,跳转到 W10 | |
| W09 | 哪种物质? | 泥土　1<br>粪肥　2<br>灰末　3<br>蜘蛛网　4<br>蜂巢　5<br>传统草药　6<br>油剂　7<br>肥皂水　8<br>其他　9 | | 答案需根据当地习俗和具体情况进行修改 |
| W10 | 在妊娠最后一个孩子时,有无接种预防破伤风的疫苗(在上臂或肩部接种)? | 是　1<br>否　0<br>不清楚 / 拒绝回答　99 | 如没有或不清楚 / 拒绝回答,跳至 W12 | |
| W11 | 在妊娠最后一个孩子时,接种过几次破伤风疫苗? | ____剂<br>(0~4 剂,如不知道,用 99) | | |
| W12 | 在妊娠最后一个孩子前,有无接种过破伤风疫苗(包括以前分娩时、在诊所、受伤后、接种运动期间)? | 是　1<br>否　0<br>不清楚 / 拒绝回答　99 | 如没有或不清楚 / 拒绝回答,跳至 W15 | |
| W13 | 在妊娠最后一个孩子前,接种过几剂破伤风疫苗? | ____剂<br>(0~9 剂,如不知道,用 99) | | |
| W14 | 在最后一个孩子出生后,有无接种过破伤风疫苗? (在诊所、受伤后、接种运动期间) | 是　1<br>否　0<br>不清楚 / 拒绝回答　99 | 如没有或不清楚 / 拒绝回答,跳至 W16 | 不包括出生时获得保护(PAB),但包括在接种的总剂次中 |
| W15 | 在最后一个孩子出生后,接种过几剂破伤风疫苗? | ____剂<br>(0~4 剂,如不知道,用 99) | | 不包括出生时获得保护(PAB),但包括在接种的总剂次中 |
| W16 | 最近一次接种破伤风疫苗是在哪一年? | ____年(YYYY)(如不知道,用 99) | 如果已知道年份,跳到 W18;如果不知道,则跳到 W17 | |

| 编号 | 问题和筛选 | 编码类别 | 跳转 | 问题的注意事项 |
|---|---|---|---|---|
| W17 | 最近一次接种破伤风疫苗是在几年前接种? | ___年(如不知道,用 99) | | |
| W18 | 有无接种过流行性脑膜炎 A 群非洲疫苗(在接种运动期间)? | ___年(YYYY)(如不知道年份,用 9999) | | 或按程序接种其他 TT 结合疫苗 |
| W19 | 接种流行性脑膜炎 A 群 -TT 结合疫苗(MenAfriVac)是在几年前? | ___年(如不知道,用 99) | 调查结束,感谢您的参与! | |

## 第四部分　儿童疫苗接种史

| 编号 | 问题与筛选 | 编码类别 | 跳转 | 备注 |
|---|---|---|---|---|
| C01 | 在出生后头几个月,你的孩子有无在大腿前外侧接种过预防破伤风、百日咳和白喉的疫苗(五联苗或百白破三联苗)? | 是　1<br>否　0<br>不清楚 / 拒绝回答　99 | 如没有或不清楚 / 拒绝回答,跳至 C03 | |
| C02 | 你的孩子接种过几剂五联苗 / 百白破三联苗? | ___剂<br>(0 ~ 4 剂,如不知道,用 99) | | |
| C03 | 你的孩子在 2 岁时手臂上有无接种过五联苗 / 百白破三联苗? | 是　1<br>否　0<br>不清楚 / 拒绝回答　99 | | |
| C04 | 你的孩子在上学期间有无接种过破伤风(TT),或破伤风和白喉(DT 或 Td)疫苗(可能在学校或受伤后)? | 是　1<br>否　0<br>不清楚 / 拒绝回答　99 | | |
| C05 | 你的孩子在上学期间接种过几次 TT/DT/Td 疫苗? | ___剂<br>(0 ~ 4 剂,如不知道,用 99) | 如没有或不清楚 / 拒绝回答,跳至 C08 | |
| C06 | 你的孩子有无接种过流行性脑膜炎 A 群 -TT 结合(MenAfriVac)疫苗(在诊所或接种运动期间)? | 是　1<br>否　0<br>不清楚 / 拒绝回答　99 | 调查结束,感谢您的参与! | 或按程序接种其他 TT- 结合疫苗 |

## 第五部分　男性疫苗接种史

| 编号 | 问题与筛选 | 编码类别 | 跳转 | 备注 |
|---|---|---|---|---|
| M01 | 您有无接种过破伤风疫苗?如学校统一组织、受伤后、服兵役、包皮环切术以预防 HIV 等 | 是　1<br>否　0<br>不清楚 / 拒绝回答　99 | 如没有或不清楚 / 拒绝回答,跳至 M05 | |
| M02 | 如有,接种过几次? | ____剂次<br>( 0~4,如果不知道回答 99 ) | | |
| M03 | 如有,最近一次接种是在哪一年? | 年( YYYY ):_____<br>( 不详,填 "9999" ) | 如已填写,跳至 M05;如果不知道,跳至 M04 | |
| M04 | 如有,最近一次接种是在几年前? | 年( YYYY ):_____<br>( 不详,填 "99" ) | | |
| M05 | 你有无接种过 MenAfriVac 疫苗? | 年( YYYY ):_____<br>( 不详,填 "9999" ) | | 或接种过其他破伤风毒素联合疫苗 |
| M06 | 接种 MenAfriVac 疫苗是在几年前? | 年( YYYY ):_____<br>( 不详,填 "99" ) | 调查结束,感谢您的参与! | |

（何梦洁　译）